北京协和医院

临床病理诊断札记

钟定荣　著

中国协和医科大学出版社

图书在版编目（CIP）数据

临床病理诊断札记 / 钟定荣著. —北京：中国协和医科大学出版社，2012. 4
ISBN 978-7-81136-649-5

Ⅰ. ①临…　Ⅱ. ①钟…　Ⅲ. ①病理学：诊断学　Ⅳ. ①R446. 8

中国版本图书馆 CIP 数据核字（2012）第 029345 号

北京协和医院
临床病理诊断札记

作　　者：钟定荣
责任编辑：吴桂梅

出版发行：中国协和医科大学出版社
（北京东单三条九号　邮编 100730　电话 65260378）
网　　址：www. pumcp. com
经　　销：新华书店总店北京发行所
印　　刷：北京佳艺恒彩印刷有限公司

开　　本：787×1092　1/16 开
印　　张：16
字　　数：360千字
版　　次：2012 年 11 月第一版　　2012 年 11 月第一次印刷
印　　数：1—5000
定　　价：58.00 元

ISBN 978-7-81136-649-5/R · 649

前　言

近年来由于生物科技的进步，人们的目光大都聚焦在疾病的基因、蛋白水平改变等前沿分子研究领域，而对临床医学缺乏足够的重视。临床医学是利用成熟的科学技术为广大患者解除疾病痛苦的一门学科。人体生命的宝贵性、复杂性、要求治疗措施的安全性使得从事该学科的工作人员必须具有扎实的基本功。本书是我在解放军总医院工作九年以及在北京协和医院工作九年来跟随众多病理科专家学习诊断病理的一些心得体会整理而成。它主要以形态学为基础，辅以免疫组化和少量的分子病理，并追踪了一些新近的诊断病种，该书以文字为主，配以病理图片，是一本加强临床病理诊断基本功的小册子，虽不能与专家所著的诊断病理书籍相提并论，但对刚参加病理诊断工作的年轻医师和基层医院的医师可能有一定的诊断引导和提醒作用（请别将其作为诊断依据）。本书最后一章为实战篇，是我多年工作中遇到的部分疑难罕见病例，并献给广大读者共飨。

由于本人从事病理工作时间不长，谈不上诊断经验，对专家的经验难免有理解上的失误与差错，请读者谅解。

本小册子的部分文字打印工作由李茂芬完成，许多进修医师协助进行了校对，在此一并表示感谢。

北京协和医院　钟定荣

2012 年 1 月

目 录

诊断病理工作特点

活检+尸检+细胞学+临床病理讨论=诊断病理学

(Biopsy+Autopsy+Cytology +CPC=Diagnostic pathology)

- 幕后——默默无闻，埋头实干，不图名利，不出风头……
- 关键诊断，准确率：临床 50%，+影像+实验室 75%，病理>99%
- 思想准备，理论先行，付诸实干……
- 病理医师需要扎实的基础理论知识，全面的外科常规处理理论知识，与临床各科密切结合、沟通的工作方法。
- 没有一种疾病在不同的病人其病理形态是完全相同的。
- 每一例患者的病理诊断严格说来只有一个。
- 病理诊断工作更需要理论指导实践，实践验证和修正理论。
- 病理诊断的过程实际上是一个从典型中找不典型，从不典型中找典型的过程。
- 每一个病理诊断过程都应当是一次临床—病理—影像及其他实验室结果的会诊。
- 病理科医生是医生的医生。
- 病理诊断及其研究工作都应贯穿“实事求是”这一主线原则。
- 研究工作的两大模式：①赶潮流——最简便，最省事；②填空白——加更多的一块砖，需要广泛复习文献，需要扎实广博的多学科知识，更需要创新性的头脑。
- 诊断病理学界公认的病理诊断确切程度分为六级：0 级确定的诊断（确定病变的性质、来源、分化程度、组织分型）；1 级基本确定的诊断（可确定病变的性质及分化）；2 级有强烈倾向性的病理学诊断（例如符合…，考虑…）；3 级有一般倾向性的病理学诊断（例如可能为…，不除外…）；4 级描述性病理学诊断；5 级由于送检材料过少或其他人为因素无法进行诊断。

优秀的诊断病理工作者需要以下基本条件：

1. 良好的视觉记忆能力。
2. 掌握各种正常的组织学形态。
3. 处理大量标本的实际工作经验。
4. 具有全面的临床知识。
5. 具有一个良好的科研头脑。

最重要的是：第一具有救死扶伤、不计个人利益的良好医德，第二具有精益求精、无比高超的医学技术，第三具备尊重客观、处事灵活的办事原则。

第1章 临床诊断病理学常识

第1节 取材原则及病理诊断相关思考

一、病理取材的原则

（一）取材要点

取材之前必须核对申请单，查清送检标本、取材部位；了解临床诊断和送检要求，了解标本固定的液体种类、浓度及固定时间，大体标本应该在切开固定12小时以上、72小时以内进行取材（抗原保存较好，有利于做免疫组化）。

（二）大体检查内容

1. 表面检查 形状、大小、颜色、包膜、病变区与非病变区的差异。

2. 切面检查 颜色、凹凸、出血、坏死、质地、囊性变。

（三）剖切标本的原则

1. 暴露病变的最大面（特殊部位和特殊疾病例外）。

2. 有层次的器官做垂直切面。

3. 尽可能保持原器官的形态，取材后能基本复原。

（四）取材

1. 代表性病变部位，病变与正常交界处，肉眼所见的不同区域。

2. 取材大小应小于2cm×2cm×0.3cm。

3. 凡是和身体有相连的地方都应取切缘。

4. 直径≤0.3cm者应用纱布或滤纸包好，以免脱水和浸蜡过程中丢失标本。

二、基本病理诊断思路

1. 一定要和对应的正常组织学比对，发现差异，并对差异进行总结和提炼。

2. 要学会观察标本处理过程中造成的一些人为形态学改变，如固定不及时形成的组织退变、染色欠佳造成的图像不清等。

3. 诊断疾病时首先要区分开是肿瘤、炎症，还是变性。

4. 在具体诊断某器官的疾病时首先应考虑常见病与多发病，其次是少见病，最后才考虑罕见病。特别是少见病和罕见病的诊断标准要严格，诊断手段要尽量多用，最好找相关专家求证，只有这样方能获得准确诊断。

5. 当形态不典型、诊断困难时，看看大体，多部位取材，问问临床，查查资料，找人会诊等都可提供有益的帮助。切记：典型中找不典型，有利于认识疾病；不典型中找典型，有利于诊断疾病；善于总结典型和不典型，有利于诊断经验的积累。

6. 对疑难切片的认识

（1）大体观察　从内到外（管腔），从外到内（实质器官）。

（2）镜下观察　先看组织结构，再看细胞形态 4×→10×→40×

要客观、全面，抓住本质及主要病变，典型病变从典型中找不典型，从不典型中找典型。

（3）分析判断（理性认识）　包括查资料和文献。

只要严格按照上述程序进行，一般不会出大的偏差。要学习新知识，向任何人及书本上学习自己不懂的东西——“三人行必有我师”。

三、病理诊断的忌讳点

1. 忌讳跟着临床诊断跑　迎合临床医师要求，符合临床诊断，不实事求是，不客观公正。

2. 忌讳闭门造车，个人对着镜下图像苦思冥想，仅凭一孔之见下武断结论。

3. 忌讳无个人主见、崇拜权威。

4. 忌讳不看文献、不看书，看着图谱发报告。

5. 忌讳不求甚解，不动态观察和思考疾病。

四、正确认识病理诊断

1. 仅代表病理医师对当时所取组织的几个切面图像观察后所得出的个人判断。

2. 仅代表当时病理医师对该疾病的认识水平。

3. 病理诊断需充分结合临床方有意义和价值。

4. 病理诊断需要由临床的治疗反应和患者疾病的最终发展来检验。

5. 病理诊断是主观判断客观而得出的结论，不可能 100% 准确，病理诊断绝不是金标准——也没有金标准，只是在大多数情况下因看得更深入一些，病理诊断的准确性比临床医师的判断要高一些而已。

五、病理医师如何获得临床医师信任

1. 多和临床医师交流，在理解临床医师的同时也让他们理解病理医师。

2. 切实地为临床解决实际问题，特别是在他们遇到诊断和治疗都很棘手的关键时刻能责无旁贷地挺身而出。

3. 当不能满足临床医师的期望，与临床医师一起探讨，最好给出下一步处理的建议。

4. 要承认病理专业的局限性，要把临床医师当成我们的“衣食父母”——没有他们，我们也就无活可干，无钱可挣，因此无论他们有多么看似粗浅的话语和无理的要求，我们都要忍耐，千万不要动怒——能解释则解释，能满足则满足，解释不通则搁置，满足不了则帮其另找高人。

5. 只有成功帮助临床医师成为真正懂得病理生理，并能充分理解病理医师的医师时，你就是该临床医师真正的职业挚友。

六、病理医师必须学会与患者打交道

病理医师躲在幕后工作的年代已经过去，勇敢地、有策略地面对患者和患者家属是其工作的需要。

1. 让患者及患者家属理解病理诊断不是普通化验报告的最佳方法，是遇到疑难病例时，让其借阅病理切片多处会诊，只要有两个以上的结论时，患者就可能理解病理诊断的难度。

2. 让患者及患者家属了解普通病理诊断误诊的比例和可能的后果。

3. 给患者及患者家属介绍临床误诊误治的经典例子。

4. 诊断困难时要联系患者或患者家属，获得做下一步工作的支持和理解，一定不能代患者做主。

5. 为患者或患者家属介绍病理圈内专家，为自己减轻痛苦。

第2节 细胞病理诊断常识

一、细胞病理诊断中的常识

（一）活检标本固定的目的

主要是保持细胞的形态与生活时相似，防止细胞的自溶（当细胞脱落而死亡时，细胞内用以维持正常新陈代谢的溶解酶会破坏细胞，使之溶解消失，这种现象称自溶）和细菌性腐败，而且能使细胞内物质保持不变。

（二）位置

核在细胞内的位置一般都是固定的，如圆形细胞的核定位于细胞中央，柱状细胞的核在细胞的底部。在一般情况下，核的形态和细胞的形态是一致的，如柱状细胞的核为卵圆形。在同类细胞中，核的大小基本是一致的，直径一般在6～10μm，而且核与细胞质（习称细胞浆）的比例基本上也是一致的，正常细胞的染色质颗粒较细小，均匀分布在核网上（核浆为均质状液体，固定后呈不着色或弱碱性之网状结构，称核网）；细胞进行有丝分裂时，此细小的染色质颗粒即聚合成粗大杆状或钩状的染色体。

（三）HE染色

细胞浆染成红色，细胞界线比较清楚，但是看不到明显的细胞膜（个别细胞除外，如大脑的少突胶质细胞和肾脏的嫌色癌细胞）；胞浆包涵物常见的有液态空泡、脂肪空泡、糖原颗粒和各种异物颗粒，如灰尘、含铁血黄素、色素颗粒等。

【生长活跃细胞的特征】 生长活跃细胞是指分裂、成熟中的细胞，不仅仅恶性细胞可表现生长活跃，增生细胞、修复细胞均可表现为生长活跃，一般具备以下四个特征：

1. 细胞核大而胞浆较少。
2. 核仁明显，可能多核仁或大核仁。
3. 胞浆嗜碱性（含较多粗面内质网和核糖体），巴氏染色为蓝色。
4. 核分裂象增多。

（四）正常上皮细胞

1. 复层鳞状上皮

（1）基底层细胞：单层立方形或低柱状细胞，该层细胞最小，有旺盛的繁殖力，又被称为鳞状上皮的“生发层”，实际上是最幼稚未分化的鳞状细胞，该层细胞胞浆少，嗜碱性，暗红色，核浆比1：(0.5～1.0)(即两个细胞核之间的距离是小于或等于细胞核的直径；胞浆无糖原，因此PAS染色阴性)。

(2) 外基底层细胞：又称副基底层，紧接于基底层上，由2～3层细胞组成，细胞较基底层细胞略大，呈不规则圆形或多边形，胞浆染成暗红色，较前者略淡，核浆比为1：(1～2)。

(3) 中层细胞（浅棘层）：形状多样化（是中等大小的圆形、卵圆形或菱形），胞浆染成淡红色，核浆比1：(2～3)。

(4) 角化前细胞（相当于组织学上的角质层）：其纵切面呈扁平、梭形，细胞薄而透明，染成淡红色，胞核圆形，较前者略小，核浆比为1：(3～5)。

(5) 不全角化细胞：位于复层鳞状上皮的最表面，组织学上其纵切面也是梭形，与角化前细胞十分相似，但是细胞内开始出现角化蛋白，胞浆染成鲜红色，而且有胞核缩小、皱褶、深染等现象（核固缩），核染色很深，染色质颗粒高度浓集，呈深染色、墨水滴样，核浆之比为1：5以上。细胞核颜色逐渐变淡而消失，或者细胞核碎裂成片，逐渐消失，最后成为无核的“完全角化细胞”。

1) 角化不全：指正常应出现的角质层消失，即该出现完全角化的地方仍有细胞核存在，提示鳞状上皮存在明显的增生。

2) 角化不良：指非角化层出现角化倾向（胞浆红染，核固缩），往往与细胞凋亡有关。

2. 柱状上皮：
- 纤毛柱状上皮
- 黏液柱状上皮

纤毛柱状上皮核的直径较大，胞核常明显膨出，核内染色质较鳞状细胞少，颗粒更细而分布均匀，染色很淡，有时纤毛柱状细胞内有2个以上的细胞核，成为多核柱状细胞，核柱的排列常呈串珠状。黏液柱状细胞内含有丰富的黏液，胞浆着色淡而透明。

3. 背景细胞

(1) 红细胞：多为血管破裂漏出。

(2) 粒细胞：包括中性粒细胞：胞浆染成淡红色，胞内有3～5个分叶状核，小核间有核丝相连；嗜酸性粒细胞：细胞内有两个小卵圆形分叶核，有核丝相连，细胞内充满小圆形红色颗粒；嗜碱性粒细胞：胞浆内有小圆形紫红色颗粒，核呈不规则杆状，常扭曲呈S形，并有2个以上缩窄区。

(3) 淋巴细胞：较红细胞略大（6～8μm，平均7.7μm），有一个较大的核，几乎充满细胞，核一侧略有凹陷，核常染成深紫色（常见于慢性炎症）。

(4) 浆细胞（大小约为小淋巴细胞直径的1.5倍）：亦常见于慢性炎症。

(5) 组织细胞（对应于血液中的单核细胞）：常伴有大量粒细胞出现，虽有吞噬功能，但不明显，细胞染成淡红色，胞浆内可见许多空泡；吞噬细胞，为吞噬有东西的组织细胞；巨大吞噬细胞，常为多核的吞噬细胞。

（五）黏液

在涂片上呈条状、片状、云雾状，无固定结构或形态的物质，染成淡蓝色或淡红色；黏液柱状细胞内所含的黏液在HE染色时常不着色，呈透明状。

（六）变性细胞：

退化变性：是细胞自然衰老死亡的过程，表现为固缩退化变性和肿胀退化变性。

炎症变性：炎症反应十分剧烈时，上皮细胞主要表现为急性坏死和退化变性；炎症反应较慢、较缓和时，上皮主要表现为增生（细胞数量增多，细胞形态在一定程度上有改变，同时伴有细胞的衰老和死亡现象）。

（七）分化与间变

1. 分化　指原始幼稚细胞在胚胎发育过程中，向不同方向演变而渐趋成熟的过程；在肿瘤中指新生的瘤细胞生长成熟的过程，最终分化越高，肿瘤细胞的生物学特性越接近正常；细胞越接近原始幼稚干细胞，提示分化越差，最幼稚时又称为母细胞，对应的肿瘤恶性度越高，预后越差。

2. 间变　希腊文中的原意为“退行发育”，似乎意味着从已分化成熟的组织“倒退”分化，返回到其原始幼稚状态，重新获得其胚胎期旺盛繁殖能力。病理上是指肿瘤的形态学特征，也称核异质、异型、不典型增生、结构不良、异型上皮或异型化生等；严格意义上讲，间变是指正常细胞发展为癌细胞过程中的一个过渡阶段，属于狭义的“癌前期”病变。但间变细胞70%病例可恢复正常，30%最后发展为癌。目前临床病理上，专指肿瘤细胞分化不良和细胞异型性非常大。

轻度间变：①核较正常略大约半倍。
②核有轻度畸形或中度畸形。
③如细胞核增大很明显（半倍数以上时），则核的染色较淡，畸形程度较轻；相反，如核增大不明显（半倍以内），则染色较深，畸形程度较明显。

高度间变：①细胞核增大明显，为正常的1～2倍。
②核有中度以上程度的畸形。
③核染色质颗粒较粗，染色较深。

【间变细胞与炎症变性上皮细胞的鉴别】

（1）炎症变性细胞如表现为核增大（核肥大），则一般在一倍左右，而且不伴有畸形、深染等改变。而间变细胞不仅表现为核增大，同时伴有畸形、深染等现象。

（2）炎症变性细胞如表现有核固缩和核畸形时，则细胞核一般不但不增大，反较正常为小；而间变细胞则较正常明显增大。

总之，间变细胞是在细胞核明显增大的基础上同时伴有一定程度的畸形和深染。

（八）肿瘤细胞学

恶性肿瘤：
癌：上皮组织来源的恶性肿瘤
肉瘤：非上皮组织来源的恶性肿瘤

癌细胞的一般形态特征：

1. 细胞核的改变　是区别癌细胞与正常细胞的主要依据，癌细胞的五大特征：

（1）核大：由于核浆和染色质的增多，核较正常增大1～5倍不等，小细胞型未分化癌是一例外，胞核可以正常，甚至更小。炎症导致的核增大一般在1倍左右，且不具有癌的其他特征。

（2）核大小不一致：各个癌细胞核增大程度不一样，同类细胞核在同一张片上大小相差也十分悬殊。

（3）核畸形：表现为各种形态，包括圆形、卵圆形、结节状、分叶状、凹陷、皱褶、长形等；但某些腺癌，核畸形可能不明显，如黏液型的细支气管肺泡癌。

（4）核深染：染色质明显增多，颗粒变粗，有时全核都染成深蓝色，似墨水滴样，核染色因染色质分布不均而表现为深浅不一。但某些腺癌，染色质增多不明显，颗粒不粗，分布均匀。

（5）核浆比失常（是指癌细胞和它体积大小相似的正常细胞的核浆比相比较而言）：核的增大超过细胞体积的增大。

必须在综合上述五大特征的基础上，才能对癌细胞作出正确的判断，除五大特征外，作为诊断参考的还有：

（1）巨大核仁：正常1～2μm，巨大者可超过4μm，甚至达到淋巴细胞大小。

（2）核膜增厚：腺癌细胞的核膜常明显增厚，可能是腺癌核内染色质较少，增厚较其他癌细胞明显。正常细胞在炎症时也可增厚。

（3）异常丝状分裂：在切片上表现为：①染色体数量增加。②染色体的分配不均（表现为一组多，一组少）。③多极丝状分裂（分成三极、四极、五极等）。

（4）裸核：癌细胞，特别是腺癌细胞和分化差的癌细胞很容易发生退化变性，细胞膜溶解消失而形成裸核。但正常细胞也可退化为裸核，胞核肿胀增大，伴有畸形。二者鉴别诊断应把握如下两个原则：

1）裸核体积增大明显，染色质颗粒粗大、量多、清晰，核畸形明显，但核膜清楚，或核的边界十分清晰，这说明核的退化变性尚在早期阶段，因此仍有一定诊断价值——可能为癌细胞。

2）如果裸核的核膜模糊不清，染色质呈云雾状，说明核的退化变性已是后期，与正常细胞的裸核变已无法区别，核的大小和畸形也就失去诊断价值，就不应该根据此高度退化的裸核进行诊断——描述即可，建议再送标本。

2. 细胞的改变

（1）细胞的多形性：癌细胞除一般的圆形、卵圆形、多边形外，有时表现为异常形态：蝌蚪形、蛇形、梭形、星形和各种不规则圆形、方形、三角形等。

（2）细胞大小的不一致（有的极大，有的极小）。

（3）细胞浆的改变：有的癌细胞胞浆有浓缩（或角化）现象，胞浆染成鲜红色或橘红色，有的细胞内有大量黏液形成巨大黏液空泡。

3. 细胞之间关系的改变

（1）细胞和核的大小一致（指同一切片、同一群细胞）。

（2）细胞排列不整齐。

（3）癌珠形成（癌性角化珠）：是成团脱落的角化鳞癌细胞，在癌珠中心一般有一个已经角化、染成深红色的圆形细胞，在周围则有梭形的癌细胞层层包绕，形成洋葱皮样结构。

（九）各种癌细胞的形态特征（组织学分三大类）

鳞癌：鳞癌一级（或称角化型鳞癌，高分化）

鳞癌二级（或称角化型鳞癌，中分化）

鳞癌三级（或称非角化型鳞癌，低分化）

乳头状鳞状细胞癌（是一种围绕血管呈乳头状外生性生长的特殊鳞癌）。

腺癌：一级（高分化）

二级（中分化）

三级（低分化）

未分化癌：包括大细胞型和小细胞型未分化癌。

鳞癌细胞可分为表层、中层和基底层细胞，各层细胞形态特点如下：

1. 表层　细胞较大，畸形极为明显，而且胞浆有角化，故染成深红色或鲜红色，细胞核大而畸形，且染色极深，呈核固缩样改变。

2. 中层　癌细胞中等大小，多边形或不规则圆形，核大而圆，染色较淡，内有巨大核仁。

3. 基底层　癌细胞最小，胞浆亦最少，核大而有畸形，属较幼稚、生长活跃的癌细胞，故有丝分裂较常见。

分化好的鳞癌表现为癌细胞分化较成熟，即表层癌细胞较多，中层和基底层癌细胞相对较少；相反，低分化鳞癌则含有的基底层细胞较多，基本无表层细胞。

细胞角化：表现为胞浆染成深红色或鲜红色，与一般的淡红色或暗红色不同。

细胞的多形性：除一般不规则圆形、方形、多边形外，还表现为一些特殊形态，如蝌蚪形癌细胞、梭形癌细胞（纤维型癌细胞）、癌珠等。

腺癌：一般均由柱状上皮和各类腺上皮恶变或由其对应的前体干细胞直接恶性转化而来，癌细胞排列成大小不等、形态不规则的腺腔，腺癌细胞呈柱状或立方形，胞浆内常含有数量多少不等的黏液，胞核位于细胞的底部。

（1）分化好的腺癌：癌细胞较大，胞浆内黏液较多

1）细胞为正常外基底层细胞大小，一般均为圆形或卵圆形，胞浆较丰富，嗜碱性，染成暗红色，如胞浆内黏液较多时则不着色，呈透明空泡样，有时细胞内有一个或多个大空泡，核被挤压至细胞的一侧，成为“印戒样细胞”。

2）核：分化好者呈大圆形或不规则圆形，直径为正常者的1～3倍，颗粒较粗，染色很深，有时如墨水滴样，但畸形程度不及分化好的鳞癌，核膜很厚，核内有巨大核仁，这类腺癌细胞与中层鳞癌十分相似，但后者核一般都在细胞中央，且细胞内无黏液空泡、异常有丝分裂远较其他类型常见。

（2）分化差的腺癌（癌细胞较小，细胞内黏液较少，常成团落在涂片中）

1）癌细胞分布：可散在，也可紧密成团，细胞界线不清，融合成片，细胞团呈“桑椹样”，在胸、腹腔积液中常形成“增殖球”——球形，有立体感。

2）癌细胞相当于正常的内基底层细胞或更小，胞浆极少，嗜酸性，染成暗染红色。

3）细胞核：较正常大半倍至一倍，偏于细胞的一侧。

小细胞未分化癌（主要来自复层鳞状上皮或复层柱状上皮的基底层细胞，恶变后，仍保存其原来形态上和功能上的特点）：癌细胞很小，生长繁殖活跃（表1-1）。

组织学上，常聚合成团或弥漫成大片，不形成特殊的结构。

细胞学表现为：

1）细胞：极小，呈不规则小圆形或小卵圆形，胞浆极少，有时呈裸核样。

2）细胞核：很小，比淋巴细胞大半倍至一倍，比正常基底层细胞核略小。

3）排列：多数呈大片状，或排列成细长带状。

未分化癌细胞内无空泡，而且核位于细胞中央，这两点可与分化差的腺癌鉴别。

小细胞未分化癌类型：组织学上包括分化极差的鳞癌、分化极差的腺癌、分化极差的神经内分泌癌。

表1-1 小细胞型未分化癌与淋巴细胞的鉴别

	小细胞型未分化癌	淋巴细胞
胞浆	很少，大部分呈裸核样	多数有少量淡红色胞浆
核的大小	比淋巴细胞大半倍至一倍	核小，大淋巴细胞核略大
核的一致性	大小不一致，相差悬殊	大小一致，但可间有少数大淋巴细胞
核的畸形	明显	除退化时略呈畸形外，一般均呈圆形
核的染色	深，但深浅不一致	深，各个细胞深浅均匀一致
核的排列	部分区有典型镶嵌结构	核可以重叠，但无镶嵌结构

二、器官细胞学介绍

（一）食管细胞学诊断分类表（表1-2）

表1-2 食管细胞学诊断分类

核变化	核大小差异	核增大	胞核染色质增多	粗颗粒染色	核浆比增大
正常	-	-	-	-	-
轻度间变	+	+	+	-	-
重度间变	+	+	+	+	-
癌	+	+	+	+	+

（二）阴道和宫颈细胞学

1. 外基底层细胞在涂片中大量出现时，表示雌激素、黄体酮、肾上腺皮质激素等缺乏，老年妇女的阴道涂片中常以外基底层细胞为主要组成部分。

2. 中层细胞在月经后半期或妊娠期时，因受黄体酮的影响细胞呈舟形或卵圆形，细胞膜变厚，胞浆含有大量糖原，核有皱褶，呈纺锤形位于细胞一侧，称为舟状细胞或妊娠细胞，由于胞浆内富有糖原，阴道内常有大量乳酸杆菌。黄体酮还使中层细胞大量脱落，细胞边缘皱褶。子宫颈管近外口部内衬单层黏液柱状上皮，近内口部、子宫内膜和双侧输卵管均内衬纤毛柱状上皮，但纤毛极易退化而消失。

目前广泛开展的薄片技术（TCT）使阴道/宫颈不同层次、不同病变的细胞在形态学上更具特征性，使诊断的重复性和准确性大大提高，具体诊断标准请参阅相关书籍。在此仅罗列一些注意点。

（1）对于绝经期的老年妇女，TCT 诊断高度病变要标准严格，因为萎缩的鳞状上皮细胞有时非常像高度病变。

（2）当出现细胞团或细胞重叠成片时，一定要寻找周围单个细胞，以便准确判断细胞核/浆比例（变大）、染色质颗粒情况（粗颗粒，块状）(表 1-3)。

表 1-3　成团外基底细胞或柱状细胞与分化差鳞癌的鉴别点

	成团外基底细胞或柱状细胞	分化差鳞癌细胞
核的大小	比正常大一倍左右	比正常大 2 ~ 3 倍
核的畸形	轻度，有时呈长形	中度，有时核呈不规则长圆形
核的染色	比正常略深	明显深染，但不及分化好的鳞癌
核的大小形态	较为一致	较不一致
核的极性	存在，仍有蜂窝状结构	紊乱，无蜂窝状结构
细胞团边缘部细胞	核的大小形态正常，胞浆丰富，故核浆比亦正常	核畸形较明显核浆比明显失常
有无散在的癌细胞	无	有

（3）由于高度病变的细胞变小，一定要放在高倍镜下观察，务必将高度病变给筛查出来。

（4）对于浸润癌，强调背景“脏”：有高度病变细胞的基础上见细胞碎屑、坏死物，且容易出现裸核（表 1-4）。

（5）对于低度病变，强调细胞核增大（正常细胞的 2.5 ~ 3 倍），染色质呈细颗粒状到中等大小的颗粒；而不典型鳞状细胞，细胞核大小基本同低度病变，只是核的染色质无颗粒或颗粒非常细小。

（6）TCT 中常能检测如下病原微生物：HPV（人类乳头状病毒：鳞状细胞核增大，核周边出现一圈线条僵硬的、不规则圈状结构）；念珠菌（背景有鳞状细胞呈串状排列的现象，菌体均匀线条状，无分支但有分格现象）；放线菌（呈线团状，绒毛样，常见于带避孕环的妇女）；滴虫（背景是乳酸杆菌减少，出现细胞的退变、坏死物，滴虫常见有鞭毛，核淡染、短梭形，胞浆中常见淡红色颗粒）；单纯疱疹病毒（鳞状细胞中出现多个细胞核并拥挤在一起，核为空泡状）。

表1-4 裸核柱状细胞与裸核鳞癌细胞的鉴别

	裸核柱状细胞	裸核鳞癌细胞（分化差）
核的大小	比正常柱状细胞核大1～2倍	比正常柱状细胞核大2倍以上
核的畸形	无畸形或轻度畸形	有中度或高度畸形
核的染色	核染成淡紫色，较正常为深，但均匀一致，核特大者呈云雾状	染色很深，染色质颗粒粗大，染色不均，核膜模糊
与正常柱状细胞有无过渡形	周围柱状细胞，有轻度至高度退化变性，最后形成裸核	与正常柱状细胞无过渡形
涂片内有无典型癌细胞	无	有，有不同程度的退化性，与裸核癌细胞有过渡形

（三）呼吸道的组织细胞学

导管部：	鼻腔、鼻窦	假复层纤毛柱状上皮	有黏膜下分泌腺
	口腔、咽	复层鳞状上皮	有黏膜下分泌腺
	喉(声带游离缘为复层鳞状上皮)	假复层纤毛柱状上皮	同上
	气管、总支气管、肺叶支气管	同上	同上
	肺段支气管	同上	同上
	小支气管	两层至单层纤毛柱状上皮	少
	细支气管	单层纤毛柱状上皮	无
呼吸部：	呼吸细支气管	单层柱状上皮（无纤毛）到单立方上皮到单扁平上皮	无
	肺泡管	单层扁平上皮	无
	肺泡	单层扁平上皮	无

真正属于上呼吸道的复层鳞状上皮分布的有：鼻前庭、会厌、真声带的游离缘。

吞噬细胞：吞噬灰尘微粒时称灰尘细胞，肺泡内吞噬含铁血黄素时称“心衰细胞”，吞噬类脂质时称“泡沫细胞”。

灰尘细胞：细胞内颗粒呈黑色或灰褐色，颗粒粗细不一，细者呈粉末状，粗者可达1～2μm。

心衰细胞：存在于肺泡腔内，细胞内有含铁血黄素颗粒，染成棕黄色，或黄绿色，有时呈多边形或不规则形结晶，此种结晶大者可达3～4μm。

泡沫细胞：含类脂质，细胞体积明显增大，呈气球样。

植物细胞：①核虽大而且大小不一致，但一般均呈不规则长方形或多边形。②当细胞核呈长方形时，排列整齐，呈队列样。③核呈深紫色团块，核膜和染色结构不清楚。④细胞膜消失，细胞模糊不清，胞浆染成暗红色棉絮状，或有大小不等的空洞。

巴氏细胞：小圆形，小卵圆形或小多边形的上皮细胞，胞浆染成深红色，细胞核大小正常或略大，但核染色很深，有轻度至中度畸形，可能是化生的鳞状细胞的一种特殊形态，随呼吸道炎症好转而消失。

影细胞：在癌性坏死区域，细胞核退化消失，但核的轮廓尚清晰可见，在干酪样坏死区域则无此现象。

雀麦细胞癌：典型者核应呈长形，一端钝圆，一端较细，形似“雀麦”，它是小细胞型未分化癌的一种，它常与其他形态的小细胞型未分化癌细胞合并存在（肺）（表1-5）。

表1-5 小细胞型未分化癌、淋巴细胞和退化变性淋巴细胞的鉴别

小细胞型未分化癌	淋巴细胞	退化变性淋巴细胞
核大，比淋巴细胞大半倍至一倍以上	核小，直径约5μm	核比正常淋巴细胞大1～2倍或更大
核大小相差悬殊	核大小一致，可以夹有少数较大的淋巴细胞	核大小相差悬殊，但与小淋巴细胞有过渡形
核畸形明显	核小圆形，无畸形	核畸形明显
核内染色质多，颗粒粗，分布不均	核内染色质极多，染色深，但均匀	染色质颗粒模糊不清，呈云雾状
可见癌细胞呈镶嵌样结构	细胞常堆积或散在，无镶嵌结构	细胞排列较紧时可有镶嵌结构
可见有丝分裂	无	无

鳞癌来自支气管黏膜的假复层纤毛柱状上皮鳞状化生，腺癌则来自支气管黏膜的混合腺上皮；腺鳞癌是在腺癌的基础上部分腺癌细胞化生为鳞癌细胞，腺癌和鳞癌还可分别合并小细胞癌、大细胞癌等。

有空泡变性的鳞癌细胞与腺癌细胞的鉴别：

1）在成片典型鳞癌细胞中，如个别细胞内出现透明空泡，并且细胞核偏向一侧，首先应考虑是退化变性的鳞癌细胞而不是腺癌细胞。

2）如鳞癌确实合并有腺癌，则腺癌细胞常成群脱落，而且不论细胞内有无透明空泡出现，细胞核都是明显偏于细胞一侧，而且细胞核有明显的腺癌特征：核大、圆形、染色较淡，且有巨大核仁。

小细胞型未分化癌：涂片上典型排列形式为单行，与玻片的长轴平行，且癌细胞大小不一致，畸形较明显，且有“镶嵌样”结构。

成片淋巴细胞区别于小细胞未分化癌的特点：

1）细胞核均为圆形。

2）核大小一致，其中可能有少数退化淋巴细胞，核略大，但染色较淡。

3）核染色较深、较一致。

4）除退化变性的淋巴细胞外，无“镶嵌”结构。

退化变性的中性粒细胞区别于小细胞未分化癌的特点：

1）中性粒细胞的分叶核小，核虽因退化变性肿大，但是仍较癌细胞小，染色较淡，而且各个小核的染色比较一致；当退化变性的中性粒细胞成片出现时，其中央部分的小核互相重叠，而边缘部分的则散在，并不具有典型的镶嵌结构，

2）小核核膜模糊，染色质呈云雾状，染色较淡，说明有退化变性。

3）在细胞团边缘部分散在的细胞核仍是典型的分叶状排列，而这一点是十分重要的。

4）此退化变性的小核与正常中性粒细胞之间有明显过渡的形态。

（四）泌尿系的细胞组织学

肾实质：扁平上皮、立方上皮、柱状上皮。

肾盏、肾盂、输尿管、膀胱、部分尿道：移行上皮。

尿道：假复层柱状上皮。

尿道外口部：少量复层鳞状上皮。

泌尿道肿瘤的组织部位（上皮性占95%）。

1．肾实质　透明细胞癌、嫌色细胞癌、乳头状癌、集合管癌、未分化癌等。

透明细胞癌：是原发性肾癌的一种最常见类型，由大多边形癌细胞组成，集合成片，不形成腺腔。因为癌细胞很大，胞浆染色很淡，呈透明样。

2．肾盏、肾盂、输尿管、膀胱、尿道　来自移行上皮。乳头状移行细胞癌0级（即绒毛乳头状瘤）、乳头状移行细胞癌一级（WHO低级别尿路上皮癌），乳头状移行细胞癌二级（乳头状）、移行细胞癌三级（二级、三级归入WHO高级别尿路上皮癌）、鳞状细胞癌（分化好的、分化差的）和未分化癌。

绒毛状乳头状瘤（即乳头状移行细胞癌0级）：好发于膀胱，可以是单发性或多发性，绝大部分患者在30岁以内。以密集的细长分支突出于膀胱腔内，呈细绒毛状；显微镜下，每一分支的中央都有一条由纤维结缔组织和血管组成的轴心，周围覆盖三层至七层的移行上皮，此复层移行上皮细胞的大小、形态、排列与正常移行上皮细胞相同，没有异型性，建议30岁以上患者，被覆七层上皮以上者归入低级别尿路上皮癌。

3．前列腺、脐尿管残余、尿道　来自柱状上皮，为腺癌。

（五）胸、腹腔积液肿瘤细胞学

间皮主要分布在人体的三大体腔（腹腔、胸腔、心包腔），不但被覆在体腔的表面，而且也被覆在体腔内各个脏器表面（前者称间皮的壁层，后者为脏层）；此外在男性睾丸旁的鞘膜囊内也被覆有间皮。

间皮是一层极薄、有弹性的半透明膜，表面光滑而且有光泽。

间皮的组织学：由间皮细胞和下面的纤维结缔组织两种成分组成。

1．间皮细胞　是一层扁平上皮细胞，被覆在间皮的表面，从正面观察时细胞呈多边形，在细胞的中央有一个圆形或卵圆形的细胞核，核内的染色质颗粒细小而且分布均匀。

从侧面观察时，细胞呈扁平形。

在炎症等病理情况下，上述间皮细胞可以增生，表现为细胞呈立方形，排列紧密，细胞核增大，且有一定程度的畸形。

2．纤维结缔组织　位于上述间皮细胞的下面，是由多层排列较乱的纤维细胞组成；在纤维结缔组织内还有少量的血管、淋巴管和神经组织。

正常间皮细胞：呈圆形或卵圆形，其大小与复层鳞状上皮的基底细胞相似，大者直径约20μm，其大小和形态与外基底层细胞相似，小者直径约10μm，与内基底层细胞相似，在细胞中央有一个圆形或卵圆形的细胞核，直径约为6μm，约比同一涂片中的小淋巴细胞核大半倍，（小淋巴细胞核的直径一般为 4 ~ 5μm），核内的染色质颗粒细致而分布均匀。

退化变性的间皮细胞区别于癌细胞的要点：

（1）细胞虽然很大，但是细胞浆内有一个或多个明显的退化空泡；更重要的是细胞膜模糊不清，表现有溶解现象。

（2）细胞核虽然很大，而且有明显的畸形，但是核膜模糊不清，染色质颗粒肿大且模糊不清，有时染色质连接成网状，有时呈淡蓝色、云雾状。

癌细胞的退化变性过程与上述间皮细胞是相似的，不同者为退化变性的癌细胞更大一些，染色更深一些。

正常间皮细胞的核浆比为 1：(1 ~ 1.5)。

组织细胞区别于间皮细胞的特点有：

（1）胞浆染色较淡，有时呈泡沫状。

（2）细胞核较间皮细胞略小，典型者呈肾形，核膜较不明显。

（3）有时细胞内含有被吞噬的异物颗粒。

（4）偶尔细胞内含有脂肪颗粒，脂肪染色为阳性。

（5）有中性红做活体染色时多阳性，而间皮细胞和癌细胞均为阴性。

胸、腹腔积液中来自上皮组织的恶性肿瘤占胸、腹腔积液中恶性肿瘤的 98% 以上（鳞癌、腺癌、未分化癌），其中腺癌最常见。

对于胸、腹腔积液中的癌细胞，以癌细胞核直径 12μm 为分界，分为大细胞型和小细胞型。

恶性间皮瘤：由间皮恶变而来的一种恶性肿瘤，好发于间皮组织的部位，组织学上分为纤维型和上皮型。前者较少见，是由长梭形的瘤细胞组成。

上皮型恶性间皮瘤细胞的形态如下：

1. 瘤细胞呈中等大小或较大的圆形，在同一病例中，瘤细胞的大小、形态较一致。

2. 瘤细胞常集合成不规则的小片状或团块状。

3. 瘤细胞团有时呈“桑椹样”或“镶边样”。

4. 有时由数个或十多个瘤细胞组成小细胞团，细胞大圆形，细胞内有明显的大空泡，核大而深染，而且有畸形，此细胞核被挤压至细胞的一侧，很像印戒细胞型的腺癌。

5. 有时由单层或多层瘤细胞围成不典型的小腺腔，形成腺样结构。

6. 有时瘤细胞大片脱落，细胞排列凌乱，不具任何特殊结构。

（六）正常淋巴结细胞学

1. 树突细胞　在正常淋巴结的细胞中占 2% ~ 5%，大小 15 ~ 20μm，核染色颗粒细小，排列成网状，有 1 ~ 2 个小圆形核仁，胞浆丰富，淡灰蓝色，浆内有大小不等空泡，细胞界限不清楚。

2. 淋巴细胞　占 95% ~ 98%，以小淋巴细胞为主，小淋巴细胞比红细胞稍大，核深蓝色，染色质呈块状，胞浆很少，染天蓝色；中淋巴细胞体积稍大，胞浆较多；大淋巴细胞除大而胞浆丰富外，尚可见小圆形核仁。

3. 单核细胞　少见，大小 12 ~ 25μm，胞浆淡灰蓝色，核肾形，马蹄形呈分叶状。

4. 浆细胞 大小8～20μm。

5. 中性分叶粒细胞 核分叶状，一般3～5叶，胞浆淡灰蓝色，内有弥散中性细颗粒。

6. 吞噬细胞 由组织细胞形成，常吞噬细菌、细胞、脂肪、类脂质、色素或其他异物。

（七）病变淋巴结细胞学

淋巴结增大的病因主要是炎症和肿瘤两大类。

1. 炎症

（1）非特殊性炎症：包括急性炎症、亚急性炎症及慢性炎症。

（2）特殊性炎症：以结核最为多见，其他如布氏杆菌、丝虫病及结节病等。

2. 肿瘤

（1）恶性淋巴瘤

（2）转移性肿瘤

（3）恶性网织细胞增生症

3. 正常淋巴结为黄色或淡黄色的圆形或肾形小体。一侧向内凹陷，称“门部”，另一侧隆凸，输入淋巴管从凸部入淋巴结，输出淋巴管则由“门部”发出，正常淋巴结长径仅0.1～0.3cm，临床检查常不能触及，如大于黄豆（0.75cm）常表示有病变。

4. 人体具有临床意义的主要浅表淋巴结群如下：

（1）颌下淋巴结：增大时常提示口腔、鼻腔或面部有病变。

（2）颈深淋巴结：沿颈内静脉排成链状，分上下两群，上群增大常提示头颈部病变；下群锁骨上淋巴结增大，则可能为胸腹腔癌肿转移。

（3）腋下淋巴结：增大时常提示上肢或乳腺有病变。

（4）腹股沟淋巴结：增大时常提示下肢或外阴部病变。

5. 结核性淋巴结炎形态特点 具有诊断意义的形态特征为上皮样细胞、朗汉斯巨细胞及干酪样坏死。

（1）上皮样细胞：由网状细胞吞噬结核杆菌后变形而成，大小20～25μm，细胞呈长形或卵圆形，核大小不一，10～20μm，椭圆或肾形，染色质疏松而细致，有时可见1～2个小核仁，胞浆丰富，淡蓝或灰红色，细胞界线较清楚，上皮样细胞成群成堆出现时，应首先考虑结核可能。

（2）朗汉斯巨细胞：可视为合体的上皮样细胞，细胞巨大，直径达60～90μm，核可达数十个，细胞不规则圆形，核的大小、形态、染色和上皮细胞相似，呈花冠或马蹄铁状排列在细胞的边缘，胞浆灰红色，边缘模糊。

（3）干酪样坏死：粉红色无结构均匀物质（表1-6）。

表 1-6 各种坏死在涂片上的鉴别

各种坏死	抽出液	细胞学特点
干酪样坏死	黄绿色脓液	灰蓝或紫红色，无结构物质，呈粉末状或团块状分布，其中可散在上皮样细胞
化脓性坏死	绿色脓液，恶臭	均匀分布坏死物质，其中可见大量脓细胞
淋巴瘤性坏死	灰黄或灰绿色黏稠液	坏死物中见弥散分布的圆形细胞，其中央有散在异型的淋巴细胞和树突细胞
癌肿性坏死	灰黄色豆渣灰污色黏稠液样物	坏死物可见成团成堆的癌细胞阴影，其中央散在异型的裸核癌细胞和个别完整的癌细胞

6．普通淋巴瘤的瘤细胞形态

（1）涂片内见大量、密集成片的异常淋巴细胞，其中散在有少量间叶细胞，除上述两种细胞成分外，不含有其他炎症细胞，如中性粒细胞、嗜酸性粒细胞、浆细胞，所以细胞成分表现为特殊的“单一性”。

（2）瘤细胞虽然很多，密集成片，但各个细胞都是分散的，并不集合成团。

（3）瘤细胞核较正常淋巴细胞大，直径4～10μm，大小悬殊，且有明显肿瘤细胞特征；但是其中部分瘤细胞仍具有正常淋巴细胞的特点，即细胞核的一端有凹陷，而胞浆很少。

当瘤细胞具有核的异型性时，诊断并不困难，但有的肿瘤全部由分化成熟的小淋巴细胞组成，不但细胞核的大小正常，而且无畸形性，则单纯根据细胞的形态与炎症性的淋巴细胞就无法区别了。此时必须结合细胞学和临床表现作出诊断：①患者为青少年；②纵隔有巨大包块，同时颈部、腋部等处亦有增大而不痛的淋巴结；③涂片由大量单一的淋巴细胞组成，不含其他炎性的细胞成分。

7．特殊淋巴瘤的细胞形态

淋巴母细胞型淋巴瘤：大小13～22μm，核较小淋巴细胞核稍大，常偏于细胞一侧，圆形或卵圆形，有时呈肾形或有切迹，核染色质分布均匀，呈较粗的网状，有1～2小核仁，有时核染色质呈点状，而核仁不明显，分裂象较多见。

淋巴母细胞型淋巴瘤与小淋巴细胞型淋巴瘤的区别在于前者有下列特点：①细胞较大，胞浆较丰富；②核较大，约为小淋巴细胞一倍，染色较淡；③多数核内均见明显小核仁；④有丝分裂较为多见。

霍奇金淋巴瘤：涂片的特点是细胞多样性，有淋巴细胞、原淋巴细胞、树突细胞、单核细胞、嗜酸性粒细胞及浆细胞等，具有诊断意义的是涂片内找见单核或多核异型细胞——诊断性R-S细胞（即镜影细胞）。

（1）单核型异型细胞：又称霍奇金细胞，体积较正常，比树突细胞大3～5倍，核大，达30μm以上，核仁特别大，单个核仁可达5～7μm，核染色质粗而松，呈水肿状，胞浆较多，但一般染色不清楚时可呈裸核样，此型细胞常散在分布。

（2）双核型异型细胞：Reed-Sternberg（R-S细胞）细胞，特点为有两个形态相似、方向相反的核。核及核仁形态与上述相似，具有恶性细胞的特征，胞浆丰富，灰蓝或蓝色，近核处染色较淡，有时嗜多色性。

（3）多核型异型细胞：又称为不典型 R-S 细胞，细胞内有两个以上的异型核，呈不规则排列。

8. 淋巴结转移性肿瘤 癌转移最为多见，转移性的主要特征是癌细胞聚集成团，相互堆集，在低倍镜下可见 10 个以上的细胞核堆集在一片，同时伴有少数散在的癌细胞，淋巴细胞少见或消失，癌细胞经常与坏死变性的中性粒细胞等混杂在一起。

9. 恶性组织细胞瘤 涂片内可见散在的单核异型组织细胞，体积巨大，偶见多核性，本症主要根据骨髓象、血象和淋巴结切片等结合临床确诊。淋巴结穿刺涂片只能提供其可能性。

10. 乳腺的纤维腺瘤 做穿刺吸取涂片，可见黏液性间质、成纤维细胞（纤维母细胞）和核肥大的上皮细胞。

（1）黏液：为淡红色或淡蓝色云雾状无结构物质。

（2）纤维母细胞：核大，不规则长形或卵圆形，着色很淡，可见小核仁。胞浆丰富，染成淡红色，细胞边界模糊不清。

（3）核肥大的导管上皮细胞：细胞常成堆脱落，胞浆丰富，淡红色，核大而圆，直径可达 10μm 左右，核内有明显核仁。

11. 口腔黏膜白斑 黏膜白斑主要表现为复层鳞状上皮高度增生，表层细胞有不完全角化现象。临床检查时局部黏膜较为粗糙，呈白色斑块状，病情持续发展时，其底层细胞逐渐发展恶变而成为鳞癌，所以黏膜白斑是癌前病变。

三、肿瘤细胞学检查意义

1. 早期发现、早期诊断。

2. 细胞学检查优点 简便，易于掌握，用于普查；此检查对于病人痛苦少，便于复查；对组织较少的可起到活检起不到的作用。

3. 细胞学缺点 大部分细胞退变、组织结构少、具体分型困难。

四、细胞学的应用范围

（一）脱落细胞

1. 接触刮片 宫颈、拉网、鼻咽部、气管镜、胃肠、膀胱。

2. 排泄分泌物 痰、尿、胃液、乳汁、精液、胆汁。

3. 渗出物 胸腔积液、腹腔积液、心包液、脑脊液。

脑脊液正常者无任何细胞，炎症时可出现中性粒细胞、淋巴细胞，若出现上皮细胞则为转移癌。

（二）穿刺细胞学

各种细针和粗针穿刺涂片。

（三）肿瘤组织印片或压片。

（四）血液和骨髓涂片。

五、细胞学诊断中的经验点滴

1. 5～10 倍于正常细胞为大细胞，10 倍以上者为巨细胞。

2. 一般来说纤维支气管镜活检标本切片中，细胞有纤毛则基本可以否认是癌细胞。

3. 长杆状、类上皮样细胞在脱落细胞学中出现应首先想到结核，结核可以出现在抗结核治疗2个月无效的患者，胸腔积液中出现大量淋巴细胞和多核巨细胞时要高度怀疑结核。

4. 核内包涵体　炎症、病毒感染均可出现，可呈现胞核增大。

5. 肺内鳞状细胞癌多由上皮鳞化而来；鳞状上皮中若出现胞浆完全红染、梭形细胞，一般胞核均特别小，甚至消失，若核不是这种改变，应怀疑癌。

6. 恶性组织细胞瘤　大量吞噬细胞，奇形怪状细胞，大细胞>30%。

7. 乳腺低分化癌　瘤巨细胞是一大特点（10倍于普通细胞），可吞噬红细胞。

8. 甲状腺髓样癌　大多数癌细胞间有淀粉样物质存在。

9. 腺癌细胞　核仁清楚、红、大，染色质细，核膜厚，胞浆中有分泌空泡。

10. 鳞状细胞癌　细胞胞浆红、核大、不规则、奇形怪状，有一个这样的细胞就可诊断。

11. 原位癌　涂片中瘤细胞大小差不多，无炎症细胞，若出现炎症细胞或坏死碎屑，提示有浸润。

12. 细胞学　鳞状细胞癌的癌细胞基本没有胞浆空泡现象。

13. 小细胞癌　核大、胞浆少、核染色质点彩状，核背景为云雾状，最主要的特点还有镶嵌状（小细胞癌和髓母细胞瘤均可出现）排列，单个细胞坏死，吞噬现象，核有“拉丝”现象（淋巴细胞亦可出现）。

14. 骨髓涂片，正常细胞不可能出现重叠，出现重叠要怀疑转移癌。

15. 大细胞癌中可出现巨细胞。

16. 肺泡细胞癌　小团状，胞浆透亮，偏碱性，核圆，核仁清楚。

17. 植物细胞　方形，壁厚，一般无纤维。

18. 肺泡蛋白沉积症 PAS（+），局部有透明膜形成。

19. 乳腺穿刺涂片中的散在细胞，有胞浆的上皮细胞疑为癌，无胞浆多为良性。

20. 乳腺细胞出现吞噬现象（胞浆中），90%以上为癌。

21. 免疫母细胞　核大，核仁明显，细胞不挤压；核和胞浆蓝紫色。

颅内肿瘤　毛细胞型、纤维型、肥胖型星形细胞瘤，少树突胶质瘤均有一定细胞学特点。室管膜：无细胞区，围绕血管排列。

22. 肝癌　比正常肝细胞小，胞浆窄，胞浆红颗粒为线粒体。

23. 上皮样细胞　核膜（比腺癌的细胞核膜薄）清楚，小核仁，是特殊的组织细胞。

第3节　病理诊断中一些零星知识点

一、尸僵与尸斑的概念

尸僵：尸体僵硬，因肌蛋白变性在人死后1~2小时出现；其一旦被人为破坏后不会再出现。

尸斑：尸体下垂部位皮肤出现紫红色斑块，形成后不改变（应与出血点区别，前者呈片状，后者呈点状）。

二、突然死亡（猝死）的病因

通常有：①脑出血；②心肌梗死；③坏死性胰腺炎；④肺动脉主干栓塞。

三、从新的角度来看待组织学

1．组织动态学分类

（1）更新组织（renewing tissue）。

（2）稳定组织（stable tissue）。

（3）恒久组织（static tissue）。

（4）可耗尽组织（exhaustible tissue）。

更新组织：如骨髓中的造血组织、胃肠道黏膜上皮、表皮基底细胞、曲细精管的细胞。

更新方式：（干细胞，stem cell）————→成熟细胞

↓　　　　　　　　　↓

不对称分裂，其中一个保持原干细胞特点，另一个向成熟迈进　　　过渡细胞能进行均衡分裂

胃的黏膜上皮，3～4 天更新一次

稳定组织：主要见于肝、肾、脾、胰腺等实质器官，细胞更新很慢，除非是受到损伤。

恒久组织：一生中不衰老的细胞，如神经、骨骼肌、心肌等，基本没有再生能力。

可耗尽组织：卵巢中的卵母细胞是排一个就少一个。

2．干细胞的特点

（1）有自我复制能力。

（2）可根据其分化能力分成不同辈分，辈分最低的是定向干细胞，辈分最高的是多能干细胞。

（3）要排除错觉：认为有较多分裂象的细胞为干细胞，实际上干细胞是一种分裂不旺盛的细胞。

（4）干细胞有很长的分裂周期、休止期：可校正 DNA 的误差，癌基因（oncogene）可作用于干细胞而致突变（mutation）。胃的干细胞存在于颈部腺体，肠道则存在于腺体基底部，鳞状上皮则存在基底层，干细胞可长期培养，其他细胞分裂 50 次左右则停止。

四、病理诊断中的免疫组化问题

1．肾癌、甲状腺癌、肾上腺皮质癌等虽是上皮性肿瘤，但 Vimentin（+）。

2．EMA 阳性应在胞膜（胞浆可不着色），单纯的胞浆着色应视为阴性，虽是上皮性肿瘤，但 EMA（-）的有肝癌、肾上腺皮质癌、大多数恶性生殖细胞肿瘤；但部分淋巴瘤可表达 EMA。

3．MOC-31 用于鉴别浆膜腔腺癌和间皮瘤（阴性），但肝癌、恶性生殖细胞肿瘤、肾癌仍为阴性。

4．Tumor-associated Glycoprotein（TAG-72）是一广谱的癌性标志物，但间皮瘤、肾上腺皮质癌、肝癌、肾细胞癌、鼻咽癌、甲状腺癌、恶性生殖细胞肿瘤阴性。

5. CA125　20 年前认为是卵巢癌的糖蛋白，目前认为：可部分表达于间皮\间皮瘤、苗勒管相关肿瘤、约 1/2 胆管/胰腺来源的肿瘤，而其他部位的肿瘤表达少。

6. CA19-9　胃肠道、胰腺、胆管、膀胱、卵巢、子宫内膜的癌阳性；但肝癌、肾癌（-）。

7. PLAP（placental alkaline phosphatase）　表达于正常胚盘，绝大多数生殖细胞肿瘤［EMA（-），90% Keratin（-）］，表达 PLAP 的体细胞肿瘤一致也表达 EMA，TAG-72 或 MOC-3）。

8. CEA（carcinoembryomic antigen）（临床已作为结肠癌的血清标志物）还可表达于肺腺癌、乳腺癌、胃肠道癌等。

9. PSA（prostate-specific antigen）　前列腺上皮细胞及前列腺腺癌。

10. Thyroglobulin　局限表达于甲状腺滤泡及其相关肿瘤。

11. GCDFP-15（gross cystic disease fluid protein-15）　局限表达于皮肤的顶浆分泌的病变（大汗腺来源）和乳腺癌。

12. ER、PR　主要局限于乳腺和苗勒管来源的肿瘤，其他诸如甲状腺癌、移行细胞癌、前列腺癌等阴性，较少的胃癌、肺癌、肝癌亦可阳性。

13. S-100　表达于正常黑色素细胞、朗格汉斯组织细胞、软骨细胞、脂肪细胞、神经鞘细胞、星形细胞、少突胶质细胞、室管膜细胞、外分泌汗腺、指突状细胞、涎腺细胞、肌上皮细胞等。乳腺、泌尿生殖道、涎腺、汗腺的腺癌均可阳性。

14. Calretinin　间皮细胞及恶性间皮细胞瘤，但在低分化的结肠癌亦可表达，性索间质肿瘤也可表达。

第2章　呼吸系统及纵隔疾病

第1节　呼吸系统解剖生理和疾病概述

一、呼吸系统的解剖、组织、生理特点

主支气管Ⅰ级（只有左右两支）
叶支气管Ⅱ级
段支气管Ⅲ级（段以下支气管壁无软骨）
次段支气管Ⅳ级（如左上叶后尖段和后段支气管）
↓
细支气管Ⅶ级（肉眼不能见，直径约1mm）
↓
终末细支气管（直径约0.5mm）
↓
呼吸性细支气管
↓
肺泡管（衬肺泡上皮）
↓
肺泡囊
↓　　共23或24个分段
肺泡　　肺泡（3亿个）→负责换气

细支气管、支气管———→负责通气
Ⅰ型细胞上皮：扁平，覆盖肺泡的大部分
Ⅱ型肺泡上皮：立方状，具有再生及修复功能
假复层纤毛柱状上皮：
基底细胞——黏液细胞（柱状上皮）——纤毛柱状细胞
↓　　↓
未分化的干细胞　　可向鳞状上皮分化或化生

外围内分泌细胞：各支气管上皮细胞之间，在HE染色的切片上不能分辨，可用神经内分泌标志物进行标记（Syn、CgA、NSE等）。

肺泡上皮细胞：
Ⅰ型上皮：扁平，行气体交换。
Ⅱ型上皮：立方状，EM（电镜下）可见胞浆内板层小体，产生表面活性物，是肺泡的

生发上皮，肺泡损伤后由它修复。

Clara cell 细胞胞浆内含致密颗粒，该细胞损伤后也由Ⅱ型肺泡上皮修复。

二、呼吸系统疾病分类

分为遗传/发育障碍、循环障碍、炎症、肿瘤四大类疾病。

1. 解剖生理特点决定的疾病

肺气肿：肺泡破裂融合，肺组织内含气量增加，但换气功能显著降低。

肺萎陷：因发育或近端支气管受压导致通气障碍，远段肺组织含气量下降甚至不含气，肺组织萎缩。

2. 炎症　按浸润炎细胞的种类可分为急性炎症和慢性炎症；按病因可分为特异性炎症（结核、真菌感染等）和非特异性炎症（如间质性肺炎）。

3. 循环障碍疾病　肺动脉栓塞性疾病等。

4. 肿瘤　要注意真瘤与假瘤的区别、良性与恶性肿瘤的鉴别、原发肿瘤与转移肿瘤鉴别。

5. 发育异常

（1）隔离肺（支气管与血供都与本肺分开）。

（2）各种囊肿：先天性囊肿的重要特征是囊肿区无炭末沉着，包括先天性大叶性肺气肿、支气管源性囊肿、先天性支气管扩张、囊性腺瘤样增生等。

第2节　肺癌的病理及诊断

一、肺癌的发生和分类常识

（一）发生

1. 基底细胞（储备细胞）来源。

2. 黏液细胞来源。

3. 神经内分泌细胞来源　类癌、不典型类癌、小细胞癌、大细胞神经内分泌癌、巨细胞神经内分泌癌。

4. 肺泡Ⅱ型上皮来源　细支气管肺泡癌。

（二）癌变

能够看到从正常上皮到癌的演变过程。

（三）肺癌

1. 中央型

（1）早期无淋巴结转移。

（2）早期限于支气管腔和壁内生长，不侵入肺实质。

分类：

1）原位癌。

2）腔内型。

3）管壁浸润型。

2. 周围型　从段以下支气管发生（多为腺癌）。

（四）肺的神经内分泌癌

1. 肺也是神经内分泌器官，存在较多的神经内分泌细胞。这些细胞电镜下显示有神经内分泌颗粒，产生 ACTH、GH、肾泌素、降钙素、生长激素等。这些细胞统称 Kulchitzky cell（K 细胞）。由这些细胞形成神经内分泌瘤及神经内分泌癌（K 细胞癌）。

2. 不典型类癌的病理诊断较困难，易诊断为其他的低分化癌或小细胞癌。

（1）结构图形：器官样结构，小管状或小梁状。

（2）细胞多形：有的呈梭形，核染色深；有的呈圆形，也有卵圆形，也可出现癌巨细胞。

（3）灶性坏死（小细胞癌则为大片坏死）。

（4）分裂象多见：10～20 个/HP。

（5）有癌巢周瘤细胞栅栏状排列。

3. 神经内分泌细胞的标记　NSE、CgA、Syn、Leu7、CD56、激素类，另外还表达上皮性标记（EMA、AE1/AE3 等和 TTF-1）。

二、按组织发生及分化表型进行的肺癌分类

（一）来自支气管表面上皮的癌（具有腺、鳞分化特征）

1. 鳞癌　分化好，中分化，分化差。

2. 腺癌　腺癌，实性黏液细胞癌，微乳头状腺癌，原位腺癌等。

3. 腺鳞癌。

4. 大细胞癌　伴鳞分化，伴腺分化，伴神经内分泌分化。

变异：巨细胞癌、透明细胞癌。

（二）来自神经内分泌细胞的癌（具有神经内分泌分化特征）

1. 分化好——类癌：

（1）经典形态类癌。

（2）特殊形态类癌。

1）嗜酸性细胞类癌。

2）梭形细胞类癌。

3）黏液细胞类癌。

4）透明细胞类癌。

5）乳头状类癌等。

2. 中分化——不典型类癌。

3. 低分化，如

小细胞癌：
- ①淋巴细胞样或燕麦细胞型（带棱角）。
- ②梭形细胞型。
- ③多角细胞型。

神经内分泌颗粒：又称致密核心颗粒，电镜有双层界膜，可以呈多形性。

所谓“硬化性血管瘤”的乳头状结构被覆的是肺泡上皮，但上皮下有大量形态一致的成片细胞，该类细胞的本质和来源一直不清。有研究者用免疫组化证实其中含有肥大细胞，部分为神经内分泌细胞，因此认为这种硬化性血管瘤实际上是良性神经内分泌瘤，目前国内外均有类似报告。但近年来发现这种间质细胞表达 TTF-1，因此又有人认为它实际上是一种肺泡上皮来源、特殊形态的良性肿瘤。

（三）来自细支气管和肺泡上皮的癌

1. 三种细胞起源

（1）Clara 细胞：电镜下有致密颗粒，在细胞顶端，比神经内分泌颗粒大，免疫组化显示 α-1AT（+）。

（2）Ⅱ型肺泡细胞：电镜下胞浆内见板层小体，α-1AT（-），ssIgG（+）。

（3）黏液细胞：是一种化生细胞（核位于基底部，胞浆顶部含有较多黏液分泌）。

2. 形成的肿瘤类型　细支气管肺泡癌（国外占 2%~3%，301 医院占近 20%）。

（1）细胞来源（电镜）分型：①clara 型；②黏液细胞型；③Ⅱ型肺泡细胞型——腺泡型；④混合型。

（2）按光镜结构分型：乳头型、肺泡型、黏液细胞型——Ⅱ型上皮化生为黏液细胞后癌变［AB（酸性黏多糖）阳性，PAS（中性黏多糖）阴性］。

（3）大体

1）外周独立结节型。

2）外周多发结节型。

3）弥漫型或肺炎型（影像学上与肺炎相同）。

（4）组织学

1）癌边缘可见肺胸膜。

2）分化好，沿肺泡壁生长，肺泡结构仍保存，看不到间质浸润。

3）所有病例都可以见到细支气管癌变。

4）部分病例有多核巨细胞（在肺泡腔内）。

5）部分病例有砂粒体。

6）有的病例显示癌细胞核内包涵体，用染立克次体的方法（马氏）可很好地显示。

＊核内包涵体是 ssIgG（+）。

＊ BAC（细支气管肺泡癌）细胞游离缘不齐，像挂灯笼，而一般腺癌的腔缘是光滑的，目前将该类组织病变以 0.5cm，3cm 边界，分为不典型腺瘤样增生、原位腺癌和高分化腺癌。

（四）肺癌以外的恶性肿瘤（三大肺癌来源以外）

1. 唾液腺型的肺癌

①黏液表皮样癌（位于外层的表皮样成分越多，恶性越高；相反，黏液细胞越多，恶性度越低）。

②腺样囊性癌（实性+筛孔）；也可呈条索、腺样，细胞规则，像基底细胞。

2. 肺母细胞瘤　瘤组织像胎儿早期的肺组织：①上皮像子宫内膜上皮；②间质细胞卵圆形、短梭形、肉瘤样改变，分裂象多见，要与癌肉瘤（癌肉瘤目前认为不存在，均为肉瘤样癌）鉴别（癌多为鳞癌成分），可出现原始的中央管样结构；③透明细胞团，肾小球样结构。

3. 恶性血管外皮细胞瘤　细胞呈卵圆形、短梭形，围绕血管腔，且有内皮细胞存在，是除外性诊断，排除其他类似形态肿瘤。

4. 间叶来源

（1）浆细胞肉芽肿：大量成熟浆细胞、淋巴细胞，小血管增生，组织纤维细胞，纤维母细胞，Russell 小体（区别于浆细胞瘤），目前认为大部分为炎症性肌纤维母细胞瘤。

（2）浆细胞瘤：细胞单一，可不成熟，可双核，可有分裂象。

（3）黏膜相关淋巴组织淋巴瘤：与甲状腺、涎腺、眼眶等处一样都是低度恶性的黏膜相关淋巴组织淋巴瘤，组织学上可见肺泡上皮内淋巴细灶或肺泡腔内淋巴细胞团。

（4）肺上好发大细胞间变性淋巴瘤（$CD30^+$）但要除纵隔 B 细胞淋巴瘤累及肺。

（5）黏液性软骨肉瘤。

（6）脂肪肉瘤。

（7）上皮样血管内皮瘤。

5. 转移性绒癌（出血、坏死明显，两种滋养叶细胞，瘤内血管不明显）。

6. 恶性黑色素瘤　形态上“似癌非癌”，胞浆内见颗粒细小一致的黑色素，免疫组化阳性表达 S-100 和 HMB45。

7. 肺转移性肾癌（肾癌，透明细胞癌多见）　要与肺原发透明细胞癌（核异型性大，形状不规则，首先排除转移，属大细胞癌范畴），而肾癌的核较一致。

8. 所谓肺硬化性血管瘤。

X 线片：钱币样改变，境界清楚。

光镜：周围肺组织受压无包膜：①乳头状结构（表面为肺泡上皮残留）；②海绵状血管瘤型（腔内出血，腔面为Ⅱ型肺泡上皮），肥大细胞很多；③实性弥漫型；④瘤细胞：TTF-1 阳性。

肺癌的异质性较明显，所以应电镜观察以明确。

复合癌（combined carcinoma）：有两种以上组织学类型的癌成分。

三、肺癌的诊断格式

（一）痰报告

1. （痰）涂片查见癌细胞。
2. （痰）涂片未查见癌细胞。
3. （痰）涂片查见核异质细胞。
4. （痰）涂片查见可疑恶性细胞。

（二）切除标本

1. 全肺（左右）十段。
2. 大体　巨块型、结节型、早期、弥漫型，多灶性。
3. 组织学类型　如乳头状，高分化腺癌及分化程度，黏液性腺癌，低分化鳞癌等。
4. 大小　如 5cm×3cm×2cm。
5. 继发病变　如大片坏死、巨细胞反应等，支气管切缘有无癌组织。

6. 癌旁支气管变化　增生、鳞化，甚至早期癌。

7. 淋巴结有无转移　如肺门 LN 无转移，纵隔淋巴结转移（5/6）。

8. 癌周肺组织的变化　如肺气肿、肺萎陷等。

例：右肺上叶前段巨块型中分化鳞癌（大小为 7.0cm×6.5cm×5.0cm），伴有明显坏死，支气管切缘未见癌组织，癌旁尖段、后段支气管上皮基底细胞增生；支气管旁淋巴结炭末沉积，淋巴组织减少，未见癌转移（0/5）；肺间质轻度纤维化。

三纤维镜活检的标本：（纤维镜活检）支气管黏膜组织①慢性炎；②基底细胞增生及不典型增生；③鳞化伴不典型增生；④原位癌；⑤浸润性鳞癌、腺癌、小细胞癌、类癌。

（三）支气管镜活检诊断

1. 最常见癌性质、类型　腺癌、鳞癌，小细胞癌，大细胞癌。

2. 非癌　炎症。

（四）病理诊断的注意点

1. 对于似癌非癌的核异质细胞要进行描述，或写成可疑癌细胞。

2. 对于病理　不放过每一个疑点，但没有 100% 的把握不轻易下诊断。

四、肺肿瘤的分类［（1999 年）WHO 以主，结合 2004 年 WHO 分类及 2011 年肺癌分类］（具体请参阅最新分类）

上皮性肿瘤：

1. 浸润前期病变

（1）鳞状上皮不典型增生/原位癌。

（2）不典型腺瘤样增生（病灶按毫米计，一般直径在 0.5cm 以下细胞形态与细支气管肺泡癌无法区别）。

（3）弥漫性特发性肺神经内分泌细胞增生（位于细支气管周围，类似基底细胞）。

（4）原位腺癌：直径在 0.5～3cm 之间，无浸润的细支气管肺泡癌。

2. 浸润性恶性上皮性肿瘤

（1）鳞状细胞癌：亚型：①乳头型；②透明细胞型；③小细胞型；④基底样型。

（2）小细胞癌。

（3）腺癌：亚型：
- 1）腺泡型（acinar）
- 2）乳头型（papillary）
- 3）细支气管肺泡癌（新分类中已消失，替代为高分化腺癌和伴微小浸润的原位腺癌。）
- 4）伴黏液分泌的实性腺癌
- 5）混合型
- 6）变异型

（4）大细胞癌

1）合并有大细胞神经内分泌癌。

2）基底样癌。

3）淋巴上皮样癌。

4）透明细胞癌（要与肾癌鉴别：呈腺泡状，血管丰富；核无异型）。

5）横纹肌样细胞癌。

（5）腺鳞癌。

（6）癌伴有多型性、肉瘤样或肉瘤性成分。

（7）类癌。

（8）涎腺类型的癌。

注：小细胞癌：染色质细颗粒状，看不见核仁，分裂象多，常有坏死，坏死物质中的血管周围常有嗜碱性物质沉积。

腺癌（腺泡型）：腺腔有腔缘，常有癌性间质反应（desmoplastic reaction）。

分化好的胎儿型腺癌（腺体像子宫内膜）。

胶样癌（黏液型腺癌）：常有“黏液湖”的存在。

印戒细胞癌（常形成实性团块，而不同于胃肠道的分散状）。

大细胞癌：①大细胞至少要大于3个正常淋巴细胞，通常在5个以上；②呈实性团；③间质少；④无腺、鳞分化特征，但在电镜下大多可见到腺的分化超微结构，免疫组化部分可有腺或鳞的表达。

五、罕见类型的肿瘤

1. 基底样鳞状细胞癌　周围呈栅栏状，细胞小，核染色深。分裂象多见，瘤巢中间可有退变、坏死。

＊皮肤的基底细胞癌恶性程度低，不转移，而肺内者恶性程度高，容易坏死，比鳞癌恶性程度高，Keratin（+）。

2. 分泌型腺癌　分泌物为红染颗粒；透明小滴较小，不会挤压细胞，不同于分泌物，大小差不多，周围有空隙，PAS（+）、CEA（+）；在乳腺癌和脑膜瘤均可出现分泌型。

3. 弥漫型细支气管肺泡癌　又称肺炎型，X线片呈现大叶性肺炎改变：形成乳头，细胞分化好；若局限则称乳头状瘤（papilloma）。

4. 肺巨细胞癌　弥漫、散在，炎细胞多，若癌细胞NSE（+），CgA、Syn（+），电镜下有桥粒，有神经分泌颗粒，则病理诊断：神经内分泌型巨细胞癌。

低分子量Keratin（K-Lmw）阳性显示腺分化；K-Hmw（+）显示鳞分化；Syn（+），CgA（+）显示有神经内分泌分化。三种成分同时存在时可诊断：三向分化的肺巨细胞癌（腺、鳞、神经内分泌）。

5. 淋巴瘤样肉芽肿　是肺组织中一种特殊类型的大B细胞淋巴瘤，形态表现为大量反应T淋巴细胞，肿瘤性大B细胞相对较少，核仁明显，EB病毒阳性（EBer杂交阳性），有浸润血管壁的现象。

第3节　肺的炎症病变（包含间质性病变）

一、肉芽肿性肺部病变

1. 肺部结核　强调肉芽肿病变大小不等，或出现融合，找到典型的朗汉斯多核巨细胞对结核的诊断帮助也较大，在出现明确干酪样坏死或找到明确的抗酸杆菌即可明确诊断，否则应充分结合临床。结核瘤是指孤立的占位性病变，周围纤维化明显，中央区域出现干酪样坏死和数量不等的上皮样组织细胞、淋巴细胞等，临床易误诊为肿瘤。请注意：出现干酪样坏死的肉芽肿除了结核，还可见于非典型分枝杆菌感染，后者需要进一步的微生物鉴定（抗酸染色也呈阳性，略显串珠状，与结核杆菌的杆状略有差异，但光镜下有时难以鉴别）。

2．结节病　可表现为肺门周围淋巴结增大和肺部的弥漫性病变，可单独存在，也可同时合并存在。镜下表现为相对一致的小肉芽肿性结节，一般不见融合结节和干酪样坏死，但部分少见病例的肉芽肿中央可见小灶明显嗜酸性（纤维素样）坏死；在细胞内外出现的一些包涵体对诊断有一定帮助，但并不具有特异性，这种包涵体分为四种：①多核巨细胞胞浆中的星状体（asteroid body）——呈星芒状；②绍曼小体（Schaumann body，含铁和钙）——同心圆样分层状排列；③钙盐晶状体（calcium oxalated crystal，位于多核巨细胞中，在偏光下观察）；④Hamazaki-wesenberg 小体（PAS 阳性，黄色，卵圆形）——围绕血管排列。结节病的诊断一定要充分排除增殖型结核后方可诊断，因此抗酸染色和充分结合临床是非常必要的；当诊断确实没办法区分开的时候，可先行抗结核治疗 2 周，观察疗效后再行下一步治疗，或者在用激素治疗的同时辅以抗结核治疗。

3．Wegener 肉芽肿病　分为经典型和局限型。经典型特征性地表现为坏死性血管炎、无化脓的坏死和局灶坏死性肾小球肾炎等三联征。颞动脉和皮肤血管也可受累。肺部的主要改变是液化性或凝固性坏死，伴有大量嗜酸性粒细胞，缺乏淋巴细胞和浆细胞，多核细胞往往不形成肉芽肿；破坏性的血管炎（中性细胞性）累及动脉和静脉。经支气管肺活检仅能提示该诊断，很难确诊。局限型没有肾小球肾炎，激素和细胞毒性药物治疗非常有效；而镜下形态基本同经典型。发生在鼻咽部时，特别是伴有大片状坏死时要注意与 T/NK 细胞淋巴瘤（又被称中线恶性网织组织细胞瘤）鉴别，后者浸润血管的淋巴细胞有异型性，且常表达 CD56 和胞浆型 CD3。

4．支气管中心性肉芽肿和过敏性肉芽肿性血管炎（Churg-Strauss 综合征）：支气管中心性肉芽肿是以支气管为中心的炎症，中等大小的支气管壁上能看到肉芽肿和多核巨细胞。常发生于哮喘患者，含有较多嗜酸性粒细胞；非哮喘患者则含有较多中性粒细胞。过敏性肉芽肿性血管炎：往往临床上有类似于结节性多动脉炎的系统性血管炎病史，合并哮喘和外周血嗜酸性粒细胞增高的现象；镜下表现为明显的嗜酸性细胞浸润，灶性坏死，围绕坏死的肉芽肿反应，嗜酸性血管炎。

二、特殊类型的肺部炎症

1．机化性肺炎　是一种很容易被临床医师和放射科医师误诊为肺癌的肺炎症性疾病，有不规则占位性表现，镜下表现为肺泡腔中大量机化的纤维母细胞，肺间质中见较多淋巴、浆细胞浸润，部分病例可出现较多纤维素性渗出和急性炎细胞聚集，有时可伴发支气管壁的坏死。

2．脂质性肺炎　分为外源性和内源性（后者与支气管被阻塞有关）。镜下表现为肺泡细胞增生，肺泡腔内大量泡沫细胞、脂性物质和较多纤维母细胞。

3. 嗜酸性肺炎 好发于青年和中年女性，患者可伴或不伴有外周血嗜酸性细胞增高。镜下表现为肺泡和肺间质中大量嗜酸性细胞浸润，但没有组织细胞和浆细胞。需要除外Langerhans细胞组织细胞增生症。

4. 卡氏肺孢子菌肺炎 常发生在免疫受抑制的患者。镜下表现为肺泡腔内大量泡沫状或蜂窝状渗出物，其中用PAS或银染色可显示出病原体，肺间质中可见少量淋巴浆细胞浸润。

三、间质性肺部病变

肺间质性疾病的诊断要结合肺的影像学，特别是薄层CT检查，以确定病变的分布和累及的范围。临床取材最好是开胸肺活检（多部位取到足够有代表性的病变组织），其次是胸腔镜取材，而支气管镜检查取材或肺穿刺的组织都非常有限，代表性差，对于准确病理诊断是不可能的。

（一）最常见的肺间质性肺炎

1. 寻常性间质性肺炎（UIP） 常隐性发病，缓慢发展，平均4～5年死于呼吸衰竭。沿胸膜下分布多见，镜下“新老”病变（老病变表现为纤维化，见较多胶原纤维；而新病变轻，表现为增生的纤维母细胞，肺泡上皮有增生）并存。晚期表现为蜂窝肺。

2. 脱屑性间质性肺炎（DIP） 肺泡腔内见大量单核细胞，而间质改变相对轻微。对激素治疗反应良好。

3. 淋巴细胞性间质性肺炎（LIP） 特征性的表现为肺间质中大量淋巴细胞浸润，常伴有组织细胞、浆细胞。对激素治疗反应差。

4. 急性间质性肺炎 与急性弥漫性肺泡损伤的形态相同，表现为肺透明膜形成、肺水肿，肺泡上皮增生，肺间质增宽，伴炎细胞浸润。

（二）肺间质性肿瘤样病变

1. 肺淋巴管肌瘤病 好发于生育期妇女，也可发生于绝经前期妇女。表现为进行性呼吸困难，检查有缺氧表现，CT检查表现全肺网格状改变（类似于因吸烟所致的弥漫性肺气肿和好发于男性的Langerhans细胞增生症），组织学表现为肺内广泛性围绕血管、淋巴管和支气管周围的肌样细胞增生，部分区域可表现为透明性立方状细胞围绕血管、淋巴管呈上皮样排列，部分脉管壁增厚伴玻璃样变；增生的细胞表达HMB45和Actin。大剂量孕激素治疗短期内有效，根治性手段是肺移植。当病变局限，表现为占位性肿块，细胞以透明细胞为主，且脉管壁增厚伴玻璃样变明显时，称为透明细胞瘤或糖瘤，免疫组化表达HMB45，治疗以手术切除为主。

2. 肺的Langerhans细胞增生症 好发于中青年男性，患者常常有吸烟史。CT检查表现全肺网格状改变；组织学表现为广泛的肺间质中纤维不同程度增生，其间见多少不等的Langerhans细胞增生，可成片，可散在，细胞胞浆较丰富，核有核沟，常伴有数量不等的嗜酸性细胞浸润。治疗措施是戒烟和激素治疗，大部分治疗有效，但部分患者可自然缓解，也有部分患者预后不好。

3. 所谓的“硬化性血管瘤”常发生在肺的周边部位，大体界限清楚，呈钱币样，质地往往较韧。组织学表现为肺泡上皮细胞有增生，有时可呈乳头状增生，在肺泡上皮下的间质中见成片的肿瘤性细胞成片分布，瘤细胞形态一致，核规则、圆形，胞浆透明或弱嗜酸性，其中可富于血管并可见纤维化，在纤维化明显的地方常可见散在肥大细胞分布。瘤细胞可部分表达神经内分泌细胞标记，常一致性表达TTF-1，目前认为肿瘤细胞为肺泡细胞来源，但在间质中生长，而表面被覆的增生肺泡上皮是下面的肿瘤细胞刺激引起的，因增生的肺泡上皮、肿瘤细胞和纤维化、肥大细胞、血管等导致组织形态非常多样，容易误诊，特别容易误诊为肺腺癌。

第4节　肺疾病病理诊断的注意点

肺癌的大体类型及支气管上皮起源的肿瘤：

①结节型<5cm。

②巨块型>5cm（可坏死而形成空洞）。

③弥漫型。

在肺上出现絮状阴影（X线片）主要考虑结核、肺泡细胞癌、肺泡蛋白沉积症。肺泡蛋白沉积症的肺活检见肺泡腔中见粉染物，且PAS（+），其间可见胆固醇裂隙形成；在其肺泡灌洗液中也见细小的胆固醇裂隙，抗淀粉酶消化的PAS（+）——因其为脂蛋白。

腺癌转移到胸膜（平滑肌增生），当穿刺时仅凭HE鉴别间皮瘤（原发）与转移腺癌的可能性几乎为零。

IHC：
- 间皮瘤：CK（+），CEA（-），AB（+），透明质酸酶消化后（-），MC（+），Calretinin（+）
- 转移腺癌：CK（+），CEA（+），AB（+），透明质酸酶消化后（+）

EM：
- 腺癌：分泌空泡，短绒毛，黏液颗粒
- 间皮：长微绒毛，张力微丝

发生在段支气管及其以下的肺炎为大叶性肺炎。

发生在细支气管的肺炎为小叶性肺炎。

1. RDS（呼吸窘迫综合征）渗出性炎　透明膜形成+水肿。
2. 胆固醇肺炎（淋巴细胞肺炎）影像学上与肺泡癌不易区分。

①吞噬脂质的巨细胞。

②淋巴细胞浸润。

③纤维化。

3. 麻疹性肺炎　肺泡内巨细胞，胞浆内有病毒包涵体。
4. 巨细胞病毒（CMV）包涵体在巨细胞核内。
5. 铍沉积症　在肺上呈结节状，主要与结节病和结核区别。
6. 隐球肺炎　巨细胞中有隐球菌，PAS染荚膜（+），形成肉芽肿，可化脓。
7. 念珠菌肺炎。
8. 曲菌病　坏死+出血+定向（向一个方向）生长、分支的菌丝（锐角分支、支上有分隔），好侵犯血管，可用六胺银染色显示，做细菌培养时可见顶端孢子。

9. 肺包虫病　找头节。

10. 卡氏肺孢子菌　间质性肺炎改变+肺泡上皮增生+肺泡内大量菌体。

11. 肺泡蛋白沉积症　肺泡内出现大量红染细颗粒状物质，应与卡氏肺孢子菌病的菌体区别，卡氏肺孢子菌菌体呈泡体。

* **支气管黏膜组织慢性炎不等于慢性支气管炎**

* **肉芽肿性炎有多种，不一定都是结核**

肺炎：{肺泡腔内见炎细胞：小叶或大叶性肺炎；肺泡间质见炎细胞：间质性肺炎}

1. 鳞癌伴神经内分泌分化，有时同一个鳞癌细胞中可见张力微丝和神经内分泌颗粒。

2. 肺癌中（实性包块中）可见残留上皮分化好的小管。

3. 神经内分泌颗粒大小形态似不规则，而其他分泌颗粒较规则。

4. 大细胞癌　片状，但间质少（鳞癌间质多），细胞比一般鳞癌大，可见一些特别大的细胞。大细胞癌可向鳞、腺和神经内分泌分化，呈双相甚至三相分化。

5. 巨细胞癌　肉眼为巨块型，光镜下肿瘤细胞浸润，主间质不清，如肉瘤样，肿瘤细胞之间有较多的炎细胞，有较多奇异的肿瘤细胞，有时可见中性粒细胞进入癌细胞中。

6. 复合癌　显示鳞癌+细支气管肺泡癌（腺腔缘不规则，细胞如灯泡样突入腔内，这与一般腺癌不同）+透明细胞癌+腺癌。

（1）血管的玻璃样变性与淀粉样物质需特染鉴别：刚果红，后者呈砖红色，偏光下呈苹果绿色。

（2）小细胞癌：细胞小（但比淋巴细胞大 0.5 ~ 1 倍），无结构，细胞不太圆、带棱、带角，部分呈燕麦样，细胞染色深；在纤支镜取活检标本时常受挤压——深切，因中间挤压不太明显，小细胞癌可侵入鳞化上皮中，像炎细胞，但其带棱、带角可与之区别。

（3）类癌：胞浆丰富、红染，核较一致，部分偏位，有嗜酸性细胞型；一般不发生转移。

（4）不典型类癌：细胞介于小细胞癌与类癌之间，排列上有器官样结构（腺样，菊形团）。

（5）细支气管肺泡癌：呈乳头时可游离于腔内。

（6）黏膜下（大支气管多见）平滑肌瘤（一般突向腔内）要与神经鞘瘤鉴别（S-100阳性，也可发生在肺）。

（7）支气管软骨瘤（紧贴黏膜上皮）。

（8）错构瘤（必须有软骨、腺体、上皮、脂肪和平滑肌）。

（9）淀粉样物质沉着：形成瘤块时称淀粉样瘤（刚果红阳性）——在耳鼻喉常见。

阅片注意点：

1）容易受挤压的细胞有淋巴细胞和小细胞癌；特别是小细胞癌（涂片上有血丝的地方，带棱，带角）要与淋巴细胞鉴别（比小细胞癌的细胞小，且 LCA 阳性）。

2）黏膜上皮常有剥脱现象，但基底层一般都保留，易误认为小细胞癌。

3）虽未见癌，要注意基底细胞有无增生、不典型增生。

4）当小块组织中见到小片可疑癌要仔细观察，注意排除不足以诊断癌的异型增生。

5）鳞癌：核呈墨水滴样，单个散在，有炎细胞提示非早期。

癌细胞吞癌细胞：叫封入观象，鳞癌、腺癌均可见。腺癌：成堆，染色均匀，可见核仁。

6）肺小细胞癌：染色特别深，胞浆看不清，带棱又带角。

肺类癌：胞浆丰富，嗜酸性颗粒状，细胞一致，类癌的嗜酸性亚型。

不典型类癌：分化好的胞浆丰满，分化差的似小细胞癌（弥漫），成巢、成片。

第5节　纵隔及胸腺肿瘤

纵隔肿瘤及瘤样病变：Hodgkin disease 的结节硬化型好发于该部位，巨大淋巴结增生症，神经源性肿瘤，生殖细胞肿瘤，囊肿常见于此。

淋巴结结核：
- 淋巴结结核：一般有干酪样坏死，朗汉斯巨细胞（抗酸、PCR 阳性）
- 结节病：坏死少，可有凝固性坏死，有星状体和绍曼小体，结节大小规则

鉴别诊断困难时，首先报告为可疑结核。

上皮样细胞内有大量溶酶体——比神经内分泌颗粒大，不规则；浆细胞内粗面内质网多。

1. 胸腺瘤　淋巴细胞、上皮细胞均应存在，只是多少问题，有复发和转移可能性，常合并重症肌无力（30%~10%）。

新的 WHO 分类：

（1）A 型胸腺瘤：少见类型，梭形上皮和卵圆形为主（细胞核无异型性，无核仁，细胞排列呈实片状，车辐状或腺样、肾小球样、内有管腔的菊形团、囊腔结构），淋巴细胞很少，甚至看不到。局灶上皮可以表达 CD20。良性肿瘤，预后良好，5 年生存率 100%。

（2）AB 型胸腺瘤：该型最常见。具有 A 型胸腺瘤成分和富于淋巴细胞的 B 型胸腺瘤（细胞比 B_1 和 B_2 型瘤细胞的核小，染色质分散，核仁不明显）两种形态，二者比例多少不一，淋巴细胞比 B_1 型少。良性肿瘤，5 年生存率 80%~100%。

（3）B 型胸腺瘤：分为 B_1、B_2、B_3三种。

B_1：罕见类型。皮质内未成熟淋巴细胞（TDT^+，$CD99^+$）明显增多，多于上皮细胞，上皮细胞为小圆形、卵圆形，核仁不明显。组织学与正常胸腺难以区分（量的差异：前者皮质区增大，髓质区变小，很少胸腺小体）。又被称为富于淋巴细胞的皮质优势型胸腺瘤。上皮性肿瘤细胞不明显，核淡染，有小核仁，偶见大核仁。比 A、AB 型侵袭性略强，10 年生存率约 90%，复发率低于 10%。

B_2：占 20%~40%。小叶状，类似于 B_1 型胸腺瘤的结构（类似正常胸腺皮质的小叶结构），但上皮细胞增多，其核增大呈空泡状，有突出的核仁。上皮细胞形成疏松网状结构，围绕血管周围间隙或沿间隔呈栅栏状排列，可融合成片（相对较少，但 B_3 型则实片状常

见)，髓质岛成分比 B_1 型少；未成熟淋巴细胞数量常常超过肿瘤性上皮细胞，若出现淋巴滤泡，常伴有重症肌无力。上皮细胞不表达 CD5 和 EMA。是一种中度恶性肿瘤，比 B_1 型恶性潜能高，但比 B_3 型侵袭力弱。约 15% 不能手术切除，转移率高达 10% 。10 年生存率 50%～100% 。

B_3：占 7%～25% 。瘤细胞呈小叶状，上皮细胞成片或表皮样结构（但无细胞间桥，有细胞间桥提示鳞状细胞)，上皮内未成熟淋巴细胞稀少，但存在；上皮细胞比 B_2 型细胞稍小，常有核沟，核仁不及 B_2 型明显，肿瘤细胞常围绕血管周围或沿间隔呈栅栏状排列，髓质岛缺乏。上皮细胞可表达 CD5（包膜不着色)，但局灶性表达 EMA 是区别于 B_2 型胸腺瘤的一个特点。是一中度恶性肿瘤，具有侵袭性行为，局部复发 15% ，远处转移 20% ，10 年生存率 50%～70% 。

（4）特殊类型胸腺瘤：伴有淋巴样间质的微结节型胸腺瘤（一致的结节状上皮岛）和化生型胸腺瘤（常表现为鳞状细胞特征或漩涡状结构，空泡状核，卵圆或梭形形态，梭形细胞常见车辐状生长结构)、微小胸腺瘤（肉眼无肿块，镜下见上皮岛，其内基本无淋巴细胞)、硬化性胸腺瘤（间质有丰富的胶原）和脂肪纤维瘤。预后均好。

2．胸腺癌　鳞癌（表达 CD5、CD70 和 CD117)、基底细胞样癌（表达 EMA、CD5)、黏液表皮样癌、淋巴上皮瘤样癌［EB（+)，bcl-2（+)］、肉瘤样癌、透明细胞癌、乳头状和非乳头状腺癌、神经内分泌癌、移行细胞癌、未分化癌等。

3．胸腺囊肿　有带上皮的囊壁（立方状)，外有淋巴、脂肪、胸腺小体。

4．表皮样囊肿　皮样囊肿（有皮肤附属器)。

5．囊性畸胎瘤（出现 2 个以上胚层，如鳞状上皮、支气管上皮）

畸胎瘤：(若出现神经、脑组织，需特别注明其有潜在恶性）易转移。

6．非成熟性畸胎瘤　相当于恶性畸胎瘤（原始神经管对于诊断该瘤非常重要，甚至是必需的，还可见到不成熟的软骨和腺体)。

7．生殖细胞瘤　似成巢，不成巢，松散，有较多淋巴细胞浸润，细胞大小形状比较规则，部分胞浆可以透明，有的细胞可以很大，异型性明显，可称间变性生殖细胞瘤。

8．节细胞瘤　节细胞可以出现双核，有清楚的仁，胞浆丰富（略嗜碱性)，细胞多角形。

真菊形团，中间为空腔；神经母细胞瘤可形成假菊形团，若出现典型的节细胞，可叫节细胞神经母细胞瘤。

淋巴管中没有红细胞，其内皮形态与血管内皮一样（LM，光镜)，EM（电镜）下血管内皮有 W-P 小体，IHC：FⅧ［血管内皮（+)，淋巴管（-)］，D2-40［血管内皮（-)，淋巴管（+)］；间质淋巴细胞多可作为淋巴管之旁证。

第3章　泌尿及男性生殖系统

第1节　肾穿刺活检诊断肾炎性疾病

一、肾脏的解剖学、组织学及超微结构

（一）解剖学

1. 外观　正常肾表面光滑，脂肪囊易剥离。左肾较细长，右肾较宽短。有上下两个极、前后两面、内外两缘，上极宽而薄，下极窄而厚。

2. 切面　肾实质分为皮质和髓质，皮质、髓质界限清楚，皮质位于肾实质的表层，约占肾实质的外1/3，可见密布的细小颗粒，呈红褐色。髓质位于肾实质的内层，占肾实质的内2/3，呈暗红色。

（二）组织学及超微结构

滤过膜包括内皮、基膜（BM）、上皮细胞三层结构；正常蛋白多带负电荷，而滤过膜亦带负电荷，故正常情况下滤过液中不会有蛋白物质。

1. 肾小球　肾小球由中央的毛细血管球和包绕其外面的肾小囊组成，直径150～250μm。

（1）肾小球毛细血管壁的结构由内皮细胞、基膜和上皮细胞组成。内皮细胞位于毛细血管的系膜侧，环绕于毛细血管基膜内侧，与系膜细胞相邻，光镜下呈扁平梭形、偏小，其核深染、豆点状；1个内皮细胞/1个毛细血管腔，>1个为增生；电镜下见内皮细胞含有少数线粒体、高尔基复合体、内质网、溶酶体及吞噬泡，胞体有大量环形小孔，称为窗孔，窗孔与基膜间有一薄层带负电荷的唾液酸糖蛋白，可阻止大分子物质通过。基膜（basement membrane，BM）分三层，内、外侧为疏松层，中间为致密层；“脏层”上皮细胞（足细胞）：位于BM的外侧，细胞的核较大、圆、染色淡，有许多足突，分为Ⅰ、Ⅱ、Ⅲ级（通常所说的足突，附于BM外侧），足突之间的裂隙称为裂孔。

（2）系膜：肾小球系膜位于肾小球毛细血管之间，起支撑作用。系膜与足细胞的交界处称为副系膜区。系膜细胞位于系膜区，核小而圆，染色深，电镜下呈星形，表面有突起，生长活跃时呈不规则形，胞质内有发育完好的高尔基复合体、内质网和核糖体，且有较多的微管和微丝，易见吞噬泡和溶酶体；正常系膜区面积婴幼儿占肾小球切面的6.2%，中老年人可达10.4%；一个系膜区通常不超过三个系膜细胞。系膜的主要功能：①支持和保护作用；②吞噬和清除功能；③收缩功能；④参与BM更新；⑤内分泌功能；⑥产生多种细胞因子；⑦具有特殊抗原。

（3）肾小囊：又称Bowman囊，是近端小管的盲端扩大并内陷构成的球状囊。肾小囊外层称为壁层，由基底膜和壁层上皮细胞组成，正常壁层上皮细胞呈扁平状。

2. 肾小管

（1）近曲小管：电镜下，细胞核位于基底部，腔面有细长的微绒毛，形成光镜下的刷状缘。

（2）远曲小管：细胞核位于近腔面，游离面无刷状缘。电镜下，腔面有短而均匀的微绒毛，细胞基底内褶之间的胞质内有大量纵行的线粒体。

（3）髓袢：细胞扁平，结构简单，无刷状缘，光镜下与小血管的内皮细胞不易区别。

（4）集合管（原则上不属于肾单位，发育上来源于输尿管芽）：腔大，核位于细胞中央，电镜下可见明细胞和暗细胞，明细胞是主要细胞，遍布集合管全长，暗细胞主要位于皮质。通过免疫组化可鉴别插入细胞（嫌色细胞和嗜酸性细胞）和非插入细胞。

3. 肾小球旁器　又称肾小球旁复合体，由球旁细胞、球外系膜细胞、极周细胞及致密斑组成。球旁细胞分泌肾素。巴特综合征为球旁细胞增生所致。

4. 肾间质　填充于肾单位和集合管之间，由细胞、纤维和基质组成。

二、肾脏穿刺的病理相关知识

（一）肾穿刺活检概况与意义

完整资料：需做HE切片光镜观察、免疫荧光检查、特殊染色和电镜（EM）检查。

意义：①作出正确的诊断，明确肾脏疾病的病理变化和病理类型；②指导治疗；③判断预后；④探索疾病发展规律；⑤进行病因和发病机制研究；⑥发现新的肾脏疾病类型。

（二）肾活检标本的处理及病理检查方法

1. 取材　皮质端一小部分做电镜检查，相接一小部分做免疫荧光，其余部分做光镜检查。

2. 处理

（1）光镜：①10%中性福尔马林固定；②石蜡包埋后制成2～3μm薄切片；③染色：常规HE，特殊染色PAS（显示基膜及系膜基质）、Masson（显示免疫复合物）、六胺银（显示基膜、系膜基质及Ⅳ型胶原）。PAS：染系膜基质好；Masson：染纤维素样坏死区；六胺银染色显示基膜。

（2）免疫荧光：①不固定；②冷冻切片；③荧光染色：IgG、IgA、IgM、C3、C4、C1q、FRA、HBsAg、HBcAg、HCV、κ和λ轻链蛋白等。

（3）电镜：3%戊二醛即时固定，4℃条件下保存。免疫复合物由大分子量到小分子量依次沉积于系膜区、内皮下、基底膜内、上皮下。有的肾疾病必须通过电镜方可确诊或证实，如Alport综合征、薄基底膜性肾病、甲髌综合征、MCD、Ⅲ型胶原病等。

（三）肾活检病理检查的常见病变

1. 观察的方面　肾小球疾病、肾小管疾病、肾间质疾病和肾血管疾病。

2. 病变范围　弥漫性（diffuse，受累肾小球≥50%）；局限性（focal，受累肾小球<50%）；球性病变（globed，病变累及肾小球毛细血管丛50%以上）；节段性病变（segmented，病变累及肾小球毛细血管丛少于50%）。

3. 病变表现

（1）细胞增多：肾小球内固有细胞数目增多（肾小球内皮细胞、系膜细胞和足细胞，正常为60±10个/小球)。

(2)渗出:主要指白细胞,正常≤6个/小球。

(3)增生:以BM为界(内、外),内皮细胞、系膜细胞、系膜基质增生,足细胞增生。

(4)硬化:系膜结节状硬化——多种特殊蛋白沉积或系膜基质过度增生;球性硬化——萎缩、变小,分为增生性硬化和缺血性硬化。

(5)纤维化:大量胶原纤维,肾小囊基底膜周围出现宽厚的胶原纤维称肾小球周围纤维化。

(6)纤维素样变性(坏死)与纤维化鉴别(表3-1)。

表3-1 肾活检纤维素样变性与纤维化鉴别

鉴别	纤维素样变性	纤维化
PAS	深红色	浅蓝色
Masson	亮红色	绿色(淡蓝色)
六胺银	阴性	棕黑色

(四)基本病变

1. 肾小球体积

(1)增大:×40倍看不全一个小球,见于急性肾小球肾炎等。

(2)缩小:慢性肾小球肾炎的后期,硬化型肾小球肾炎。

2. 细胞数目增多。

3. 毛细血管腔变化

异常扩张:血管瘤样扩张。

异常缩小:“白金耳”。

闭塞:妊娠毒血症患者常出现。

4. 毛细血管坏死。

5. 毛细血管腔内容物　正常没有单核细胞。

6. 毛细血管壁的变化　BM变化引起毛细血管壁增厚。

(1)BM均质性增厚(致密增厚,致密层分裂、分层,内外疏松层增厚——移植肾)。

(2)BM双层化(双轨,见于膜增殖性肾小球肾炎):不伴有细胞插入,一般为免疫复合物沉积引起的反应;伴有细胞插入,一般为系膜细胞插入。

(3)BM非均质性增厚:上皮下沉积物(①驼峰-巨块型Masson染红,见于急性链球菌感染后的肾小球肾炎;②伴有钉突形成,即BM反应增生之间为免疫复合性,HE不着色,Masson可染,呈梳状,多见于膜性肾小球肾炎)。

(4)内皮下沉积物:基底膜非均质增厚致血管管腔狭窄,呈白金耳样(Wire-Loop)改变:常见于SLE;鉴别诊断:致密沉积物性肾小球肾炎。

BM的其他病变:

BM菲薄:见于薄基底膜肾病,Alport syndrome(遗传性肾炎);BM断裂、分层:表现为BM中断、溶解，见于伴有新月体形成的各种肾小球疾病。

7. 肾小球毛细血管壁其他成分的变化

(1) 上皮细胞：LM：增生；EM：足突融合、变平、消失（只要有蛋白尿，就有足突的改变），微绒毛大量出现（足突绒毛化），浆内空泡形成（空泡化），浆内凝集，包涵物。

(2) 内皮细胞：内皮细胞增生：≥2/1个腔面（3μm厚）。

8. 系膜的变化

(1) 系膜变宽，不伴有细胞增生。

(2) 系膜变宽伴有细胞增生。

(3) 系膜内沉积物：两个以上的不同地方出现沉积物——多发性沉积物（也是SLE的特点之一）。

淀粉样物质在电镜（EM）下表现为杂乱的微丝、细丝；刚果红染色在偏光下为苹果绿色。淀粉样物质多沉积在系膜内（系膜增宽）、毛细血管基膜、肾小管基膜及小动脉壁，也可在上皮下诱发基膜睫毛状增生。

9. 肾小球囊的变化　壁层上皮细胞正常时看不见，一旦看到则为增生。

(1) 新月体形成

1) 壁层上皮增生、单核细胞浸润，纤维细胞增生达两层以上。

2) 新月体体积占肾小囊50%以上为大新月体，新月体体积占肾小囊50%以下为小新月体。

细胞型新月体⟶细胞纤维性新月体⟶纤维性或硬化性。

(2) 球囊粘连：肾小球毛细血管袢部分或全部与肾小囊基底膜融合。

10. 肾小球球性硬化

(1) 增生性硬化：系膜基质增多，硬化部分占肾小球的50%以上。

(2) 缺血性硬化：肾小球毛细血管壁缺血性皱缩，无系膜基质增多。

11. 异常物质出现　各种沉积物、淀粉样物质、苏木素小体——SLE、病毒颗粒。

12. 肾小管组织学病变

上皮细胞空泡变性：①细小：蛋白尿；②粗大：低血钾、糖尿病。

玻璃样小滴：吞噬蛋白形成。

多核巨细胞样：肾移植后、骨髓瘤管型肾病。

上皮细胞刷状缘脱落：属于急性肾小管损伤。

急性肾小管坏死：急性肾缺血和毒物损伤，表现为上皮细胞重度空泡和颗粒变性、细胞崩解、细胞碎屑阻塞管腔、裸基底膜形成。

13. 肾间质的病变　常见水肿、炎细胞浸润、肉芽肿、纤维化、肿瘤细胞浸润。

14. 肾血管的病变　细动脉硬化和玻璃样变性、小动脉硬化、小动脉内膜葱皮样增厚、纤维素样坏死、小动脉瘤、血栓等。

(五) 具体肾脏疾病

仅举三个疾病为例，其他参见专著。

1. 微小病变性肾病（minimal change glomerulopathy）

同义词：类脂性肾病，特发肾病综合征：上皮细胞病、儿童肾病、足突病。

发病率：多见于儿童，发病高峰2~6岁；男女之比为（2.5~3）∶1。

临床特点：
- 儿童肾病综合征最常见的病变
- 可有镜下血尿，罕见肉眼血尿
- 高血压少见
- 大量蛋白尿尿蛋白≥3.5g/24h

病理变化：

（1）LM（光镜）

1）肾小球形态基本正常。

2）上皮细胞肿胀。

3）"尿腔"：肾小球囊和肾小管内可有大量蛋白样物质。

4）PAS血管壁无异常，Masson染色无嗜复红物质。

5）小管上皮可见颗粒、滴状、空泡、脂肪变性，甚至上皮刷状缘脱落。

6）间质常见水肿。

7）可表现局灶阶段系膜基质轻度增多，轻度增宽。

（2）IF（免疫荧光）：一般阴性。

（3）EM（电镜）

1）上皮细胞异常：足突弥漫融合、变平，足突绒毛化、空泡化。

2）基底无异常变化。

3）无任何异常物质沉积。

预后：预后好，给予激素治疗，患者可完全恢复。

2．膜性肾病

（1）同义词：膜性肾小球肾炎、上皮膜性肾小球肾炎、周性肾小球肾炎。

（2）发病率：各年龄均可出现，多见于45~65岁，男女之比2∶1。

（3）病因和发病机制。

（4）外源性：血液中循环复合物的存在表现为量少、体小。

（5）内源性：原位免疫复合物的形成。

（6）IgG4等低亲和力抗体与抗原形成的免疫复合物在内皮下解聚，在上皮下再聚合。

临床表现：

1）成人肾病综合征：三高一低。

2）一般无肉眼血尿。

3）早期血压不变，晚期血压升高。

4）常伴有肾血栓形成，区别于微小病变肾病。

（7）病理变化

LM：

1）病变肾小球弥漫性分布。

2）毛细血管壁弥漫均匀一致性增厚，但管腔不狭窄（复合物沉积于BM外侧）。

3）PAS染色：基膜增厚，BM外侧出现免疫复合物或钉突。

4）Masson 示 BM 外侧嗜复红物质沉积。

5）晚期出现肾小球硬化、纤维化。

IF：IgG 和 C3 沿毛细血管壁细颗粒状沉积。

EM：

1）上皮下不同程度的电子致密物沉积。

2）钉突形成。

3）BM 下呈虫蚀状。

病理分期：

Ⅰ期：有时光镜下可见上皮下有少量嗜复红蛋白沉积，在 EM 下见到球形复合物。

Ⅱ期：基膜有钉突形成，光镜下可见。

Ⅲ期：基膜形成双轨或连环状结构。

Ⅳ期：少量嗜复红蛋白沉积或球形和节段性硬化。

鉴别诊断：

1）微小病变肾病（与Ⅰ期在 LM 难以区别，IF、EM 易区分）。

2）膜增殖性肾小球肾炎（以内皮下复合物沉积为主）与Ⅱ、Ⅲ期鉴别（钉突形成，无系膜增生，无双层结构，无内皮下沉积物）。

3. 新月体性肾小球肾炎

（1）同义词：毛细血管外增生性肾小球肾炎、急进性肾炎、恶性肾炎。

（2）发病率：1973 年肾病的发病率为 8.2%，1976 年肾病的发病率为 3.6%，任何年龄均可发生，多见于青壮年和儿童。

（3）发病机制

Ⅰ期属于抗基膜抗体性肾小球肾炎。

Ⅱ期属于免疫复合物介导性肾小球肾炎。

Ⅲ期属于 ANCA 相关性肾小球肾炎。

（4）临床表现

1）60% 以上为急性肾病综合征。

2）40% 表现为少尿、无尿。

3）30% 表现为肉眼血尿。

4）24% 表现为高血压。

5）实验室检查：尿 C3、球蛋白、溶菌酶（+），血中循环复合物、抗 BM 抗体（+）等。

（5）病理变化

LM：

1）壁层上皮增生，大于 50% 的肾小球有新月体形成。

2）细胞性新月体—细胞纤维性新月体—纤维性新月体每隔一周依次形成。

3）肾小球毛细血管袢严重破坏，早期见节段性纤维素样坏死，后期见基底膜断裂。

4）肾小管病变明显（小管萎缩），间质有大量淋巴细胞浸润。

IF：

1）Ⅰ型抗基膜型：IgG 和 C3 沿毛细血管线形沉积。

2）Ⅱ型免疫复合物型：IgG、C3 和 C1q 以不同组合沉积于肾小球不同部位。

3）Ⅲ型寡免疫复合物型：均阴性。

EM：毛细血管袢严重损伤和断裂，新月体形成，早期球囊上皮增生，电子致密性物质在内皮下出现，也可在系膜内出现，也可于基膜内出现（球囊内出现纤维蛋白物质及壁层上皮增生）。

任何肾小球肾炎均可发展成为新月体型肾炎。

（6）诊断与鉴别诊断

新月体型肾炎必须具备：①所形成的新月体数要超过 50%；②新月体必须是大新月体。

Cameron 提出：诊断此病必须具备三个条件：

1）所形成的新月体数要超过 60%。

2）增生的壁层细胞三层以上。

3）占表面积的 60%。

（肾穿标本一定要 10 个肾小球以上才能诊断）。

（7）预后：绝大多数预后不佳。

Habib 报道：80% 不好，5 年后 90%～100% 的患者死亡。

Zollinger 报道：5 年生存率 25%，75% 均死于尿毒症。

第 2 节　肾脏肿瘤性病变

一、肾肿瘤的鉴别

肾脏的腺瘤和癌有时鉴别很困难：腺瘤一般较小，边界清楚（表 3-2）。

表 3-2　肾嗜酸性腺瘤与肾癌的鉴别

	嗜酸性腺瘤	肾癌（透明细胞癌）
大体	界限清楚	不清楚
	中心有瘢痕	无
	切面为黄褐色	黄色
	出血、坏死少见	常见
镜下	单纯嗜酸性细胞组成	嗜酸性细胞和透明细胞
	无间变形态	可有
	无坏死	有
	无核分裂	有
	核仁不明显	可有
	无透明细胞	灶状存在
	无乳头结构	可有乳头结构

二、几种常见的肾脏腺瘤

1. 嗜酸性腺瘤　大体上常见肿瘤中央的星状瘢痕。

2. 肾乳头状腺瘤　直径小于0.5cm的肾乳头状病变。在尸检中常偶然发现。

3. 后肾性腺瘤　临床发病年龄5～83岁，半数以上有钙化，部分有高血压，女性多见，男女之比为1∶4；肿瘤最大直径15cm，最小0.3cm，平均5.5cm，多数无包膜，但与周围界限清楚，钙化——肿瘤中心部结节状钙化；镜下可呈：①小腺泡状结构（组织腺泡周有基膜包绕，细胞表现为浆少、核排列较密，常重叠）；②管状结构（长条状、分支状、管状）；③乳头状结构（明确血管轴心的乳头状，乳头状息肉样）；④肾小球样结构（分化好）；⑤花蕾样（分化差）；⑥微囊结构（局灶），常伴有钙化、沙粒体、骨化、坏死、出血，间质稀疏、玻璃样变（二者分布不均）。电镜下在小腺泡周围可见基膜，细胞间见连接，腔缘有微绒毛。免疫组化Keratin（+）、Vimentin（+）、Leu-7（+），而EMA、Syn、Desmin、GFAP均（-）。随诊该肿瘤无复发及转移的出现。

鉴别诊断：肾的普通腺瘤，成人分化型肾母细胞。

4. 囊性肾瘤　又称为成人分化型肾母细胞瘤，是一种良性肿瘤。

（1）呈囊性结构，可见小管性上皮成分和梭形的间叶成分。

（2）小管内衬上皮可为扁平型细胞、立方状细胞和鞋钉样细胞（后者具有重要的诊断价值）。

（3）间叶成分为良性的梭形细胞。

5. 错构瘤

（1）间质成分 }比例相等
（2）上皮成分 }

三、肾脏恶性肿瘤的诊断要点

1. 透明细胞癌　大体位于皮质、境界清楚、金黄色（golden yellow）为主，伴多彩状（因常见出血和坏死）。镜下透明细胞较小且一致，呈巢、片状，可为腺泡状和肉瘤变（根据细胞核的大小、异型性，Fuhrman核分级共四个等级），有纤细的血管网，免疫组化成双相表达（AE1/AE3，Vimentin均阳性），且表达CD10（近曲小管标记），不表达CK34βE12（表达在集合管和移行上皮细胞）。

2. 嫌色细胞癌　起源于集合管的插入细胞，界限清楚的球形占位，大体呈均匀一致的淡棕色或橙黄色。镜下细胞呈实片状为主，局灶腺管状，血管壁较透明细胞明显增厚且透明变性，细胞比透明细胞癌细胞明显增大，胞浆透明（不同于透明细胞，略显云雾状，对应于电镜下的大量囊泡状结构）或嗜酸性变，细胞膜非常明显（类似于含有细胞壁的植物细胞外观）。特殊染色，胶体铁阳性（亮绿色，正常肾组织做对照，后者的肾小球阳性而肾小管上皮阴性），免疫组化CK7和CD117阳性而Vimentin阴性。

3. 集合管癌　起源于肾髓质集合管的非插入细胞。肿瘤位于肾髓质，灰白色，界限不清，出血、坏死常见。镜下常为纤维化背景，小管及小管乳头结构（非常不规则，见棱见角），癌性间质反应显著，高级别核，分裂象常见，可有细胞浆内的黏液存在。免疫组化表达高低分子量角蛋白，CK34βE12和CK7阳性，还可表达UEA和CEA，CD10和Vimentin阴性。

4. 乳头状肾癌（直径在0.5cm以上） 皮层占位，界限清楚，有纤维性假包膜，可有出血坏死。镜下为乳头状伴纤维血管轴心，根据细胞形态和结构分为两型，Ⅰ型（单层细胞被覆乳头表面，核级别低）和Ⅱ型（被覆乳头细胞呈假复层，细胞核级别高）。免疫组化：CK34βE12阴性，低分子角蛋白阳性，Ⅰ型大部分表达CK7（近90%），Ⅱ型少部分表达CK7（1/5）。

5. 黏液小管和梭形细胞肾癌 大体上均匀一致，粉色常见，可表现为灰白色和棕色。镜下表现为在细胞外黏液背景下的小管和梭形上皮细胞混合存在。免疫组化呈双相表达。大部分可手术切除治愈。

6. 囊性肾癌 大体界限清楚，呈多房或单房囊性，囊液为浆液性或血性，镜下为立方状、扁平或肥胖上皮细胞，常可见小片状1级核的透明细胞癌的区域。手术切除可治愈。

7. 与染色体XP11.2异位/TFE3融合基因相关的肾癌 兼有嫌色细胞癌和Ⅱ型乳头状癌的形态学特点，但免疫组化却呈双相表达，部分可不表达上皮性标记；还表达融合基因产物（TFE3融合基因蛋白）。

8. 肾髓质癌 位于肾髓质，边界不清，肿瘤呈实片状，癌性间质反应显著。瘤细胞大，核异型、核仁明显，细胞间中性粒细胞、淋巴细胞浸润多见。免疫组化不表达CK34βE12等高分子量角蛋白，表达AE1/AE3，部分表达EMA和CEA。

9. 恶性横纹肌样瘤 多为婴幼儿发病，预后极差；1978年首先被人描述，被视为肾母细胞瘤的亚型。1981年将其从肾母细胞瘤中独立出来，以后陆续有肾外病变的报道，如肝、脑、膀胱、子宫、软组织……电镜和免疫组化等深入研究：该肿瘤只是一种形态表型，不是一类独立的特定起源或分化的肿瘤。

光镜：呈实性，梁索状；细胞大，胞浆丰富，核空，核仁明显，胞浆中有粉染的丝团状物。

免疫组化：绝大多数瘤细胞Vimentin（++）/Keratin（+）、EMA（+），肌源性标记（-）。

电镜：核旁漩涡状中间丝，细胞连接处可见原始的中等发育的桥粒；无肌丝。

有资料显示该肿瘤的中位年龄12个月，患者大于5岁时诊断该肿瘤应该慎重；有研究认为年龄大于5岁，肌源性、神经源性标记常阳性——为假横纹肌样瘤，预后要好得多。

鉴别诊断：上皮样滑膜肉瘤、横纹肌肉瘤、恶性神经鞘瘤、肉瘤（表3-3）。

表3-3 上皮样肉瘤与恶性横纹肌样瘤鉴别诊断

	上皮样肉瘤	恶性横纹肌样瘤
部位	多在肢体远端	倾向肢体近端，躯体中轴部位
年龄高峰	青年，一般大于10岁	小于5岁，婴幼儿
生长方式	清晰结节状，外周较多淋巴细胞	浸润性生长
细胞类型	上皮样+梭形细胞	单一圆形、多边形细胞
生物学行为	复发，预后好，病程长	临床过程短，预后差

10. 肾母细胞瘤　婴幼儿发病，具有幼稚的肾小球样结构、肾小管成分，并见幼稚的间叶组织。

第 3 节　肾盂、输尿管、膀胱及尿道的肿瘤与非肿瘤性病变

一、肾盂、输尿管和膀胱组织学

它们表面被覆的均为移行上皮细胞，特点是表层为盖细胞，在器官充盈和收缩时其形态有变化（从卵圆形到梭形）；移行上皮细胞免疫组化表达 CK20 和 CK34βE12。

二、移行细胞癌（又称尿路上皮癌）

大体类型如下：

1. 绒毛乳头型（有蒂），苔状型（无蒂）。
2. 分叶结节型。
3. 扁平型（非乳头、非浸润型）。
4. 浅表浸润型。
5. 浸润型（结节浸润，弥漫浸润）。

组织学上主要分为非浸润性（包括低级别和高级别）和浸润性癌。

注：剥脱性膀胱炎：是一种高级别的原位癌（细胞层数较少），细胞黏附性差，尿里癌细胞多，临床往往无肿块。

膀胱可有嗜铬细胞瘤，其与常见的移行细胞癌有时鉴别困难（表 3-4）。

表 3-4　嗜铬细胞瘤与移行细胞癌鉴别

	嗜铬细胞瘤	移行细胞癌
临床表现	解小便时出现头晕、血压高	肉眼或镜下血尿
组织结构	片块状，假乳头	乳头结构
血窦	(+)	(-)
细胞形状	细胞多形：多边形或梭形	形状较一致
胞浆颗粒	浆宽，含有嗜酸性或嗜碱颗粒	(-)
电镜下神经内分泌颗粒	两种分泌颗粒	(-)
NSE，嗜铬染色	(+)	(-)

注：出现瘤细胞围血管，血管周围见玻璃样变的无细胞区的肿瘤有：

1. 中枢神经系统的室管膜瘤和星形母细胞瘤。
2. 嗜铬细胞瘤。

三、尿道组织学及其恶性肿瘤

女性尿道：2.5～4cm，近端 1/3 为移行上皮，远端 2/3 为复层鳞状上皮，局部见假复

层柱状上皮；相关腺体：尿道旁腺。

男性尿道：15～20cm。前列腺部：移行上皮；腹部：假复层柱状；海绵体部：近段为假复层柱状，远段为非角化鳞状上皮；相关腺体：前列腺、尿道球腺（Comper 腺）、黏膜下尿道球腺。

女性尿道：①鳞癌（最多见）；②移行细胞癌；③腺癌［透明细胞癌 CA125（+）］，印戒细胞癌，黏液腺癌。

男性尿道：①鳞癌（75%）；②前列腺癌；③腺癌。

尿道癌分期：

0 期：原位癌；1 期：浸润固有膜；2 期：浸润海绵体或前列腺；3 期：浸出包膜；4 期：出现远处转移。

第 4 节　男性生殖系统

一、前列腺及其肿瘤性病变

前列腺常见癌为腺癌（乳头、大腺泡、小腺泡、筛状、实性、小梁、印戒、脂质分泌性）(97%)；分化：高（乳头、腺管）、中（筛状乳头腺管）、低（主要为实性、少腺管结构）、未（实性，无腺结构）。根据腺体的结构特点和肿瘤细胞的形态，可进行前列腺 Gleason 分级（分为两种成分，各自按从高到低分为 1～5 分，只要二者的分数和一致，则提示预后相当，不必考虑二者的数量）。

常见部位：后叶（1/2～3/4），包膜下外带（同增生症相反）；侧、前、中叶极少。形态：组织结构紊乱，腺体大小不等，小腺泡、筛状、单个腺体，乳头应注意与脑回状腺体区分。

细胞异型性：单层、核大深染、极向乱，分裂象少。

浸润现象：神经、骨骼肌、纤维间质（血管少）。

鉴别：增生、萎缩、化生、肉芽肿、精囊上皮。

组化：AB（pH 2.5）：正常腺腔（-），癌腔内（+）；氨基肽酶：增生症活性强，癌时活性弱。

免疫组化：转移癌有意义：PSA：正常和癌时表达程度不一，不可靠；PAP（酸性磷酸酶）：正常，高分化癌时上升，低、未分化时下降；高分子 Keratin（CK34βE12）和 P63 表达在正常基底细胞（++），浸润癌时基底细胞缺乏，因此（-），但大部分细胞表达 P504；Laminin、Ⅳ型胶原均可染基膜物质，用于鉴定有无浸润。注意：P504 在高分化癌时可出现假阴性，精囊上皮则可出现假阳性（穿刺时要特别注意，因其细胞中含有脂褐素可帮助诊断）。

精囊腺是单层上皮，细胞中含有脂褐素，细胞易出现大细胞、异型细胞（退变所致）；精囊腺癌表现为：腺体大小不等，杂乱无章的排列，出现共壁现象（表 3-5）。

表3-5　前列腺腺病与前列腺癌的鉴别

前列腺腺病	前列腺癌
小叶结构	可能是浸润性或无定型
聚集大小腺体混合	可能是单纯聚集的小腺体
无大核仁（2mm）	偶见大核仁
小腺体胞浆和核的改变	小腺体不同于周围大腺体改变
与周围混合的大的良性腺体相同	可见嗜酸性颗粒状物
腺腔中层状淀粉样物常见	
淡染透亮胞浆	可能有无定形胞浆

前列腺重度不典型增生和原位癌时，基膜有断裂现象。前列腺不典型小腺体增生表现为单层小腺体（无基底细胞），核仁不明显，无异型性。

二、睾丸非肿瘤性病变和肿瘤性病变

（一）睾丸的非肿瘤性病变

非肿瘤性病变中最受关注的为不育症。男性不育症的睾丸病理学诊断（不孕症，女性原因占40%，男性原因40%，共同原因占20%）如下：

1．精子生成减少（hypospermatogenesis）　曲细精管内存在各种类型的精子细胞，但数目减少。其他改变包括睾丸被膜增厚伴胶原沉积、间质纤维化，部分曲细精管完全硬化，部分原始生殖细胞在腔内呈无结构样堆积。精子生成减少是比较常见的诊断，但并不是病因诊断。这些改变可发生在精索静脉曲张，也可见于毒物作用、过度潮热、甲状腺功能减退等。

2．精子成熟障碍（maturation arrest）　没有细长的成熟精子生成，精子发育停留在某一阶段。精子成熟障碍的病因可类似于精子生成减少，也可继发于青春期后雄激素不足，或经过化疗或放疗的患者。曲细精管直径变小，睾丸被膜经常不增厚，没有异常的间质细胞。要结合精液分析结果。

3．精子细胞发育不全（germinal cell aplasia；del Castillo syndrome，sertoli cell only syndrome）　精子缺乏，但血浆睾酮水平正常，血FSH却高于正常。曲细精管直径变小，其内毫无例外的衬覆青春期后的支持细胞（胞浆丰富，有核仁明显，细胞极向是垂直于曲细精管的基膜），无任何阶段的精子细胞出现。若大部分形态为上述形态，但可见部分精原细胞，可称为精子细胞发育不良。

4．伴有基因异常的睾丸改变　基因型为47, XXY；睾丸在出生时正常，随着时间推移出现小管内精子细胞减少，某些曲细精管在青春期前仅剩下支持细胞了。

5．曲细精管硬化伴间质纤维化　表现为全部小管硬化和间质纤维化，且一般看不到睾丸的间质细胞（leydig cell）。常见于慢性睾丸炎、睾丸缺血、继发性雄激素不足或其他一些不明原因的情况。

6．外流管道的梗阻　睾丸活检正常，但精液分析却发现无精子。

7. 青春期前雄激素缺乏 曲细精管变小，缺乏腔隙，含较多支持细胞和数量不等的精原细胞（后者位于基膜内侧，核大，透亮的细胞浆），间质结缔组织疏松，基本看不到间质细胞。临床可用联合激素治疗（雄激素+LH，FSH）。

8. 青春期后雄激素缺乏 继发于腺垂体损伤，或雌激素或雄激素水平过高。曲细精管壁进行性增厚伴纤维化，间质细胞萎缩和消失，间质纤维化，精子细胞成熟障碍。

（二）睾丸的肿瘤性病变

睾丸的肿瘤性病变包括精原细胞瘤、支持细胞瘤、间质细胞瘤、腺瘤样瘤等。

第 4 章　淋巴造血组织病理诊断

在淋巴组织疾病的诊断中，鉴别良恶性是诊断的关键，一是因为它涉及患者被误诊、误治或被延误诊治，二是淋巴结良恶性病变组织学有时非常接近，甚至有重叠和交叉，对于普通病理医师来说，淋巴结早期病变和不典型病变的病理诊断可能是一生中不可逾越的鸿沟。本章的一些提示性文字，可能为基层医师或大医院的低年资医师提供一些诊断思路。

第 1 节　淋巴结正常组织学和免疫表型

一、正常淋巴结的大体情况和分布

淋巴结是淋巴系统主要的外周淋巴器官之一，呈卵圆形或咖啡豆样外观，正常大小长径从 2～20mm 不等，一般情况下在体表无法触及。正常淋巴结切面呈灰粉色，质地软，形态均一，镜下由致密的淋巴组织构成。淋巴结常呈簇或呈串分布于身体的“战略”要害部位。

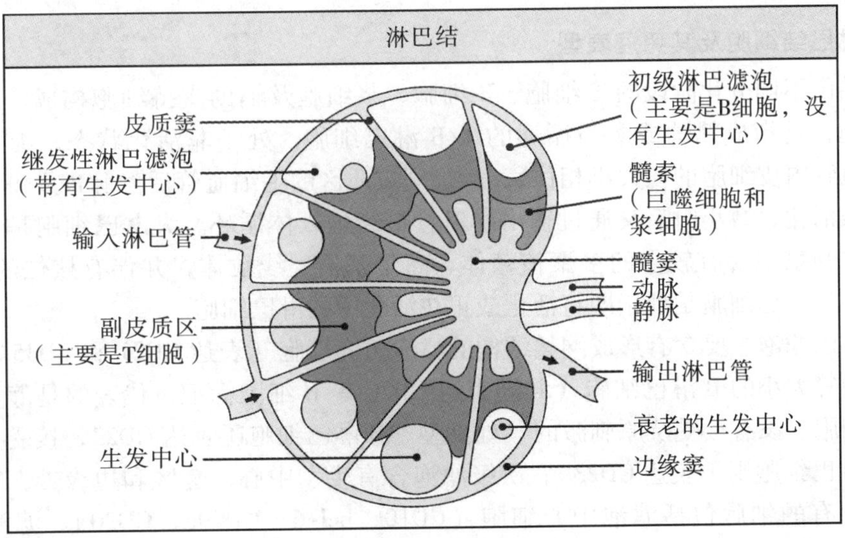

图 4-1　淋巴结结构模式图

二、淋巴结的组织结构

淋巴结实质分为皮质区、副皮质区和髓质区。皮质区是 B 淋巴细胞的主要寄居地；副皮质区存在于皮质区下方，含有大量 T 淋巴细胞和高内皮的静脉血管，是 T 淋巴细胞主要的寄居地；髓质区为各类淋巴细胞、组织细胞构成的髓索，周边则为淋巴窦和淋巴结血管分布部位。淋巴管：组织中的淋巴窦以盲管的方式开始（又称起始段淋巴管），其仅被覆内皮细胞，周边基膜不完整（以利于组织液进入淋巴管），淋巴窦以后的淋巴管内均存在瓣膜，内皮基膜外有较薄的平滑肌，淋巴管类似于小静脉，淋巴管以输入淋巴管的形式与淋巴结相连，将淋巴液输入淋巴结的包膜下窦，进一步汇入皮质窦、副皮质窦和髓窦，最终以输出淋巴管的形式连接下一站淋巴器官，淋巴管内的淋巴液成分与组织液类似，无红细胞和粒细胞，仅有散在淋巴细胞。淋巴结结构相对复杂一些，细胞成分较多。另外在淋巴结门部还存在一套为淋巴结提供营养的动静脉，二者在淋巴结内通过毛细血管相互吻合。

淋巴结表面被覆纤维包膜，包膜的纤维组织呈小梁状伸入淋巴结实质。输入淋巴管穿过淋巴结包膜与包膜下淋巴窦相通，紧邻包膜下窦的是淋巴结皮质区，皮质由含或不含生发中心的淋巴滤泡构成，是淋巴结的 B 细胞区域。此区由各种不同形态、不同分化阶段的 B 细胞及巨噬细胞、滤泡树突细胞构成，主要参与人体的体液免疫。淋巴滤泡分为原始淋巴滤泡和继发性淋巴滤泡，原始淋巴滤泡是由一致的非活化小淋巴细胞构成的圆形结节，平均直径 1mm；继发性或反应性淋巴滤泡较大，分为边缘带、套区及生发中心区。在皮质区的内侧是副皮质区，是淋巴结的 T 细胞区域，主要由 T 淋巴细胞、指状突细胞和毛细血管后静脉构成。淋巴结的中央区是髓质区，位于副皮质区内侧，是浆细胞增殖、分化和产生抗体的主要场所，由淋巴细胞、浆样淋巴细胞、浆母细胞、成熟浆细胞、单核细胞、巨噬细胞、肥大细胞等组成，各占不同的比例，排列成条索状，条索周边则为髓窦及淋巴结的血管成分。

三、淋巴结细胞及其免疫表型

淋巴结由不同分化阶段的 T 细胞、B 细胞、浆细胞及辅助支持细胞构成。通常所说的小淋巴细胞，是指成熟的或参与循环的 T/B 淋巴细胞，处于非活化状态，细胞平均直径 6μm（与血管内皮细胞的核大小相仿），通过副皮质区的毛细血管后静脉进入淋巴结，如果在结内未被活化，数小时后又通过输出淋巴管最终进入体循环。大淋巴细胞是一种活化的淋巴细胞，胞浆中含有较多的多聚核糖体、高尔基器、线粒体，并伴有核仁的大细胞核。而中等大小的淋巴细胞是处于即将活化或正在活化中的淋巴细胞。

初级淋巴滤泡主要含有形成网架结构的滤泡树突细胞（表达 CD21 和 CD35）和小 B 淋巴细胞、中等大小的 B 淋巴细胞（共同表达 CD20 等 B 细胞标记，代表的是静止期和非活化的淋巴细胞。没有接受抗原刺激的“处女型”B 淋巴细胞还表达 CD23，接受过抗原刺激的成熟 B 淋巴细胞则不表达 CD23）；次级滤泡含有生发中心、套区和边缘带，特征性的生发中心中含有的细胞包括滤泡中心细胞（CD10、bcl-6、CD79a、CD20）、滤泡树突细胞（核空，染色质细，核膜明显；细胞表达 CD21 和 CD35）、辅助性的 T 淋巴细胞（表达 CD4、CD10、CD57、bcl-6）和易染体巨噬细胞（表达 CD68，不表达 CD163）。生发中心内大部分是接受抗原刺激后处于不同分化阶段的 B 细胞，按 HE 染色下光镜观察，分为暗区和明区：暗区部分为分裂象活跃的生发中心母细胞，其表面表达少量的 IgM，而明区是生发中心细胞，细胞分泌大量的免疫球蛋白（分泌 IgM、IgG、IgA、IgE，但不分泌 IgD），细胞分化是从暗区到明区逐步进行的。明区细胞部分成为记忆性 B 淋巴细胞，驻守于淋巴滤泡的套区（分泌IgM、IgD），其他大部分细胞则进一步分化为浆母细胞、浆细胞迁移到髓质区。正常淋巴结含有20%~35%的能分泌免疫球蛋白的B细胞，当淋巴滤泡反应性增生时这一比例可上升至80%，当为单克隆性淋巴瘤时，此比例可高达100%。B细胞表达CD19、CD20、CD22、CD79a等，套细胞核型不规则，胞浆少，细胞表达bcl-2、IgM、IgD（当其发展为套细胞淋巴瘤时还表达Cyclin D1），边缘带细胞比套细胞稍大，胞浆丰富，且染色浅，部分呈透明状，该细胞表达bcl-2和IgM；浆细胞核偏位，核染色质边集呈车辐状，该细胞表达PC、CD38、CD138和EMA。

T细胞也是经过高内皮静脉进入淋巴结，如果在结内未被活化，仅6~8小时就通过输出淋巴管离开淋巴结。仅有极少部分非活化的小淋巴细胞散在于淋巴滤泡之中。大部分T细胞存在于副皮质区，主要分为三大亚群：$CD4^+$的辅助细胞、$CD8^+$的抑制细胞、NK^+的自然杀伤细胞。同B细胞一样，T细胞也可通过活化形成T免疫母细胞。T细胞表达CD3、CD7、CD43、CD4或CD8，自然杀伤细胞表达CD56。

淋巴结中的辅助细胞：在淋巴结中存在一些单核/组织细胞源性的辅助细胞，它们起源于骨髓，通过淋巴管和血管迁移至外周淋巴结，在淋巴结中参与抗原反应过程，这些辅助细胞包括滤泡树突细胞、指状突细胞（核极不规则，染色质细）、Langerhans细胞（有核沟）、CK^+的纤维网状细胞、组织细胞等。滤泡树突细胞存在于生发中心，与B淋巴细胞相互作用，它的角色是捕捉循环抗原、修饰抗原并将其呈递给淋巴滤泡中的B细胞，其免疫组化表达CD21、CD35等；指状突细胞大多存在于副皮质区，与T淋巴细胞相互作用，其免疫组化表达S-100、Fascin、HLA-DR等；Langerhans细胞存在于副皮质区和滤泡间，起抗原呈递作用，其免疫组化表达CD1a、S-100等；CK^+的纤维网状细胞存在于淋巴结包膜与淋巴结门部，起着支撑与骨架作用，其免疫组化表达CK8/18、SMA、Desmin等；组织细胞存在于生发中心（起着吞噬凋亡细胞的作用）和淋巴窦中（吞噬和呈递抗原，参与形成肉芽肿），其免疫组化表达CD68、lysozyme、aATT等。

第2节 淋巴结的良性增生性疾病与鉴别诊断

一、淋巴组织滤泡性增生

淋巴窦存在，滤泡主要存在皮质区，滤泡间有T淋巴组织分割，淋巴滤泡不规则，生发中心有极向——区别于滤泡性淋巴瘤，主要见于：

1. 特发性反应性滤泡增生。

2. 弓形虫病（淋巴结单核细胞增生伴淋巴滤泡中含有肉芽肿性结构）。

3. 巨细胞病毒（有巨细胞病毒包涵体）。

4. HIV感染早期（淋巴结生发中心爆炸性增生，并伴有淋巴结生发中心溶解现象，并可出现S-100阳性的多核巨细胞，也可出现Castleman病样的淋巴滤泡退缩现象）。

5. 类风湿关节炎（存在大量浆细胞，淋巴窦中含有中性粒细胞）。

6. 梅毒（淋巴结包膜增厚，滤泡间和淋巴结周围浆细胞增多，静脉炎，有时可见小的肉芽肿）。

7．生发中心进行性转化（散在直径3～4倍于常见反应性滤泡大小的淋巴滤泡，且不存在爆米花样的细胞——与结节型淋巴细胞显著性霍奇金淋巴瘤的重要区别）。

8．巨大淋巴结增生（包括①透明血管型：生发中心萎缩，套细胞呈靶环样增生，血管壁玻璃样变性；②浆细胞型：往往有明显的生发中心，套细胞增生不及透明血管型，滤泡周边常有较多浆细胞）。

9．金显宅病（Kimura disease）生发中心见较多蛋白沉积物和血管、嗜酸性细胞，嗜酸性滤泡溶解，滤泡间区见较多高内皮静脉并富于淋巴浆细胞和嗜酸性细胞。

10．IgG4相关性淋巴结病（与免疫性疾病相关的一类淋巴结病，共同点是血浆中IgG4水平增高，组织存在分泌IgG4的浆细胞，对激素治疗反应好；组织学形态可类似浆细胞型的Castleman病、伴有浆细胞的反应性滤泡增生、类似T细胞淋巴瘤的副皮质区增生）。

二、淋巴滤泡套区增生

增生的套区细胞中无滤泡树突细胞，增生细胞不表达Cyclin D1——区别于套区细胞淋巴瘤，常见于：

1．透明血管型的Castleman病。

2．特发性套细胞增生。

三、边缘带增生

增生的边缘带细胞不表达bcl-2，而正常和肿瘤性的边缘带细胞均表达bcl-2，主要与边缘带淋巴瘤（常出现浆细胞分化、Dutcher小体、细胞浆包涵物、印戒样细胞和不成熟细胞）和滤泡性淋巴瘤伴边缘带细胞分化者进行鉴别。边缘带细胞增生常见于：

1．非特异性边缘带细胞增生。

2．弓形虫淋巴结病（淋巴滤泡中见小的肉芽肿）。

3．HIV相关的淋巴结病。

4．早期EB病毒感染（原位杂交EBer阳性）。

5．巨细胞病毒性淋巴结炎（病毒包涵体常见于单核样B细胞增生细胞簇中，且CD15阳性）。

6．早期猫抓病（寻找肉芽中的中性粒细胞很重要）。

四、副皮质区增生

表现为小细胞和大细胞混合性或以大细胞为主的一种增生。与淋巴瘤非常难鉴别，主要与外周T细胞淋巴瘤（淋巴瘤表现为T细胞从小细胞、中等大细胞到大细胞均有，是有谱系过度的，或者出现T细胞膨胀性增生性结节或出现片状非单核样B细胞透明细胞；而增生则为小T细胞中见大T细胞，无过度的中等大T细胞）、富于T的大B细胞淋巴瘤、霍奇金淋巴瘤和一些B细胞淋巴瘤鉴别。副皮质区增生主要见于：

1．非特异性副皮质区增生。

2．病毒感染，如EB病毒、单纯疱疹病毒等。

3．药物过敏或疫苗接种后的反应性免疫母细胞增生。

4．自身免疫淋巴组织增生性疾病（临床表现为血小板减少和中性粒细胞减少）：病理上可出现不典型 T 淋巴细胞，包括出现中等大小的淋巴细胞和透明胞浆的淋巴细胞，出现 CD4 和 CD8 均阴性的 T 淋巴细胞；当合并出现了 Rosai Dorfman 病更应该想到该病；在不易发生外周 T 细胞淋巴瘤的年龄出现了外周 T 细胞淋巴瘤的形态，T 淋巴细胞同时表达 CD57 时必须想到该病。

5. 以副皮质区增生为主的 IgG4 相关性淋巴结病。

6. 传染性单核细胞增生症。

7. 不典型免疫母细胞反应。

8. 皮病性淋巴结炎（有色素，出现成片的 CD1a 和 S-100 阳性细胞）。

五、窦组织细胞增生

需要排除转移性癌、转移性恶性黑色素瘤、大细胞间变性淋巴瘤、窦性的大 B 细胞淋巴瘤、组织细胞肉瘤等。

1. 非特异性窦组织细胞增生症。

2. Rosai Dorfman 病。

3. 嗜血细胞综合征。

4. 淋巴管造影后。

5. 肠源性脂肪代谢障碍症（Whipple 病）。

6. 淋巴窦的血管转化。

7. 储积性疾病，如戈谢病（曾称高雪病）等。

8. 组织细胞对异物的反应。

六、肉芽肿性淋巴结炎

肉芽肿是指有三个以上组织细胞聚集形成的病变，大部分均为反应性的良性病变（如结核、真菌等感染性疾病，免疫性疾病等），但也存在恶性肿瘤伴发肉芽肿性改变，如霍奇金淋巴瘤、伯基特淋巴瘤、非特指性外周 T 细胞淋巴瘤等。

常见良性病变有：

1. 猫抓病　又称为化脓性肉芽肿（腋下、颈部、腹股沟淋巴结，肉芽肿中心区见中性粒细胞及坏死——星芒状、口唇状、裂隙状坏死）。

2. 毒物性的淋巴肉芽肿（结合病史，排除其他疾病）。

3. 土拉菌病（Tularemia，又称为兔热病）　兔子是最常见的感染来源。镜下表现为重度的化脓性炎（脓肿形成）伴广泛坏死，时间长后周围可出现上皮样细胞和纤维化；甲基蓝染色可检出多形的球杆菌。

4. 结核　肉芽肿结节大小不等，可融合，部分结节中央有干酪样坏死，呈地图状。

5. 结节病　结节大小一致，无坏死，无抗酸杆菌。

6. 真菌感染　能找到真菌菌丝。

7. 腹股沟淋巴肉芽肿　性病史，会阴/生殖区的皮肤或黏膜出现丘疹，活检见巨噬细胞中有银染阳性的 Donovan 小体，可见类似猫抓病的化脓性肉芽肿。

8. 特发性（病因不明）。

七、坏死性非肉芽肿性淋巴结炎

1. 淋巴结梗死　有资料显示近50%可能存在淋巴瘤。可出现自发性梗死或细针穿刺活检后，转移癌/转移性恶性黑色素瘤伴肿瘤梗死，伴有梗死的滤泡性淋巴瘤或大B细胞淋巴瘤，偶尔也出现在反应性的病变中。虽然梗死，但仍然可通过免疫标记来显示梗死的细胞来源。

2. 坏死性淋巴结炎（Kikuchi淋巴结炎，好发于青年女性，T细胞和组织细胞多见，而B细胞少，组织细胞表达CD68、MPO、CD163，中等量的浆细胞样树突细胞表达CD68、CD123）。

3. 系统性红斑狼疮坏死性淋巴结炎（血清学指标提示，局灶性中性粒细胞和浆细胞，淋巴结周围组织中见血管炎，淋巴窦中、血管周围出现苏木素小体——区别于Kikuchi淋巴结炎）。

4. Kawasaki病（婴幼儿和儿童常见，特征性地表现为发热、皮疹、颈部淋巴结增大和系统性血管炎）　病理表现为：皮质和副皮质区地图状坏死，并见血管内纤维素性血栓形成，可以出现中性粒细胞，但缺乏苏木素小体。

第3节　淋巴瘤的诊断

一、淋巴瘤的病理流行病学

1. 儿童和青少年容易发生的淋巴瘤常见有四种，包括淋巴母细胞淋巴瘤、霍奇金淋巴瘤、大细胞间变性淋巴瘤及伯基特淋巴瘤（Ki-67接近100%）。

2. 老年人好发的淋巴瘤有小细胞性淋巴瘤、滤泡性淋巴瘤、血管免疫母细胞性淋巴瘤和套细胞性淋巴瘤。

3. 胃肠道好发的淋巴瘤　胃：黏膜相关淋巴组织淋巴瘤、弥漫大B细胞淋巴瘤；小、大肠则为肠病相关性T细胞淋巴瘤、黏膜相关淋巴组织淋巴瘤、弥漫大B细胞淋巴瘤。

4. 在非霍奇金淋巴瘤所有类型中，B细胞以弥漫大B细胞淋巴瘤最常见，T细胞以外周非特异T细胞淋巴瘤较多见。

5. 宫颈基本不发生淋巴瘤，该处的淋巴组织增生可以非常类似淋巴瘤（特别是大B细胞淋巴瘤），在诊断淋巴瘤时一定要慎之又慎！

6. 老年人的淋巴结中淋巴滤泡很少，如果出现大量淋巴滤泡一定要首先想到滤泡性淋巴瘤。

7. 年轻人肝脾肿大，一定要仔细观察肝窦和脾窦，有无大量中小淋巴细胞的聚集，要排除肝脾γ、δ型T细胞淋巴瘤。

8. 细胞形态特别像霍奇金淋巴瘤、但肿瘤性细胞又特别多时要想到淋巴细胞消减型霍奇金淋巴瘤（非肿瘤性淋巴细胞少，可有纤维化）、大细胞间变性淋巴瘤、Langerhans细胞肉瘤等肿瘤、纵隔原发大B细胞淋巴瘤（同时弱表达CD30和CD23）。

9. 怀疑为外周T细胞淋巴瘤但又诊断证据不是很充分时，最好随诊观察，因该淋巴瘤恶性度高，若是肿瘤，邻近淋巴结会很快增大，再取时就很可能观察到典型图像，若为其他原因造成的T区增生，则一般不会。

二、2008 年 WHO 淋巴组织肿瘤分类及诊断有感

淋巴瘤的分类越来越细化，数目也越来越多，多的到目前分类（2008 年 WHO 分类）的诊断名称已是让人目不暇接，对于一个非淋巴造血系统的病理医师来说要完全掌握，可能是一生难以完成的事情。如何有效地应用分类，不犯原则性错误，尽可能使诊断接近分类应是最切合实际的想法。

淋巴瘤的分类万变不离其宗，遵循的是分化和结构原则，参照的是免疫表型与发生部位，因此我们不能仅根据分类名称去研判淋巴瘤，根据它的分类原则去诊断和应用更为恰当。淋巴瘤的诊断基础仍然是结构的紊乱与破坏、细胞的异型与侵袭；再关注特殊非肿瘤的炎症性病变与淋巴瘤形态重叠的部分，充分应用现有手段进行区分，对于非典型病例随诊观察，即可解决绝大部分淋巴造血系统的诊断问题。

1. 母细胞性淋巴瘤/白血病　可起源于T、B淋巴细胞，但以T淋巴细胞为多，常见于儿童和年轻人。形态学方面均表现为细胞略大于成熟的小淋巴细胞，瘤细胞大小基本一致，核呈圆形，染色质细腻、均一（偶有小核仁），核分裂象常见。但仍有形态上与之类似的淋巴造血组织肿瘤，需要结合免疫组化（表4-1）和临床相关病史进行综合分析，最终得出结论。

表4-1　母细胞性淋巴造血恶性肿瘤的免疫组化比较

病　名	TDT	CD34	CD43	MPO/Lys	CD3	CD79a	CD20	Cyclin D1
T淋巴母细胞淋巴瘤/白血病	+	−	+	−	+	−	−	−
B淋巴母细胞淋巴瘤/白血病	+	+	+	−	−	+	+/−	−
髓性肉瘤	+/−	+	+	+	−	−	−	−
伯基特淋巴瘤	−	−	+	−	−	+	+	−
母细胞样套细胞淋巴瘤	−	−	+	−	−	+	+	+

MPO/Lys = myeloperoxidase/lysozyme

2. 成熟T细胞和NK细胞肿瘤　由于T淋巴细胞主要位于副皮质区，分布位置不像B淋巴细胞具有淋巴滤泡那样的范围固定、界限相对清楚的特征性结构，因此在判断T淋巴细胞的结构紊乱、结构破坏方面主观性较强，不同诊断者之间分歧较大，这也导致T细胞淋巴瘤的早期诊断非常困难，可能这也是非特指性T细胞淋巴瘤预后较差的原因之一。对于不典型T淋巴组织增生一定要借助更多的手段来提供诊断帮助。下面介绍几种常见并有一定诊断特征的T细胞淋巴瘤，对于形态特征不明显者建议多做免疫组化和基因重排检测，并请专科专家会诊。

（1）脂膜炎样T细胞淋巴瘤：位于皮下脂肪组织，早期非常类似小叶性脂膜炎。瘤细胞累及脂肪小叶内，而小叶间隔往往缺乏瘤细胞，表皮和真皮也基本不累及；肿瘤细胞核型不规则，染色质深染，瘤细胞沿单个脂肪细胞内缘分布是一诊断要点，其间的组织细胞

往往较多，是反应性的，血管浸润、坏死和核碎裂也经常看到。主要鉴别是良性的脂膜炎和恶性的皮肤γ、δ淋巴瘤（后者表达CD56，经常累及表皮和真皮）。

（2）皮肤蕈样霉菌病：是原发的亲表皮的T细胞淋巴瘤，大体上表现为早期发红、中晚期则为斑片状并隆起皮面，镜下表现为真皮层中见脑回状、小到中等大小的瘤细胞，有一非常重要的特征性改变是在表皮内见不典型淋巴细胞聚集形成所谓的“Pautrier微脓肿”，当出现25%以上的大细胞（母细胞化，细胞增大，出现明显核仁）时称为大细胞转化（CD30可阳性，也可阴性），邻近淋巴结往往出现皮病性淋巴结炎改变。

（3）血管免疫母细胞性淋巴瘤：好发于中老年人，常合并EB病毒感染（非肿瘤性的B细胞感染）。形态上表现为淋巴结结构的部分破坏或消失，有两个重要的特点：大量增生的高内皮静脉和片状的透明细胞，用CD21和CD35可标记出大量增生的滤泡树突细胞（非滤泡内，形态不规则，似乎被风吹散，常出现在高内皮静脉周围），常出现类似于R-S样细胞和免疫母细胞。肿瘤细胞表达CD3、CD10、CD4、CXCL13。目前认为肿瘤细胞起源于滤泡内辅助性T淋巴细胞。

（4）NK/T细胞淋巴瘤：主要发生在淋巴结外，鼻腔、鼻咽、鼻窦、上腭等部位是好发部位。黏膜面常有广泛溃疡和坏死，肿瘤细胞弥漫成片，以血管为中心并浸润和破坏血管，血管壁常见纤维素样物，常见凝固性坏死和凋亡小体（与血管阻塞和介导坏死有关的细胞因子有关）。瘤细胞可以非常小，也可中等大小到大细胞，甚至出现间变性细胞形态，核形不规则或呈腊肠状；瘤细胞表达CD56、胞浆性CD3、TIA1、Granzyme B，EBer原位杂交常阳性。T细胞受体的基因重排常阴性。

（5）肠病相关性T细胞淋巴瘤：主要发生在空肠和回肠，大体上表现为多发性溃疡，也可出现隆起性病变；瘤细胞形态多样，异型性大，常常伴有大量的炎细胞（包括大量的组织细胞和嗜酸性细胞）；邻近的肠黏膜绒毛萎缩、隐窝上皮增生，黏膜固有层内淋巴细胞、浆细胞增多，并出现淋巴上皮病变（为T细胞）。瘤细胞表达CD3、CD8、CD56；T细胞受体呈单克隆性。

（6）肝脾T细胞淋巴瘤：常有肝脾肿大，镜下见单一、中等大小的T淋巴细胞在肝脏和脾脏的窦隙中呈片性生长。

（7）大细胞间变性淋巴瘤（LCAL）：淋巴结包膜增厚，可有皮肤受累；一般为部分淋巴结实质受累，主要为副皮质区及窦；瘤细胞浸润可粘连成片状，也可单个细胞；单个细胞以及地图状坏死均可见，前者多见；瘤细胞大，可类似“恶性组织”细胞，核仁可很大；核圆形或呈分叶状，染色质靠边，分裂象多见；胞浆通常很丰富，嗜双色，蜡样质地，部分病例可有胞浆空泡或中心苍白区；可有纤维化；纤维化和细胞减少可导致诊断困难；$CD30^+$、EMA^+、LCA^+（2/3），T、B淋巴细胞、单核细胞源均可有，Keratin（-）；$CD30^+$（还可在R-S细胞、活化的淋巴细胞阳性）。瘤细胞形态多样，当T/B细胞标记均（-）时，CD43可（+），应想到做CD30和ALK；病人可有染色体异常，t（2∶5）(p23，q35)，即ALK（+），表明预后较好。年轻人可有较好的预后。LCAL时，肿瘤细胞全部或大部分CD30强阳性，在其他病变（NHL，淋巴结反应性增生）CD30只是极少部分细胞表达。

3．成熟性B细胞淋巴瘤　B细胞的聚居区是淋巴滤泡，还可在被膜下窦中出现小片状的B细胞，除此之外的地方若有成片的一致的B淋巴细胞（一个低倍视野）均要考虑淋巴瘤。B淋巴细胞性淋巴瘤分类多，要完全掌握非常困难，有些诊断也需要密切结合患者的临床特点才能诊断。下面介绍几种有特殊形态特点的B细胞淋巴瘤：

（1）滤泡性淋巴瘤：常见于中老年人，但有一类发生在儿童的变异型（缺乏bcl-2表达）。首先是淋巴滤泡分布异常：在皮质、髓质中呈弥漫性分布，可以出现滤泡间无正常T淋巴细胞间隔的现象；其次是滤泡结构的异常：常缺乏完整的套区和边缘区，且生发中心与周围有分离现象（可能是固定的原因导致肿瘤成分与相对正常淋巴组织出现分离）；三是滤泡内细胞相对单一，组织细胞减少，甚至消失，主要是生发中心细胞和中心母细胞，并以每个高倍视野中心母细胞的数量来分级（15个以下为1～2级，15个以上为3级，没有中心细胞为3B级）。免疫组化80%以上的滤泡生发中心内细胞表达bcl-2，完全表达CD10和bcl-6，低级别Ki-67指数较低，远远低于反应性的淋巴滤泡，但高级别滤泡性淋巴瘤的增殖指数也非常高，CD68标记出来的组织细胞远低于反应性淋巴滤泡。

（2）套细胞淋巴瘤：以老年人好发。按结构分为结节型、弥漫型和混合型，按细胞形态分为经典型、小细胞型、边缘带样型、母细胞型和多形细胞型。结节性经典细胞型最有特点：生发中心缩小或消失，围绕生发中心的小到中等大小的单一裂核细胞（类似裂核中心细胞，无明显核仁）带明显增宽（细胞带中可见玻璃样变的小血管壁和散在单个上皮样组织细胞，类似于伯基特淋巴瘤中的星空细胞），细胞浆少，周边边缘带细胞减少或消失。弥漫者则没有结节状结构，弥漫成片，但细胞形态仍保持，混合型则具有二者结构；小细胞型类似于小淋巴细胞性淋巴瘤，母细胞型则形态与淋巴母细胞性淋巴瘤类似，多形性则异型性大，有时与大细胞间变性淋巴瘤需要鉴别。但它们有共同的免疫表达形式：阳性表达CD5、CD43、Cyclin D1（特别是Cyclin D1具有特别的价值，尤其是处于原位结节型时，要注意假阴性的问题——只有在血管内皮细胞核阳性的情况下判断才有意义），但不表达CD10和bcl-6（不同于生发中心细胞）。

（3）边缘带淋巴瘤：主要靠结构和细胞形态诊断，而免疫组化无直接帮助（但bcl-2在鉴别良性边缘带细胞增生和边缘带淋巴瘤有一定价值，前者阴性，后者阳性）。常有反应性增生的淋巴滤泡，在套区外见增宽的边缘带细胞区，细胞核类似于滤泡中心细胞，但细胞浆明显增多且空亮，又被形象地称为单核样细胞（即胞浆丰富的组织样细胞），可以出现浆细胞分化，在有腺体的地方常出现邻近腺体的减少和腺体的破坏，很有诊断价值的是在腺体中形成片状或球状的淋巴上皮病变。免疫组化显示CD20、CD79a等B细胞标记阳性，同时与正常边缘带细胞一样表达bcl-2，增殖指数往往不高。

（4）弥漫大B细胞淋巴瘤：是指肿瘤性B淋巴细胞的核大于或等于2倍以上普通小淋巴细胞的核，且呈弥漫性生长方式。实际上它从形态学、分子生物学免疫组化等方面都可以分成许多亚型。目前最有预后价值的是分子生物分类：生发中心细胞亚型和活化B细胞亚型，后者预后明显差于前者。瘤细胞表达CD20、CD79a、PAX5，再进一步做CD10、bcl-6和Mum-1三个抗体可大致将弥漫大B淋巴瘤初步分为生发中心细胞亚型和活化B细胞亚型（不如基因芯片准确，但能说明一定问题）：即首先以CD10来划分，一旦阳性即归入生发中心细胞来源；若CD10阴性，再看bcl-6，若bcl-6仍为阴性则将其归入活化B细胞来源；若 bcl-6 阳性，再看 Mum-1，若 Mum-1 阳性，将淋巴瘤也归入活化 B 细胞来源，若 Mum-1 阴性，则将其归入生发中心细胞来源。下面是一些特殊亚型。

1）血管内大 B 细胞淋巴瘤：绝大部分瘤细胞在血管内生长，常见于皮肤和中枢神经系统等部位。

2）原发纵隔大 B 细胞淋巴瘤：发生在纵隔胸腺部位，形态上存在特殊的纤维化条带，细胞形态多样，可以为普通的大 B 细胞，也可出现多形和多核细胞，有时非常类似于经典的霍奇金细胞。瘤细胞常表达 CD30 和 CD23。

3）浆母细胞性淋巴瘤：好发于老年人和免疫缺陷者（HIV 患者），瘤细胞形态类似于免疫母细胞，有明显的巨大核仁，部分出现浆细胞分化（即染色质粗颗粒状、核仁不明显，细胞变小和细胞核偏位）。免疫组化基本不表达 CD20、CD45、PAX5，约 60% 表达 CD79a，但明确表达 CD138、CD38、PC 等浆细胞标记。

4）来源于多中心 Castleman 病的大 B 细胞淋巴瘤：在多中心 Castleman 病形态的背景下，在滤泡间区或生发中心内散在或成片的浆母细胞（往往是小片状，又被称为微小淋巴瘤），HHV-8 阳性，可表达也可不表达 CD20，一般不表达 CD79a 和 CD138，而 CD38 可阴性，也可阳性。

5）淋巴瘤样肉芽肿：好发于肺、脑、皮肤。与 EB 病毒感染有关、伴有大量 T 细胞反应、以血管为中心并破坏血管壁的一类 B 细胞肿瘤（与之对应的是 T/NK 淋巴瘤，有相似的组织象）。分为 3 级，1 级细胞成分杂，以反应性的淋巴细胞为主；2 级可见较多的大 B 淋巴细胞，坏死明显；3 级可见大量多形性的大 B 细胞，并可见霍奇金样的淋巴细胞。肿瘤细胞表达 CD20 和 CD30。

6）渗出性淋巴瘤：往往检测不到实性占位，胸腔积液或腹腔积液却很多，而肿瘤细胞存在于体腔液中，细胞大、多形性，且有巨大的嗜酸性核仁和丰富的胞浆。瘤细胞表达 CD45，但缺乏 CD20、CD79a 等 B 淋巴细胞的通用标记。免疫球蛋白基因是克隆性重排的，但存在高度突变，因此重排检测阴性常见。

7）富于 T 细胞的大 B 细胞淋巴瘤：形态上类似于结节性淋巴细胞显著型霍奇金淋巴瘤，背景细胞主要是 T 淋巴细胞和组织细胞，基本没有嗜酸性粒细胞和浆细胞，而散在的瘤细胞为中心母细胞或类似霍奇金细胞的多形细胞。瘤细胞表达 CD20 和 bcl-6。

8）中枢神经弥漫大 B 细胞淋巴瘤：常围绕血管生长，细胞形态同中心母细胞，免疫组化与活化 B 细胞的免疫组化表达一致。

9）原发性皮肤弥漫大 B 细胞淋巴瘤（腿型）：由单一、弥漫、非亲表皮的中心母细胞和免疫母细胞构成。免疫组化表达 bcl-2、bcl-6 和 Mum-1，CD10 基本不表达。活化 B 细胞起源。

10）老年人 EB 病毒阳性的弥漫大 B 细胞淋巴瘤：常见地图状坏死，瘤细胞为转化的大 B 细胞、免疫母样细胞和多形的 HD（霍奇金淋巴瘤）样细胞。常表达 CD20 和 CD79a、Mum-1，而不表达 CD10 和 bcl-6。

（5）伯基特淋巴瘤：形态学上有三个特点，①肿瘤细胞由一致性中等大小的圆形淋巴细胞构成（对应于生发中心的小无裂细胞，有小核仁）；②在肿瘤细胞之间见散在吞噬有核碎屑的组织细胞（“满天星”改变）；③分裂象非常多见。免疫组化表达 CD20、CD79a、CD10、bcl-6、CD43 等，且 Ki-67 阳性率接近 100%。有时伯基特淋巴瘤形态具有部分弥漫大 B 细胞淋巴瘤的形态学特点，此时称为具有二者特点的不能分类的 B 细胞淋巴瘤。

（6）浆细胞肿瘤：包括单克隆性 γ 病、浆细胞骨髓瘤、浆细胞瘤、免疫球蛋白沉积病。

1）单克隆性 γ 病是实验室检查和影像学检查均缺乏浆细胞骨髓瘤的证据，而电泳发现血浆中有 M-蛋白。骨髓活检或涂片发现有平均 3% 的浆细胞。

2）浆细胞骨髓瘤是基于骨髓的多灶性浆细胞肿瘤，并伴有血和/或尿的 M-蛋白，其诊断是依靠病理、影像和临床特点三者结合。其占血液肿瘤的 10%～15%。形态学表现与正常骨髓小动脉周围少量浆细胞不同，骨髓瘤细胞在间质中形成局灶结节或弥漫成片，通常浆细胞占骨髓容积的 30% 以上时诊断是没有问题的，不足 30%，但骨髓结构被浆细胞破坏也是可以诊断的。CD138 阳性非常重要。可分为无临床症状型、无分泌型（缺乏 M-蛋白，3%）和浆细胞白血病（在外周血出现大量浆细胞，或者在髓外组织中如肝、脾等器官出现大量肿瘤性浆细胞）等亚型。

3）浆细胞瘤即在骨或骨外出现单一、成片的单克隆性浆细胞，影像学或实验室检查均无证据证明有多发部位。

4）单克隆性免疫球蛋白沉积病包括原发性淀粉样物质沉积和轻链沉积病，比较少见的有轻链和重链沉积病、重链沉积病等。此病往往存在潜在的浆细胞肿瘤或淋巴浆细胞肿瘤，只是还没表现出明显的肿块。

（7）毛细胞性白血病：是一类惰性的成熟性小 B 细胞淋巴组织肿瘤。瘤细胞表现为胞浆丰富且有毛发状突起，可累及外周血、弥漫浸润骨髓和脾脏红髓。在骨髓活检中的 HE 形态类似于中枢神经系统的少突胶质细胞瘤（煎鸡蛋样细胞形态，胞浆空，排列呈盒子样，分裂象罕见）。电镜下和血涂片细胞形态非常有特点（细胞膜周边毛发状突起）。免疫表达 CD20、CD103、CD123，但不表达 CD10、CD5、CD23 等小淋巴细胞标记。

4．霍奇金淋巴瘤（HD）　1832 年 Hodgkin 首先描述 7 例尸检病例。应用现代科学对其中有保存材料的 4 例进行深入分析，发现仅有 50%（2 例）为霍奇金淋巴瘤，1 例为非霍奇金淋巴瘤，1 例为炎症（可能为结核病）。

HD 诊断细胞：

（1）典型 R-S 细胞：双核呈镜影状对称性排列，核大，核仁明显（核仁约为红细胞大小，且颜色红，周边光滑，核仁周有空晕）。

（2）变异 R-S 细胞：
- Hodgkin cell（H 细胞）：形态同 R-S 细胞，只是为单个细胞核
- Polyploid cell（P 细胞）：爆米花状，或多倍体
- Lacunar cell（陷凹细胞，L 细胞）：核小，核仁不是很明显；可单核、多核
- Bizarre form（奇异细胞，B 细胞）：多核，胞浆丰富，核形态多样

（3）干尸细胞（mummy cell，M 细胞）：非诊断性细胞。

（4）经典型 HD 淋巴瘤的诊断性细胞中常可检测到 EB 病毒的 mRNA 片段（原位杂交检测敏感性和特异性均较高）（表 4-2）。

诊断两个环节：{①会认识诊断性细胞
②每一种 HD 类型有匹配的诊断性细胞和背景细胞}

表 4-2　典型 R-S 细胞、变异 R-S 细胞、淋巴细胞、嗜酸性粒细胞及上皮样细胞的鉴别

类　型	典型 R-S 细胞	变异 R-S 细胞	淋巴细胞	嗜酸性粒细胞	上皮样细胞
LP（5%）	±	P	+++	±	±～+
NS（70%）	±～+	L	+～++	±～++	+～++
MC（20%）	+～++	R-S	+～++	+～++	+～++
LRCHL（5%）	+～++	H/R-S	+++	±	+～+++
LDCHL（1%）	±～+	H/R-S/B	±～+	+	

LP：结节性淋巴细胞显著型 HD
NS：结节硬化性经典 HD
MC：混合细胞型经典 HD
LRCHL：富于淋巴细胞的经典 HD
LDCHL：淋巴细胞消减型经典 HD
HD 的背景淋巴细胞是比小淋巴细胞稍大的淋巴细胞
R-S 细胞的核仁是 very sharp（光滑），周边有晕（空）

HD 分类的主要特点：

（1）HD-LP：非经典型，形态上类似于淋巴结生发中心进行性转化（结节由 B 淋巴细胞构成，有滤泡增生但缺乏套区，大小上大于滤泡性淋巴瘤的结节，用 CD21 能勾画出整个大滤泡样结节）。

1）瘤细胞呈爆米花样细胞（polyloid cell），存在于大结节中，滤泡树突细胞间。

2）常见不到典型 R-S 细胞。

3）单一小淋巴细胞背景，生发中心细胞和中心母细胞少见。

4）瘤细胞表达 EMA、CD20、CD79a，而不表达 CD15 和 CD30。

5）与富于 T 细胞的大 B 细胞淋巴瘤形态上有重叠，光靠形态难以区分。

（2）LRCHL：常见的结节型和少见的弥漫型。结节型形态类似 HD-LP，但结节相对较小，有套区细胞存在（不同于 HD-LP），生发中心偏位且常退缩，结节内的肿瘤细胞为散在 H/R-S 肿瘤细胞，瘤细胞周围常见 CD20 阴性的 T 淋巴细胞；结节常被纤维带包绕（其中可见肿瘤细胞和丰富的小 T 淋巴细胞）。弥漫型则为小淋巴细胞背景下见组织细胞或小的肉芽肿。

免疫组化：瘤细胞表达 CD30，CD15 可阴可阳，CD20 阴性，PAX5 弱阳性。

出现较多肉芽肿的淋巴瘤：{①富于淋巴细胞的 HD 亚型
②Lennert 淋巴瘤—外周 T 细胞}

（3）HD-NS［易侵犯纵隔（80%），预后好于其他类型］：纤维分隔结节+陷窝细胞。

组织学：包膜常常增厚，并向结内分支形成结节。①陷窝细胞及 R-S 细胞；②结节状结构；③大部分病例见带状硬化；④背景为淋巴细胞、组织细胞、浆细胞、嗜酸性粒细胞。

亚型：①淋巴细胞减少；②合体细胞型；③富于细胞型。大致对应：①硬化期；②结节期；③细胞期。

免疫表型：$CD45^-$，$CD30^+$，$CD15^\pm$，$CD20^-$，PAX5 弱阳性。

预后：低度恶性，常可治愈。

陷窝细胞的核仁可以不很突出，其陷窝的形成可能与淋巴结包膜厚造成的固定困难有关。

（4）HD-MC（混合型）：组织学：①典型 R-S 细胞；②可见陷窝细胞；③淋巴细胞、组织细胞、浆细胞、嗜酸性细胞混合存在；④少许间质纤维化；⑤EB 病毒感染率最高（75%）。

免疫表型：$CD45^-$，$CD30^+$，$CD15^\pm$，$CD20^-$，PAX5 弱阳性。

病程：中度恶性（比结节硬化型稍差），常可治愈。

基因：可有 Ig 和 TCR 基因单克隆性，约 60%~70%。

（5）LDCHL（淋巴细胞消减型，好发于腹膜后淋巴结和腹部脏器，预后最差）肉瘤样，怪异核细胞（bizarre cell）多见。

组织学：纤维增生背景，瘤细胞多。

1）奇异细胞及 R-S 细胞。

2）弥漫纤维化，坏死。

3）偶见肉瘤样表现（霍奇金肉瘤）。

4）与间变性大细胞非霍奇金淋巴瘤形态有重叠，但用 CD30 和 PAX5 进行标记，可与 ALK 阴性的间变性大细胞非霍奇金淋巴瘤进行鉴别。

免疫表型：$CD45^-$、$CD30^+$、$CD15^\pm$、$CD20^-$、PAX5 弱阳性。

预后：高度恶性，偶可治愈。

CD15 阳性低（经典 HD 约 75%），CD30 阳性率高（经典 HD100%）；但活化的 T、B 淋巴细胞均可表达 Ki-1（CD30）。

5. 平时读片中的点滴纪要

（1）B 淋巴母细胞性淋巴瘤：分裂象多，儿童远多于成人，侵袭性强，但通过大剂量化疗，通常可以治愈。

（2）小淋巴细胞性淋巴瘤：形态与淋巴母细胞淋巴瘤形态差不多，鉴别主要看分裂象（小淋巴细胞无分裂象，或极少核分裂象，但淋巴母细胞性淋巴瘤分裂象非常活跃）。

（3）淋巴浆细胞样淋巴瘤：小淋巴细胞+浆样细胞，成人好发，往往存在巨球蛋白血症，疾病发展慢。

（4）外套层（mantle zone）淋巴瘤（原来的小裂细胞淋巴瘤）：好发于中老年人，中位生存 3 ~4 年，治疗反应差。

（5）滤泡生发中心淋巴瘤：成人，中位生存 7 ~9 年，化疗效果好。

（6）边缘带淋巴瘤：生长慢，局限，预后好，晚期大细胞化，预后接近弥漫大 B 细胞淋巴瘤。

（7）毛细胞白血病（hairy cell leukemia）：成人，脾大，全血细胞降低，治疗用干扰素效果好。

（8）伯基特淋巴瘤（Burkitt lymphoma）：星空背景下出现小无裂肿瘤细胞，生长快，大剂量化疗可治愈，但要注意致死性融瘤综合征的出现。

（9）肺实质、脑、肾实质内都没有淋巴组织（肺实质：出现淋巴细胞则为间质性肺炎）。

（10）生发中心（一般情况无血管）细胞：中心细胞（小裂核细胞和大裂核细胞）、中心母细胞（小无裂核细胞，大无裂核细胞）、滤泡树突细胞和组织细胞。

（11）结外淋巴瘤：第一位是胃、肠、食管；第二位：咽部、腮腺、唾液腺。

（12）淋巴瘤诊断主要看其结构的破坏：窦、网状支架、血管壁浸润、包膜浸润等。

（13）淋巴结病的结构类型

1）滤泡性。

2）弥漫性。

3）白血病性（结构无破坏，瘤细胞像撒在支架上）——最难。

4）滤泡间性。

5）窦性。

（14）淋巴瘤的临床分期

Ⅰ期：在一个解剖部位，无论累及多少个淋巴结。

Ⅱ期：在两个解剖部位，且在膈肌的同一侧。

Ⅲ期：在两个解剖部位，且在膈肌的两侧，限于淋巴结。

Ⅳ期：在两个解剖部位，且在膈肌的两侧，累及淋巴结外。

（15）淋巴瘤和白血病形态有重叠。

（16）淋巴结慢性炎症后容易出现淋巴结硬化现象；反应增生后期淋巴结中出现较多浆样细胞，位于淋巴索中。

（17）淋巴结的坏死灶周围有星空现象（组织细胞），提示坏死性淋巴结炎。

（18）对于多个淋巴结，看是否为淋巴瘤，多以大的淋巴结来判断；当都为淋巴瘤时，则多以小的淋巴结来判断具体类型。

（19）易误诊为霍奇金淋巴瘤的病变

1）皮病性淋巴结病。

2）猫抓病性淋巴结炎。

3）接种后淋巴结炎。

4）传染性单核细胞增多症淋巴结增大。

5）弓形虫病淋巴结炎。

6）药物性淋巴结增大。

7）红斑狼疮性淋巴结增大。

8）淋巴结嗜酸性淋巴肉芽肿。

9）性病性淋巴肉芽肿。

10）淋巴布氏杆菌病。

11）淋巴结转移性恶性肿瘤。

(20) 美罗华（CD20 的单抗治疗药物）：针对 CD20 阳性的淋巴瘤。

(21) 血液循环是闭合循环，而淋巴循环是非完整循环。

(22) 淋巴瘤分类历史

1930 年前所有的淋巴瘤均叫“网状细胞肉瘤”

20 世纪 30 ~ 70 年代：非霍奇金淋巴瘤均叫淋巴肉瘤或网织细胞肉瘤

1966 年　Rappaport 分类

1974 年　Lukes-collins 分类

1974 年　Kiel（German）分类

1982 年　working formulation（NCF）分类

1994 年　REAL 分类

1998、2008 年　WHO 分类

(23) 血管中心性淋巴瘤（NK/T）：各年龄发病，有的发展快，有的发展慢。有如下特点：亲血管（溃疡，坏死），破坏血管壁（内外见肿瘤性瘤细胞）。

(24) 当组织中出现地图状坏死时，应多取材，寻找寄生虫体。

(25) 当中央为坏死灶，周边为上皮样细胞——坏死性肉芽肿：常见于结核病、猫抓病（从被抓到发病，1 个月左右）、寄生虫等。

(26) T 区增生的特征是成片的淋巴细胞中出现高内皮静脉，并见散在 CD30 阳性的活化细胞。

(27) 在淋巴窦中出现簇状（或片状）的单核样 B 细胞（Marginal zone cell）——为猫抓病（细胞一致，但窦存在）的特点之一，核小、圆形不同于窦组织细胞。

(28) 增生滤泡中见星空现象，多提示为反应性增生而非肿瘤。

(29) 大量淋巴滤泡增生，T 区血管多（丰富），淋巴细胞亲血管，部分血管壁见纤维素样坏死——结缔组织病（风湿病）。

(30) T 区不明显，滤泡增生，淋巴索明显，大多为浆细胞——类风湿病。

(31) 结外的淋巴瘤主要看细胞成熟与否，而淋巴结主要看结构是否破坏。

(32) 胞浆透明、宽，核圆，早期在套区外层，中期存在于 T 区，晚期占据大部分淋巴结——边缘带淋巴瘤。

(33) 鼻咽部位坏死明显，且有淋巴细胞亲血管壁时，应考虑 NK/T 细胞淋巴瘤。

(34) 骨髓中正常造血细胞消失，瘤细胞一致，形态类似少突胶质细胞，电镜下见毛发状胞浆突起——毛细胞性白血病。

(35) 粒杜小体：骨髓涂片中的组织细胞中可见蓝色颗粒状物——黑热病（淋巴结，脾可大）；皮疹——皮下组织细胞可见粒杜小体（胞浆中蓝色颗粒状）。

(36) 外周 T 细胞（透明 T）与边缘带细胞相似，但外周 T 成分相对较杂，需作标志证实。

(37) 正常 T 区是小淋巴细胞；T 区细胞增生，高内皮小静脉增生，较多大细胞（免疫母细胞），嗜酸性粒细胞（成分杂），滤泡树突细胞出现在滤泡外、血管周，且紊乱——要考虑血管免疫母细胞性 T 细胞淋巴瘤。

（38）当组织学不符合淋巴瘤诊断标准，但又不放心时，应诊断为淋巴结的不典型增生，并建议患者随诊观察。

（39）小片或大片状细胞碎屑、无中性粒细胞，组织细胞和 T 细胞增生——坏死性淋巴结炎。

（40）套区细胞呈葱皮样，生发中心见血管增生——巨大淋巴结增生症。

（41）肉芽肿+一致性 T 淋巴细胞——Lennert 淋巴瘤，即新分类中的“外周 T”以前，被诊断为“霍奇金”肉芽肿型。

（42）急性血吸虫病：血吸虫卵进入脑组织，淋巴细胞聚集，可呈淋巴瘤样改变。

（43）出现大量散在单个组织细胞或小肉芽肿时的霍奇金淋巴瘤只能是结节性淋巴细胞为主型，其诊断细胞为 H/或 P（多倍体）细胞（必备）。

（44）当出现较多嗜酸性细胞，滤泡存在，T 区增生时可能为 Kimura disease。

（45）成分杂时，考虑 HD 混合细胞型，此时易找经典 R-S 细胞。

（46）当 HD 淋巴细胞为主型，嗜酸性细胞往往较少或无。

（47）在 HD 时可遇见淋巴结大部分结构保存的情形，而在非霍奇金淋巴瘤很少见。

（48）HD 中有一特殊型——黄瘤型（有大量黄瘤型组织细胞），其中散在诊断性细胞（退变），预后好。

（49）HD 淋巴细胞消减型，正常淋巴细胞减少，而瘤细胞较多，更像肉瘤。

（50）大细胞间变性淋巴瘤，形态像转移癌，又有 HD 的各种诊断性细胞，但瘤细胞大、多，无鹤立鸡群的表现。

（51）淋巴结的梭形细胞病变

1）杆菌性血管瘤病。

2）卡波西肉瘤。

3）栅栏状肌纤维母细胞瘤。

4）淋巴结的炎性假瘤。

5）滤泡树突细胞肉瘤。

6）指状突细胞肉瘤。

（52）脾脏正常组织学：红髓/白髓=3∶4（面积比）

白髓显著增多的病变过程有：

良性病变有：
①滤泡和边缘区 B 细胞增生
②T 区增生

恶性病变有：
①滤泡性淋巴瘤
②套细胞淋巴瘤
③脾脏边缘带淋巴瘤
④弥漫大 B 细胞淋巴瘤
⑤霍奇金淋巴瘤

红髓显著增多的病变过程有：

良性病变有：
- ①淤血
- ②溶血性贫血
- ③特发性血小板减少性紫癜
- ④败血症或脓血症

恶性病变有：
- ①慢性淋巴细胞性白血病/小淋巴细胞性淋巴瘤
- ②毛细胞性白血病
- ③大颗粒淋巴细胞性白血病
- ④急性白血病
- ⑤慢性髓性白血病
- ⑥慢性特发性骨髓纤维化

非造血性脾脏原发性肿瘤：

良性肿瘤：
- ①脾脏错构瘤
- ②窦岸细胞血管瘤
- ③血管瘤
- ④淋巴管瘤
- ⑤血管内皮瘤
- ⑥硬化性血管瘤样结节性转化

恶性肿瘤：血管肉瘤常见。

（53）脾脏的边缘带淋巴瘤：一定要看到不规则的边缘带细胞向红髓中不规则浸润，单单看到边缘带增宽是不够的。

（54）骨髓：正常时造血组织比例=（100-年龄）%，每天每公斤体重骨髓约产生25亿个红细胞、10亿个粒细胞、25亿个血小板，当应激反应时产生血小板的能力能增加5～10倍。

（55）淋巴结组织结构与病变的大致对应

1）弥漫浸润的大细胞：弥漫大B细胞淋巴瘤、外周T细胞淋巴瘤、非淋巴造血系统肿瘤。

2）伴有组织细胞（星空现象）的弥漫淋巴细胞浸润：伯基特淋巴瘤、其他高级别淋巴瘤（如淋巴母细胞淋巴瘤）。

3）在小淋巴细胞背景中出现成簇的淡染大细胞：小B细胞淋巴瘤/慢性淋巴细胞性白血病。

4）结节性：滤泡性淋巴瘤、滤泡性增生、Kimura病、Castleman病、类风湿淋巴结炎。

5）结节性伴周围纤维带及散在大的分叶细胞：结节硬化性霍奇金淋巴瘤；隐结节伴少数散在空泡状核细胞则提示结节性淋巴细胞为主型霍奇金淋巴瘤。

6）滤泡间瘤细胞浸润：外周T细胞淋巴瘤，髓外髓系肿瘤浸润（如粒细胞肉瘤），经典型霍奇金淋巴瘤，母细胞性NK细胞淋巴瘤，间变性大细胞淋巴瘤，转移癌，良性皮病性淋巴结炎，接种后淋巴结炎，病毒性淋巴结炎，药物反应。

7）边缘带扩大伴单核样 B 淋巴细胞：边缘带 B 细胞淋巴瘤，反应性增生。

8）窦组织间型：间变性大细胞淋巴瘤，转移性非造血性肿瘤，少见的弥漫大 B 淋巴瘤，外周 T 细胞淋巴瘤变异型。

第 4 节　类似转移癌的淋巴结病变

淋巴结的转移性癌对大多数稍有经验的病理医师来说，诊断都不成问题，但稍一疏忽和经验不足就可能出现误诊、漏诊，引起不必要的医疗问题。以下将一些相对常见的问题归纳如下。

一、易被误诊为转移癌的淋巴结原发性恶性肿瘤

虽然同样是恶性肿瘤，但若将该部位原发的肿瘤诊断为转移癌就会导致治疗的策略不一样。诊断为转移癌必然要寻找原发病灶，不但花费巨大，还给患者带来精神上的痛苦与压力，因此准确诊断非常重要。淋巴结的原发性恶性肿瘤绝大部分为淋巴瘤，淋巴瘤的病理诊断特别复杂，在此不详细叙述，仅就容易与转移癌相混淆的几个种类加以简单介绍。

（一）大细胞分化不良性淋巴瘤（large cell anaplastic lymphoma，LCAL）

在颈部淋巴结恶性肿瘤中最易误诊为转移癌的首先是大细胞分化不良性淋巴瘤，该肿瘤是 20 世纪 80 年代初在研究霍奇金淋巴瘤中的 R-S 细胞来源发现单克隆抗体 CD30 后，从过去诊断为“恶性网状细胞增多症”的肿瘤中分离出来一类 CD30 阳性的肿瘤。它的组织学形态表现为：细胞显著分化不良，呈现多形性，标志性细胞的胞核为马蹄形或肾形，核旁可见嗜酸性区域，在淋巴结结构未完全破坏之前，界限清楚、上皮样的肿瘤细胞常成片分布于包膜下窦及髓窦之中，形态和转移癌非常相似，而且免疫组化还可表达 EMA 等上皮性标记，因此在未开展免疫组化的医院诊断为转移癌是不足为奇的。其发病年龄有两个高峰（青春期和老年），瘤细胞 100% 表达 CD30，还可同时表达 LCA（白细胞共同抗原）和 EMA，有 60%～85% 的肿瘤表达 ALK（分化不良性淋巴瘤激酶，阳性者预后远好于阴性者）。诊断的关键是要想到该肿瘤的存在，充分运用免疫组化，结合临床特点，当然还必须熟悉血液病理学知识。

（二）Lennert 淋巴瘤（现已归入外周 T 细胞淋巴瘤）

该淋巴瘤是 Lennert 在 20 世纪 60 年代研究霍奇金淋巴瘤和弓形虫性淋巴结炎时注意该类病变，80 年代被命名，又被称为淋巴上皮细胞淋巴瘤。主要发生于淋巴结内，淋巴结被大量上皮样细胞灶所破坏，这些上皮样细胞灶呈现三种形态：小灶性（约 10 余个细胞）、融合成片以及二者的混合，它们分化都很好，是肿瘤里的反应性组织细胞成分，不具有任何间变的特点，这是区别于转移性上皮性癌的关键，而真正的肿瘤细胞是表达 CD4 和常处于增殖周期中（Ki67 阳性）的辅助性 T 淋巴细胞。因上皮样细胞岛和破坏淋巴结结构而容易被误诊为转移癌，但其为组织细胞，表达 CD68，而不表达上皮性标记物。

（三）富于 T 的 B 细胞淋巴瘤和霍奇金淋巴瘤

在富于 T 的 B 细胞淋巴瘤和霍奇金淋巴瘤均是在小淋巴细胞的背景下出现散在核仁明

显的肿瘤性大细胞，该大细胞细胞核呈空泡状、核仁红，与鼻咽部的泡状核细胞癌、乳腺的髓样癌、胸腺的淋巴上皮癌形态非常相似，如果在相关癌病史的诱导下就容易误诊。但仔细观察肿瘤背景，肿瘤细胞稀少、散在，并非成片出现于淋巴窦中；免疫组化方面，瘤细胞不表达上皮性标记（如 AE1/AE3），前者表达 B 淋巴细胞标记（如 CD20、CD79a 等），后者表达 CD30、CD15，部分可表达 EMA。

（四）淋巴结滤泡树突细胞肉瘤/肿瘤

淋巴结滤泡树突细胞肉瘤/肿瘤是一非常少见的肿瘤，但颈部淋巴结是其最常见的发病部位，多表现为缓慢生长的无痛性包块。组织学形态表现为增生的梭形和卵圆形细胞，部分可见脑膜瘤样结构，瘤细胞富有胞浆、细胞界线清楚，核呈空泡状或分散的细颗粒状、有小核仁，部分可见细胞异型性，部分富于分裂象，可见灶性坏死，这类病例易与转移性未分化癌或梭形细胞癌混淆。免疫组化瘤细胞表达 CD21、CD35 和 CD23，多数病例还表达 Vimentin 和 EMA。

二、易被误诊为转移癌的其他转移性恶性肿瘤

颈淋巴结中的转移性肿瘤，除了常见的转移癌外，还存在许多别的恶性肿瘤，有时形态与转移癌有相似之处，必须仔细观察和通过进一步的工作方能识别出来。

（一）转移性恶性黑色素瘤

恶性黑色素瘤原发于皮肤、眼、脑膜和黏膜（如鼻腔、口腔、食管、肛门）等部位。不同部位的恶性黑色素瘤发生转移的频率和转移的部位也不一样：有资料显示皮肤发生的 91.2% 出现转移，而眼睛脉络膜发生转移仅有 5.2%，黏膜发生者转移率低至 1.3%，但也有另外一组资料显示上呼吸道、消化道黏膜发生恶性黑色素瘤转移率为 20%～25%；黏膜发生者常转移至颈部、纵隔、腹股沟等淋巴结，而脉络膜发生者则 90% 转移至肝脏，仅 6% 转移至淋巴结，皮肤恶性黑色素瘤转移的发生率与肿瘤的浸润深度（厚度）直接相关。转移至颈部淋巴结的恶性黑色素瘤主要来源于头皮、口腔、鼻腔、鼻窦、鼻咽及咽鼓管、眼、喉/气管、食管等器官。恶性黑色素瘤的形态多种多样，可大致分为上皮细胞型、梭形细胞型和混合型，大多数以大小不等的条索和巢状结构出现，细胞多角形，大小不一，细胞核空，核仁明显，少数病例以有明显核仁的梭形细胞为主；黑色素出现在细胞浆中，呈均匀的细颗粒状（区别于含铁血黄素），可多可少，若出现则对于病理诊断具有很强的提示作用，若没有色素，组织结构“四不像”（错综复杂），细胞出现较大核仁时应想到是该肿瘤的转移。黑色素瘤在免疫组化上表达 S-100、HMB45、MelanA 等抗体。

（二）转移性嗅神经母细胞瘤

发生于鼻腔的嗅神经母细胞瘤是神经母细胞瘤的特殊类型，来自于嗅基板的神经外胚层成分或嗅膜的神经上皮成分，因可出现嗅上皮分化，有时与未分化癌形态上难以鉴别。典型的嗅神经母细胞瘤为大小一致的小细胞、核圆、胞浆少、核膜不清楚，可见细胞形成 Homer-Wright 型菊形团，可见神经毡样的细网状背景，常见丰富的纤维血管将瘤细胞分割成簇、成巢状，不仔细时很容易将其误认为是小细胞上皮性肿瘤，偶尔还可在瘤细胞胞浆中出现黑色素，容易被误诊为小细胞性恶性黑色素瘤；另外一种类型为大细胞，胞浆丰富，呈实片状，形态同上皮性肿瘤。免疫组化，瘤细胞表达 NSE、CgA、Neurofilament、Keratin，

瘤周的支持细胞表达 S-100。当出现转移时，要注意与小细胞癌、恶性淋巴瘤、浆细胞瘤、横纹肌肉瘤、未分化癌等进行鉴别。

（三）转移性嗜铬细胞瘤

嗜铬细胞瘤主要发生在肾上腺、腹膜后，也可发生在心脏、颈部等少见部位，其中大部分呈良性，约有 10% 可出现转移，表现为恶性的生物学行为。我科资料中有 2 例转移至颈部淋巴结。嗜铬细胞瘤的细胞多数为多角形，少数为梭形或柱状，胞浆丰富、颗粒状、丝状或空泡状，经福尔马林固定后胞浆嗜碱性；细胞核呈圆形或卵圆形，核仁明显，核异型性多见，但核分裂少或无，有些肿瘤中可以见到像神经母细胞样的小细胞，有些则可见成熟的神经节细胞。原发的嗜铬细胞瘤良恶性鉴别非常困难，包膜浸润和侵入血管都不能成为诊断恶性的可靠指标，但转移至淋巴结则可明确原发肿瘤肯定为恶性。

（四）转移性上皮样肉瘤、滑膜肉瘤、腺泡状软组织肉瘤、腺泡状横纹肌肉瘤等

一般来说肉瘤主要经血源性转移，但有少部分病例可以经淋巴结转移。转移的肉瘤和癌鉴别大多数都比较容易，但有上皮样特征的一些肉瘤会给病理诊断带来困难。下面介绍四种相对常见、易被误诊的肉瘤：

1. 上皮样肉瘤　多见于青少年，四肢、肌腱特别是手及足部多见，多发生在浅表软组织。肿瘤生长缓慢，表现为结节状或难以治愈的结节性溃疡性病变，少数病例可出现转移，以淋巴结转移为主，颈部淋巴结转移时主要考虑双上肢病变。镜下表现为增生的纤维组织中散在或灶状胞浆空亮、圆形或多角形的上皮样细胞，核仁常比较清楚，但核分裂少见；上皮样细胞与梭形细胞常有移行，小灶状凝固性或渐进性胶原纤维坏死常见，坏死周边上皮样细胞可呈栅栏状排列，并见慢性炎细胞浸润，非常类似感染性肉芽肿或环状肉芽肿，但细胞异型明显，且免疫组化呈现 Vimentin 和 CK、EMA 双相表达，可进行鉴别。

2. 滑膜肉瘤　可发生在任何软组织，常见于关节或腱鞘附近，与滑膜组织无关，好发于青壮年。组织学特点是幼稚间叶细胞形成的肉瘤组织具有滑膜分化特征，典型瘤细胞具有上皮及梭形两种细胞分化，前者形态像癌，后者形态像纤维肉瘤，上皮样细胞与梭形细胞常有移行，肿瘤细胞间质中常见散在肥大细胞。根据这两型细胞分化比例、分化程度和一些其他特点可将滑膜肉瘤分为六个类型：①双相经典型滑膜肉瘤；②单相性纤维型滑膜肉瘤；③单相性上皮样型滑膜肉瘤；④分化差的滑膜肉瘤；⑤黏液样型滑膜肉瘤；⑥硬化型滑膜肉瘤。免疫组化对诊断极有价值，无论单相还是双相分化，瘤细胞均表达 CK（7，8/18，19）或 EMA，上皮样细胞更强一些，特别是 CK19 对诊断滑膜肉瘤具有一定特异性，大部分细胞还表达 Vimentin，90% 的病例表达 CD99，部分表达 S-100，而新近发现在和其他梭形细胞肉瘤鉴别上，bcl-2 阳性表达具有重要意义，而 CD34 呈阴性表达。

3. 腺泡状软组织肉瘤　好发于年轻女性，常见于四肢，主要为血行转移，偶尔出现淋巴结转移。肿瘤细胞为上皮样宽胞浆细胞，形成巢或灶状，细胞巢之间为含血管丰富或窦样血管的纤维间质，细胞巢可呈实性或腺泡状或环状，细胞浆中有时可见针状或棒状均匀红染的结晶（PAS 阳性）。在免疫组化方面，瘤细胞表达 Desmin、myosin、myoglobin、actin 等肌源性标记，有时也表达 S-100，肿瘤的具体组织学发生尚不清楚。

4. 腺泡状横纹肌肉瘤　根据组织结构及细胞特征横纹肌肉瘤分为四型：胚胎型横纹肌肉瘤、葡萄状横纹肌肉瘤、腺泡状横纹肌肉瘤和多型性横纹肌肉瘤，各自有其形态学特点，但其转移到淋巴结时，腺泡状横纹肌肉瘤是最容易与转移癌相混淆的。我科的资料和会诊资料中各遇到一例颈淋巴结转移性病例。较少见，有时与胚胎性横纹肌肉瘤共存，但不同的是该型多见于青少年，多发生在四肢和上臂，因此就相对容易转移到颈部淋巴结。表现为比较幼稚的横纹肌母细胞，多呈圆形或卵圆形，胞浆少而境界不清，多呈嗜酸性，有的因细胞含有糖原呈透明空泡状；瘤细胞常被不规则形纤维分隔成实性巢或腺泡状，边缘区细胞排列较紧密，中央部分细胞排列稀疏，形成不规则腺腔，腔内常见漂浮的肌母细胞及退变核固缩的瘤细胞。

三、易被误诊为转移癌的异位良性组织

在淋巴结中存在良性包涵性上皮组织及黑色素细胞（melanocyte），它们本身不起任何病理性作用，发生率与转移肿瘤相比也远远低于转移性病变，但它们的存在却给病理医师带来了诊断的陷阱。首先作为病理医师必须知道有它们的存在并熟悉其形态，其次要掌握如何与转移癌进行鉴别，最后是在特殊情况下（如术中冰冻）诊断难以确定时，学会如何让临床医师准确理解并向家属交代是非常重要的。

1. 异位涎腺　发生在腮腺周围的淋巴结中是比较多见的，大多数只有导管，罕见的情况下还可伴有腺泡，当有后者出现时不容易误诊，但只有前者时很容易被诊断为淋巴上皮病变和转移性腺癌。

2. 异位胸腺　由于胸腺是胚胎6周时第3咽囊长出的胸腺原基向胸内下降并逐步发育而成，如果在下降的过程中任何一个地方停留就形成了异位胸腺，因此发生部位在锁骨上区。由于胸腺富于淋巴组织，其中存在较多上皮，并可见胸腺小体，因此特别容易诊断为转移性鳞癌。仔细观察可以发现与转移癌不同，首先是不存在典型的淋巴结结构，即无包膜下窦，也无淋巴滤泡，上皮是一种网状上皮，与淋巴细胞混合存在；其次是胸腺小体与转移性鳞癌的角化珠也存在较大差异（胸腺小体的细胞无异型，存在单细胞胸腺小体，多细胞者可出现角化、变性和囊腔形成等不同阶段的退化现象）。注意部位和形态，诊断可确定，但粗心大意很容易误诊。

3. 异位甲状腺　目前绝大多数病理学家认为在颈部淋巴结中出现甲状腺滤泡，不管它分化多好，毫无例外地认为是甲状腺癌转移，而不是甲状腺异位，必须进一步寻找原发灶。

4. 异位鳞状上皮　化生的鳞状上皮可存在于头颈部的淋巴结中，特别是腮腺周围淋巴结，可通过异位导管化生形成鳞状上皮，此时与转移性鳞癌的鉴别成为十分重要且有时又非常困难的问题。鳞状上皮的异型性、核分裂、坏死、角化不良与角化珠等都是鉴别的要点。

5. 异位黑色素细胞　黑色素细胞团可以异位性地出现在淋巴结的包膜和小梁中，如果在淋巴结实质中或输入/输出淋巴管中出现应考虑黑色素瘤转移，文献中也有过淋巴结原发性黑色素瘤的报道。

转移癌的漏诊问题：

早期的微小转移病变光靠HE切片和光镜观察是比较容易漏诊的，特别是分化差的肿瘤，细胞黏附性差，3～5个细胞出现在淋巴窦中，与窦组织细胞掺合在一起，很容易被忽略，因此病理医师一定要仔细、全面观察，特别要注意淋巴窦，注意有纤维化的地方，一旦与正常和反应性增生的淋巴结在组织形态上有差异，就应特别小心。即便如此，有文献报道仍有5%～10%的比例在常规染色光镜观察时被漏诊。为了降低漏诊的比例，深切、多切淋巴结蜡块进一步观察，并应用免疫组织化学及分子生物学的辅助手段是非常必要的，特别是目前技术已非常成熟的免疫组织化学染色。

第 5 章　软组织相关病变

第 1 节　软组织肿瘤的细胞来源和肿瘤特点

一、软组织肿瘤来源于原始间叶干细胞

原始间叶干细胞可分化成为：
- 纤维
- 脂肪
- 血管、淋巴管
- 肌组织
- 淋巴造血组织
- 滑膜
- 间皮

习惯用语上，还包括外周神经、神经节。

二、软组织肿瘤的特点表现为“三多”

1．分布广，类型多　15 大类，160 多个病种。

2．细胞形态、结构相似多　细胞形态方面来看有梭形细胞、圆形细胞、黏液样细胞、上皮样细胞、黄瘤样细胞、多形性细胞等；从组织结构方面来看有腺泡样结构、席纹状结构、葱皮样结构、栅栏状结构、流水线样结构、鲱鱼骨样结构等。

3．鉴别诊断困难多　可用 EM（电镜）、IHC（免疫组化）、MB（分子生物学）来作为鉴别手段。

良恶性鉴别困难：经典的病理良、恶性鉴别点（细胞异型性和浸润周围组织）对于许多肿瘤都不再适用，这给全科病理医师带来很大的难度。

确定组织起源更难：免疫组化和分子生物学对传统的形态病理学提出了挑战，但它们却并没有对软组织肿瘤起源提供全面的解决之道，绝大部分软组织肿瘤的“准确起源”仍然是在形态学基础上的推测。

以上“三多”也导致了同一种疾病的病理诊断名称多、会诊意见分歧多、患者对医师意见多。

第 2 节　从鉴别诊断的角度来了解软组织肿瘤

一、梭形细胞肿瘤，部分为瘤样病变

1．血管纤维瘤　血管裂隙多，血管之间短梭细胞，易复发（多发于青年人）。

2．结节性筋膜炎　病程短，患者年轻。组织学有黏液样背景，成纤维细胞、炎细胞浸润。

3．纤维瘤病（fibromatosis）也叫韧带样瘤（desmoid tumor），多发于年轻人，好发于儿童头面、四肢，易复发，成人以后切除后可不复发；认准纤维细胞，部分胞浆红者可为肌纤维母细胞，有境界清楚的厚壁血管。可无包膜，向周围侵袭性生长。

4．纤维肉瘤（fibrosarcoma）　鲱鱼骨样组织结构，细胞异型性小，分裂象多，S-100阴性（区别于神经源肿瘤），Vimentin（+）；EM：粗面内质网丰富。

5．隆突性皮肤纤维肉瘤　可有分裂象、车辐状（Storiform）结构，低度恶性，可复发，很少转移。

6．平滑肌肉瘤　腊肠状细胞核，胞浆红染，细胞有异型性，SMA和Desmin阳性。

7．血管平滑肌肉瘤　平滑肌肉瘤组织像加围绕血管生长。

8．横纹肌肉瘤　"拖尾巴"现象（胞浆红染，有横纹），部分可有横纹。

9．梭形细胞型脂肪肉瘤　能找到脂肪空泡，脂母细胞中的脂滴大小不等，而泡沫细胞则相对均匀一致。

10．滑膜肉瘤（单向、双向）　在梭形细胞的背景下，可见到数量不等的上皮结构（完全单向分化时可没有上皮性成分），但有双相表达［Keratin（+），Vimentin（+）］。

11．恶性神经鞘瘤　浸润性生长，平行生长，梭形，细胞梭，局部呈柳叶样，无胶原；瘤细胞表达S-100、NSE。

二、圆形细胞

1．淋巴浆样恶性淋巴瘤（B细胞来源）　EM：细胞器少，表面常有突起，仅有少量线粒体。LM可见鲁梭小体——免疫球蛋白。

2．Ewing肉瘤（PAS阳性，显示胞浆中的糖原）　分裂象易见，可见菊形团，有人将具归入PNET。

3．圆形细胞型脂肪肉瘤。

4．横纹肌肉瘤　胚胎性横纹肌肉瘤和腺泡状横纹肌肉瘤的瘤细胞均为圆形，但仔细寻找均能找到横纹肌母细胞。

5．神经内分泌癌（胸壁）——Askin瘤，主间质分界清。

6．恶性血管外皮瘤　鹿角状裂隙，含血细胞，有内皮（网织纤维染色，肿瘤细胞围绕血管呈放射状分布）。

7．未分化滑膜肉瘤（好发于大关节旁，但也可发生于其他部位）：分裂象多见，需免疫组化和电镜证实。

8．原始间叶性软骨肉瘤　原始间叶细胞为小圆细胞。

9．磷酸盐尿性间叶肿瘤　有血磷低和长期骨痛的病史，镜下富于血管，常合并特殊钙化和广泛黏液变性。

10．横纹肌样瘤　原始细胞（像神经母细胞），肾小球样结构，胞浆丰富，核可被压扁；胞浆内可见红染颗粒状物，境界不清，不像透明小体，为环绕丝状物。该瘤在肾脏好发，在手掌和鼻腔也可发生。

三、上皮样细胞肿瘤

1. 胃的透明细胞平滑肌肉瘤又称上皮样平滑肌肉瘤（直径>6cm，分裂象>3/10HP；坏死），目前大部分为胃肠间质肿瘤（根据大小、分裂象、有无坏死和浸润、转移进一步判断良恶性，参见2008年NIH判断标准），后者CD117、CD34、Dog-1呈阳性表达，而前者呈阴性表达，相反阳性表达SMA、Desmin等肌源性标记。

2. 上皮样肉瘤　结节状、分叶状，胞浆红染，瘤巢中央坏死，Keratin（+），周边淋巴细胞浸润明显，低度恶性。

3. 上皮性恶性神经鞘瘤　IHC为S-100（+），结构呈上皮样（铺砖样排列，胞浆丰富，核中央）。

4. 深部软组织上皮样血管肉瘤（老年人多发）　横纹肌中浸润性生长，有腔隙形成。网织纤维染色（+）；免疫组化Vimentin（+）、UEA（+）、$CD34^+$、$CD31^+$。

EM：（W-P小体）内皮细胞外有基底膜，瘤细胞之间形成腔隙。甲状腺也可发生这类肿瘤。

5. 滑膜肉瘤　上皮分化区域呈上皮样形态或腺样形态（但看不到基膜）。

6. 硬化性纤维瘤和纤维肉瘤（上皮样）　Vimentin（+），EMA（+），bcl-2（+）。

7. 透明细胞肉瘤（又称软组织恶黑）　核仁明显，HMB45（+）。

四、多形细胞型

1. 多形性纤维瘤　纤维瘤的背景下，见较多退变的异型性细胞。

2. 多形性脂肪瘤　在脂肪瘤的背景下见较多$CD34^+$的花环状多形核细胞。

3. 多形性脂肪肉瘤　一般都有包膜，主要看脂母细胞，脂肪肉瘤的奇异核深染。

4. 多形性横纹肌肉瘤　可出现绶带样胞浆、怪异核细胞（核膜厚，核仁清楚）。

5. 多形性平滑肌肉瘤（肌动蛋白染EM下的密斑）。

6. 多形性恶性纤维组织细胞瘤　常见混合性炎细胞（淋巴、中性粒细胞——炎症性恶性纤维组织细胞瘤）有两种成分：纤维细胞、组织细胞。

五、腺泡样

1. 腺泡状软组织肉瘤　没有良性，中年人多发，好发于大腿内侧，腺泡之间血窦丰富，腺泡细胞之间松散，胞浆可空、可红染。PAS阳性，电镜下可见菱形结晶。

2. 腺泡状横纹肌肉瘤　“腔内腔”（即腺腔里面见腺样结构），细胞具有横纹肌肉瘤的特点；其发病年龄较胚胎性横纹肌肉瘤高（高峰年龄在25~40岁），四肢好发，小鱼际肌可发生。

3. 副节瘤　可呈腺泡状、实片状排列，富于血窦，并见有支持细胞（梭形，S-100阳性），瘤细胞CgA、Syn强阳性。

六、黏液样肿瘤

1. 皮肤黏液瘤（黏液组织分化差，幼稚）　表皮下见梭形、星芒状细胞，间质疏松，黏液中血管少，AB（奥辛蓝染色）(++)。

2. 黏液型脂肪肉瘤　分支状血管多+黏液样组织+脂肪母细胞。

3. 黏液型恶性纤维组织细胞瘤（好发于老年人） 在黏液背景下见梭形细胞及散在核异型性显著的细胞。

4. 黏液型滑膜肉瘤 局部黏液变，在EM下见上皮细胞之间有桥粒连接，胞浆中有张力中间丝。

5. 副脊索瘤（脊索瘤：椎骨的两端） 发生在非脊索存在区，细胞排成排，或三五成群，间质为黏液。

6. 脊索样肉瘤（chordoid sarcoma） 囊泡状细胞，黏液样背景中，上皮样条索。

7. 平滑肌肉瘤、纤维肉瘤、神经源性肿瘤、结节筋炎等都可发生黏液变性。

七、黄色瘤细胞肿瘤

1. 纤维黄色瘤（若纤维成分较少可直接诊断黄色瘤） 可见较多Touton巨细胞（中央区为红染无结构物，红染周为一圈细胞核，核的外围为泡沫状空泡）。

2. 黄斑瘤 好发于眼睑，黄斑瘤常合并脂质代谢障碍性疾病——血脂高。

3. 腹膜后黄色肉芽肿 其本质为一种恶性纤维组织细胞瘤。

4. 腹膜后特发性纤维化 发生粘连，引起肠梗阻；都是成熟的黄瘤细胞，多由脂肪坏死引起，其中炎症现象很明显。

5. 局限性结节性滑膜炎 在滑膜分布的地方出现大量黄色瘤细胞，并形成肿瘤样结节。

6. 腱鞘巨细胞瘤 发生在肌腱部位，常见黄瘤细胞、多核巨细胞和单核细胞，单核细胞可表达Desmin。

7. 神经鞘瘤 可有大量泡沫细胞的出现。

八、骨和软骨出现

1. 骨化性肌炎（瘤样病变） 外围为成熟的骨小梁，中间为骨样基质和骨母细胞，中央为幼稚的间叶成分，常合并炎细胞浸润。

2. 腱鞘巨细胞瘤（可伴有骨化） 黄瘤细胞+巨细胞+间叶细胞。

3. 间叶性软骨肉瘤 有成熟软骨岛和幼稚的血管外皮瘤样的成分（CD99阳性）。

4. 乳房骨肉瘤 看到典型骨样基质和有异型性的骨母细胞，必要时可染骨形成蛋白—肿瘤性细胞阳性。

5. 恶性间叶瘤 除纤维成分外有两种以上的间叶成分，如骨、软骨、脂肪等，细胞异型性大。

6. 磷酸盐尿性间叶肿瘤 可出现骨样及软骨样基质、软骨岛，肿瘤周边可出现骨壳（像鸡蛋壳样）。

九、双向分化的软组织肿瘤

1. 滑膜肉瘤（常有较多的肥大细胞）——旁证。上皮成分（腺样，外无基膜；巢状，一定能看到分裂象）。

2. 间皮瘤（恶性，形态不太恶，分裂象少见） EM：表面微绒毛很长。

第 3 节　软组织肿瘤的误诊

一、良性误认为恶性

反应性增生性瘤样病变基本都为纤维母细胞和肌纤维母细胞。

1. 结节性筋膜炎（颈部、四肢、躯干好发，也可发生于乳腺、浅筋膜和深筋膜之间）局部有车辐状（storiform）结构，梭形纤维细胞，富于细胞，可有分裂象，常见红细胞外渗现象和黏液变（类似培养细胞）；易诊断为恶性纤维组织细胞瘤、纤维肉瘤。

增生性筋膜炎：也可有增生性肌炎的大细胞（核仁明显，胞浆嗜碱性）。

结节性筋膜炎易被误诊为：
- ①肉瘤，如纤维肉瘤，黏液纤维肉瘤
- ②黏液瘤
- ③纤维组织细胞瘤
- ④纤维瘤病

2. 增生性肌炎　神经节细胞样细胞+结节性筋膜炎的组织形态，发生于骨骼肌纤维间。

增生性肌炎易被误诊为：
- ①横纹肌肉瘤
- ②节细胞性神经母细胞瘤

3. 纤维瘤病　（好发于儿童、年轻人，颈部、躯干、可单可多发）无真正的包膜，管壁厚的境界清楚的血管，单个散在横纹肌细胞。

易被误诊为：
- ①纤维肉瘤
- ②反应性纤维母细胞性增生
- ③促纤维性纤维瘤
- ④黏液瘤或结节性筋膜炎

4. 骨化性肌炎　在肌肉中首先考虑，有三带现象（肉芽、骨样、成熟骨组织），也可有大量分裂象，可大至 7 ~ 8cm，肌肉中可有炎性细胞。

易被误诊为：
- ①骨外骨肉瘤
- ②纤维骨性假瘤

5. 血管内皮细胞瘤（要考虑年龄，婴幼儿时要考虑良性，可有大量分裂象）

易被误诊为：
- ①转移癌或恶性黑色素瘤
- ②上皮样肉瘤
- ③血管肉瘤
- ④软骨肉瘤

6. 婴儿型横纹肌瘤（年龄小，组织相似于恶性）

易被误诊为：
- ①横纹肌肉瘤
- ②颗粒细胞瘤
- ③冬眠瘤
- ④副节瘤

7. 婴儿型错构瘤　成熟的脂肪+原始间叶组织。

易被误诊为：
- ①婴儿型纤维肉瘤
- ②胚胎性横纹肌肉瘤
- ③婴儿型纤维瘤病
- ④钙化性腱膜纤维瘤

8．皮肤的多形性纤维瘤

易被误诊为：
- ①不典型纤维黄色瘤
- ②巨细胞性纤维母细胞瘤
- ③伴有不典型细胞的神经纤维瘤或老年性的神经鞘瘤

9．多形性平滑肌瘤

易被误诊为：
- ①平滑肌肉瘤
- ②子宫内膜间质肉瘤

10．老年性神经鞘瘤（奇形怪状核）

易被误诊为：
- ①恶性外周神经鞘膜瘤
- ②纤维肉瘤

11．多形性脂肪瘤（可有巨细胞）

易被误诊为：
- ①硬化性脂肪肉瘤
- ②多形性脂肪肉瘤
- ③梭形细胞脂肪瘤

12．富于细胞的神经鞘瘤　富于细胞，分裂象多；包膜厚，血管周有较多淋巴细胞包绕；肿瘤内的血管壁发生透明变性。

易误诊为：
- ①恶性外周神经鞘瘤
- ②纤维肉瘤

二、恶性误诊为良性

1．脂肪瘤样脂肪肉瘤误诊为：
- ①伴有脂肪坏死的脂肪瘤
- ②弥漫性脂肪瘤病
- ③肌脂肪瘤
- ④富于细胞的血管脂肪瘤
- ⑤脂肪瘤样的血管外皮细胞瘤
- ⑥梭形细胞脂肪瘤/多形性脂肪瘤
- ⑦脂肪萎缩

2．低度恶性的纤维黏液样肉瘤

易被误诊为：
- ①黏液变的神经纤维瘤
- ②神经束衣瘤
- ③结节性筋膜炎
- ④硬化性纤维瘤病
- ⑤真皮隆突纤维肉瘤，黏液型
- ⑥外周恶性神经鞘瘤
- ⑦黏液纤维肉瘤

3. 低度恶性的黏液纤维肉瘤

易被误诊为：
- ①结节性筋膜炎
- ②黏液瘤
- ③梭形细胞脂肪瘤
- ④神经鞘黏液瘤
- ⑤黏液型脂肪肉瘤
- ⑥黏液型软骨肉瘤
- ⑦低级别的纤维黏液样肉瘤

4. 上皮样肉瘤

易被误诊为：
- ①环状肉芽肿
- ②类风湿结节
- ③脂质性坏死

5. 炎症性纤维肉瘤

易被误诊为：
- ①感染性病变（如分枝杆菌感染）
- ②手术后特发性修复性病变
- ③炎症性滤泡树突细胞肿瘤
- ④炎性假瘤

三、避免误诊的方法

1. 多处取材，显微镜观察是基础，捕捉“蛛丝马迹”。

2. 特殊染色

网织：血管源性肿瘤。

PAS：Ewing肉瘤、透明细胞肉瘤、横纹肌肉瘤、脊索样肉瘤、间皮瘤和颗粒细胞瘤等。

苏丹Ⅲ和油红“O”染色：脂肪肉瘤。

黑色素染色：黑色素瘤。

奥辛蓝（AB）：恶性间皮瘤。

3. 对于软组织肿瘤 LM（光镜）观察后—HC（组织化学）—IHC（免疫组化）。

4. 免疫组织化学在软组织肿瘤诊断的注意点

（1）Keratin、Vimentin均阳性的肿瘤：上皮样肉瘤、滑膜肉瘤、恶性间皮瘤、上皮样血管肉瘤和脊索瘤（其他还有肾癌、子宫内膜癌等）。

（2）可表达Keratin的肉瘤：MFH（恶性纤维组织细胞瘤）、硬化性脂肪肉瘤、平滑肌肉瘤、横纹肌肉瘤、软骨肉瘤和脊索瘤。

（3）表达多向分化特征的肿瘤

上皮样肉瘤：来自未分化间叶组织，Keratin、Vimentin、CEA、NSE、S-100和α-1 AT均可阳性。

Ewing肉瘤：Keratin、Vimentin、S-100、NSE、NF及Leu7均可阳性；对神经内分泌肿瘤：NF及Leu7阳性。

MFH：α-1 AT、α-1 ACT（+）外，Desmin、NF 都可阳性。

（4）对于圆形细胞肿瘤，首先排除淋巴细胞源性肿瘤（LCA 阳性）、神经源性（CgA、NSE、Syn 等阳性）和组织细胞源性（α-1 AT、溶菌酶、CD68 阳性）。

（5）组织起源未定肿瘤

颗粒细胞瘤：S-100、NSE 强（+），提示神经源性；Actin、Myoglobin（-），提示非肌源性。

腺泡状软组织肉瘤：Actin、Myosin 少量（+），常常阳性表达 NSE、TFE_3。

透明细胞肉瘤：S-100（+），HMB45（+），提示该肿瘤是发生在软组织的黑色素瘤。

识别组织起源的抗原：3 种 18 类。

1）中间丝 Keratin 上皮/肌上皮标记

Vimentin 间叶分化标记，Desmin 肌分化标记。

Actin：平滑肌、横纹肌、肌上皮、肌纤维母、血管内皮、血管外皮。

Myosin：肌纤维。

2）蛋白质

Myoglobin：骨骼肌特异。

FⅧ：血管内皮。

UEA：血管内皮敏感/上皮。

fibronectin 间叶标记：纤维组织细胞、滑膜、间皮。

3）酶

lysozyme：反应性组织细胞。

alkaline phosphatase、acid phosphatase：骨及软骨标记。

5. 电镜观察　对于鉴别软组织肿瘤的分化表型有重要意义，有时可起决定性作用。

（1）梭形细胞类：纤维肉瘤：RER（粗面内质网）多，细胞旁胶原纤维。
平滑肌肉瘤：肌微丝［actin（+）］，密斑，基膜。
横纹肌肉瘤：肌丝有粗［myosin（+）］、细［ctin（+）］之分。
恶性神经鞘膜瘤：细胞突起多，周围有基膜，可见长距离胶原纤维。
脂肪肉瘤：胞浆中见脂滴。

（2）圆形细胞类：淋巴瘤：细胞器少，无连接，有突起。
神经母细胞瘤：神经分泌颗粒，微丝，微管。
Ewing 肉瘤：细胞内有糖原。

（3）双向分化：滑膜：中丝，上皮样连接（桥粒）。
间皮：中丝，桥粒连接，长发样微绒毛。

（4）具有诊断性超微结构特征的肿瘤

1）血管肉瘤：Weibel-Palade 小体。

2）化学感受器瘤（成巢，细胞一致，巢周有血窦）EM：神经内分泌颗粒。

3）黑色素瘤：黑色素小体与神经内分泌颗粒—W-P 小体—溶酶体要进行鉴别。

葡萄状肉瘤—胚胎性横纹肌肉瘤（儿童，膀胱内壁）常常发生于正常无横纹肌的地方，有腔隙的地方，似葡萄串向腔内突起，如宫颈、膀胱、前列腺、胆囊。

新生儿肝脏特别大，或心脏特别大，要考虑到有糖原储积症的可能。

平滑肌细胞界线清楚，EM下观察到密体。

软组织病理诊断中的“顺口溜”——有时对病理诊断具有重要的提示作用。

1. 当组织细胞形态出现“三个一”时（一个瘤细胞形成一个腔，内含一个红细胞时）应首先想到是血管内皮细胞源性肿瘤（如血管内皮细胞瘤、血管肉瘤等）。

2. 结节性筋膜炎时，有“三个三”现象，即病程不超过3个月、大小不超3cm、年龄不超过30岁。另外易出现红细胞外渗和黏液变性，可以出现侵袭周边组织和较多分裂象。当年龄较大时，可以出现类似结节性筋膜炎的增生性肌炎和增生性筋膜炎：可见神经节样细胞。

软组织肿瘤中的特殊结构对诊断的提示作用。

1. 呈腺管样排列，但无腺腔，中央为红染区⟶Verocay body，提示神经鞘瘤。

2. 甲状腺内肿块有不规则腔隙，有乳头；瘤呈上皮样，胞浆丰富；核仁突出，小腔隙内有单个红细胞，有出血，Keratin（+），网染（+），UEA（部分阳性）；EM：胞浆大量中丝，杂乱排列。——甲状腺上皮样血管肉瘤（恶性度较高）。

3. 腺泡状软组织肉瘤（好发于大腿内侧）胞浆红染，EM：菱形结晶（立方状，有界包绕，电子密度高）。

4. 恶性神经鞘膜瘤　大多数发生在大神经旁，很少发生在其他部位。

5. 横纹肌瘤
①胚胎性横纹肌肉瘤按形态可分为：普通幼稚型、梭形细胞型和葡萄状肉瘤型
②腺泡状横纹肌肉瘤分为普通腺泡型（出现“腔内腔”现象）和实体型

第4节　介绍几种特殊的软组织肿瘤

一、上皮样肉瘤

1. 名称　许多肉瘤具有上皮样形态，如上皮样血管肉瘤、上皮样平滑肌肉瘤、上皮样恶性神经鞘瘤，但他们都不能简单地称为上皮样肉瘤，后者为一独立的实体，具有特殊的临床病理特征，有些书上称之为软组织癌。

2. 来源　不明，有些观点认为是组织细胞起源，有些认为是滑膜肉瘤的特殊亚型，认识不统一。

3. 临床情况　应重视，有经验的医师仅看临床表现即可诊断。

（1）年龄：青年人多见，平均23岁，但可见于4～90岁之间的人群。

（2）性别：发病男多于女。

（3）部位：四肢远端多见，大多发生在手掌、手指、前臂、胫前区，也可发生在股部；常较表浅，也可发生于皮肤的真皮及皮下，早期即可有皮肤破溃；深部肿瘤常沿筋膜及肌腱生长，生长速度一般较慢。

（4）复发十分常见，可达77%；转移较常见，可达45%。

（5）预后：广泛切除者预后好；有资料显示：死于该病者31%；5年生存率60%~70%，10年生存率25%~50%。

4．病理学　大体由一个或多个结节组成，表面可有破溃，结节周围为纤维结缔组织，0.5~5cm不等，多在1.5cm左右，可沿肢体成束、成行排列，质硬，无包膜，切面灰白或灰黄色，结节中央常有坏死。

组织学形态：结节状病变，中心变性、坏死；周围瘤细胞梭形、胖梭形、多边形、大圆形（上皮样），胞浆界限清楚，嗜酸性明显，并可呈透明样；核空泡状，卵圆形、圆形，单核或双核，核仁明显，分裂象易见；结节周边淋巴细胞较多见。

二、伴有沙砾体形成的儿童纤维性肿瘤（childhood fibrous tumor with psammoma bodies）

1．1988年由Rosenthal等首先描述，发病年龄在1~33岁之间，肿瘤大小在2.5~15cm之间，部位可为皮下、肌肉，曾称为钙化性纤维性假瘤。

2．光镜　大量胶原，细胞稀少，钙化小体（沙粒体多见）。有些病例切除后可复发。

三、促纤维增生性小圆细胞肿瘤（desmoplastic small round cell tumor）

1．发生于腹腔、腹股沟、睾丸等部位，平均年龄28岁，男女发病比率为5∶1，大小最大径可达40cm。

2．光镜　分化差的小圆细胞形成小岛，间质疏松，黏液样，周围纤维间质增生。

3．免疫组化　Keratin、EMA、Desmin、Vimentin、NSE均阳性。

4．细胞遗传学　染色体有异位现象t（11∶22），与Ewing sarcoma有类似现象。恶性度高，生长快，病人很快死亡。

5．电镜下可见有桥粒样连接，中间丝在核旁形成漩涡样结构，类似于横纹肌样肿瘤。

四、低度恶性纤维黏液样肉瘤（low grade fibromyxoid sarcoma）

1．1987年由Evans报道，发病年龄为25~50岁，肿瘤平均9.5cm，一般为3.5~12.5cm，好发于股部、腹股沟、肩部、腋窝、会阴、小肠系膜。

2．光镜　中等量细胞，黏液样，核分裂不常见，核多形性不多见；结构上常见黏液细胞稀疏区与梭形细胞致密区的交替出现。

3．预后　可局部复发，转移常发生于肺。

五、硬化性上皮样纤维肉瘤（sclerosing epithelioid fibrosarcoma）

1．形态上和乳腺的浸润性小叶癌、硬癌相似。胞浆丰富，核可有偏位，细胞象上皮形态，间质纤维化伴透明变性。

2．光镜　小巢，小条索，细胞带角或小圆细胞，局灶黏液变性。

3．AFIP报告25例，14例男，11例女。均发生于深部组织（纤维、肌肉、筋膜、骨膜），病人14~87岁，平均41岁，好发于四肢、躯干、颈部，肿瘤大小2~14.5cm，平均7cm；境界清楚，质地硬。低度恶性。可复发、转移。

六、中间型纤维组织细胞瘤

（一）非典型性纤维黄色瘤

1. 平均大小1.2cm。

2. 瘤细胞丰富，多形性显著。

3. 无典型车辐状结构。

预后：可以复发，转移罕见。

（二）隆突性皮肤纤维肉瘤

1. 肿瘤无包膜。

2. 呈梭形，细胞较一致，核分裂少。

3. 典型的车辐状结构。

预后：复发可高达50%，转移少见。

（三）巨细胞纤维母细胞瘤（好发儿童<3 岁，占90%）

1. 间质广泛纤维化。

2. 核深染，分叶状，并互相重叠。

（四）丛状纤维组织细胞瘤（复发40%，少数可转移）
（五）血管瘤样组织细胞瘤
} 好发于儿童及青少年

（复发12%，转移少见）

七、婴幼儿软组织良性纤维性病变

包括两大类：

（一）婴幼儿特有：

①纤维性错构瘤：好发部位为腋下、腹股沟区。不复发

②肌纤维瘤病：软组织、肌肉、骨骼，血管外皮细胞+淡染的纤维细胞，可复发

③颈纤维瘤：胸锁乳突肌，可复发

④指/趾纤维瘤病：手、脚趾，可复发

⑤婴幼儿纤维瘤病：肌肉，不复发

⑥钙化性筋膜纤维瘤：手脚，可复发

⑦透明变性纤维瘤病：不复发

（二）与成人相似：

①结节性筋膜炎

②掌趾纤维瘤病

③腹部及腹外纤维瘤病

第5节　导致骨软化的软组织间叶肿瘤

全身性骨软化是症状非常重、病程较长可导致患者劳动力丧失、给患者身心带来重大伤害的一大类疾病，且往往得不到有效治疗。此类疾病中有一种是肿瘤引起的，该类肿瘤的发现和完全切除能给患者带来“第二次生命”。这类肿瘤被称为骨软化或佝偻病相关性肿

瘤，而这些肿瘤引起的骨软化称为肿瘤性骨软化。肿瘤性骨软化是比较少见的副肿瘤综合征，病因是肿瘤导致磷酸盐过多地从肾脏排出而丢失磷。早在1947年McCance描述了首例特殊的副肿瘤综合征——骨软化，Prader等1957年首次认识到了肿瘤引起的骨软化。这类肿瘤由于少见，目前其病理形态和分子生物学改变还未被医务人员及科研人员充分认识，该肿瘤的病理形态和具体发病机制方面缺乏认识，以至于被误诊，从而导致各种各样的病理诊断名称。该类病变组织学和临床症状与体征之间关系的研究非常少，深入探讨其具体组织分类或亚型的文献或书籍更是罕见，在此结合文献和我院病例对该类病变的病理相关问题作一综述，以增加对该病的深入认识。

一、肿瘤性骨软化的临床表现

肿瘤性骨软化与一般的全身性骨软化在临床表现上没有差别。发病者绝大部分都是成年人，国外文献报道2/3患者年龄都在30岁以上，我科23/31例年龄超过30岁。国外文献报道男性发病稍多于女性（M∶F=1.2∶1），而我科病例女性略多于男性（M∶F=7∶8）。典型症状表现为承重部位的骨组织疼痛伴活动困难，具体的常见部位包括腿、踝部、髋部和背部，部分病人表现为全身骨痛。疼痛常伴发全身性的肌肉萎缩，部分病人甚至出现失用性萎缩，长期卧床不起，因此初次诊断时可被误诊为原发性肌肉病。一些患者可出现关节痛、身高变矮等表现，部分治疗患者可出现甲状旁腺功能亢进的症状和体征。一般病程都较长，文献报道从出现症状到诊断的时间3个月到20年不等，而我科31例患者短病程为2年，长的达40年之久。偶有无症状、经被影像学检查发现者。在儿童常表现为维生素抵抗的佝偻病：全身不适、步态不稳、关节肿胀、肋骨串珠和膝外翻等。血清学显示血磷显著低于正常值（文献2.2～3.3mg/dl，我科病例手术前血磷0.6～1.7mg/dl，平均1.22mg/dl），而血清钙的数值正常或稍低于正常值，碱性磷酸酶往往升高；尿中的磷水平是升高的，绝大部分患者表现为肾小管重吸收磷的能力下降（下降比例达23%～70%）。尿钙水平降低，血清1,25-二羟维生素D_3降低或检测不到，而血清25-羟维生素D_3则正常。影像学检查：在骨骼未成熟的患者，影像学显示骨的干骺端生长板和透光区增宽，同时伴有佝偻病性改变。下肢长骨可呈弓状畸形；在骨成熟患者，影像学显示全身性骨软化伴有Milkman征、假骨折或Losser线，并显示出无症状或有症状的肿瘤性病变（发生在骨组织的CT显示较好，而软组织病变则MRI显示好，以生长抑素受体作为示踪剂的奥曲肽显像对二者都具有较高的敏感性和特异性），病理性骨折在成人常见，特别好发于股骨颈。

二、致骨软化肿瘤的病理诊断现状

由于该肿瘤比较少见，许多病理医师对该肿瘤比较陌生，加上临床和病理医师沟通少，病理医师未认识到该病临床特征对病理诊断的重要提示，同时该肿瘤的形态比较多样，因此出现了各种各样的病理诊断。目前对该类病变的病理诊断包括：Nuovo MA等人于1989年总结该类肿瘤，将其归类为血管源性肿瘤（大部分为血管外皮细胞瘤，其次为血管瘤、纤维血管病变、血管肉瘤、血管内皮瘤和血管脂肪瘤等）、巨细胞病变（包括骨发生的巨细胞肿瘤、软组织的巨细胞肿瘤、恶性巨细胞肿瘤、色素性绒毛结节性滑膜炎、巨细胞修复性肉芽肿、软组织软骨瘤的巨细胞变异型、巨细胞恶性纤维组织瘤）、非骨化性纤维瘤、恶性间叶组织肿瘤、骨母细胞瘤、软骨性病变（软骨瘤、间叶性软骨肉瘤）、牙源性肿瘤、未分化肉瘤和其他一些病变（包括退变的骨样组织、神经瘤、骨肉瘤、纤维黄色瘤和血管纤维组织细胞瘤）。Folpe AL 等于 2004 年报道的 32 例中原始诊断包括具有血管免疫表型的肉瘤、梭形细胞脂肪瘤、硬化性血管瘤、间叶肿瘤、腱鞘巨细胞瘤、伴有破骨细胞样巨细胞的血管外皮瘤、间叶性软骨肉瘤、硬化性骨肉瘤、不典型内生性软骨瘤、低度恶性的骨肉瘤、非典型巨细胞肿瘤、血管外皮瘤、骨肉瘤、良性间叶肿瘤、血管周肌样肿瘤、软骨母细胞瘤等，他们同时复习了 109 例英文文献，还发现有纤维肉瘤、恶性纤维组织细胞瘤、骨化性间叶肿瘤、内分泌肿瘤、纤维结构不良、软骨黏液样纤维瘤、恶性神经鞘瘤、血管球瘤、血管发育不良等病理诊断，我科 30 例病例前 10 例因认识不清，原始诊断可谓各种各样，包括 VDRR 的间叶瘤、血管瘤、巨细胞修复性肉芽肿、腱鞘巨细胞瘤、肌纤维母瘤、脂肪瘤样的血管外皮细胞瘤、慢性炎症伴纤维增生及异常结晶沉积、牙源性纤维瘤等，后 20 例因有进一步观察和认识，诊断名称明显减少，主要为磷酸盐尿性间叶肿瘤、牙源性纤维瘤、类癌、神经纤维瘤；复习国内文献发现报道该类病变的文章非常少见，仅有数篇报道，包括 1 例瘤周有钙化的血管瘤（复习原病理切片为磷酸盐尿性间叶肿瘤）、1 例黏液性软骨肉瘤、1 例磷酸盐尿性间叶肿瘤和北京协和医院报道的 1 例类癌、10 例磷酸盐尿性间叶肿瘤。致骨软化的肿瘤类型真有如此之多吗？Folpe AL 等对 109 例病例进行了重新分析，发现大多数病例的诊断可修正为磷酸盐尿性间叶肿瘤，且绝大部分为良性。因此，该类病变的组织病理学理应受到重视，从而使该类患者获得正确诊断，避免过度治疗和切除不足。另外还有文献报道少量骨软化病例与神经纤维瘤病 Ⅰ 型和 Mc-Albright 等综合征有关，部分病例与癌有关，还有部分病例合并淋巴瘤。总的来说，对该类病变的研究缺乏系统性和深入性，停留在临床症状和体征的病例报道居多，而对组织病理及其发病机制的研究较少。

三、致骨软化肿瘤的病理组织学表现

瘤组织大部分为间叶组织来源（部分合并有上皮成分，且主要是牙源性上皮），呈弥漫性浸润性生长，可浸润包膜、周围组织或浸润至骨小梁间，可见数量不等的梭形纤维母细胞样细胞（核/质比例较大，但核无异型性，分裂象罕见）、脂肪细胞、黏液样细胞、软骨样细胞、星芒状细胞等，可见黏液样、软骨样、骨样基质，组织中可见分布不均一的散在云雾状、团块状颗粒性（grungy）或沙砾样钙化；瘤组织中富于血管，小血管呈血管外皮瘤和血管纤维瘤中的窦隙状形态、厚壁畸形血管、薄壁血管聚集呈血管瘤改变，稍大的血管壁周围往往有黏液变性。部分肿瘤周边（特别是发生在软组织的肿瘤）可见骨壳形成（影像学上呈环形高密度），部分组织中可见多核巨细胞，部分可见陈旧性出血，部分可见无折光的非尿酸盐结晶；部分肿瘤类似血管平滑肌脂肪瘤形态；发生于颌骨的该类病变，在纤维性组织背景中常存在隐匿性上皮条索（往往需经免疫组织化学染色来证实）。还有极少量的神经内分泌上皮性肿瘤出现肿瘤性骨软化。总体来讲，虽然部分肿瘤细胞核/浆比例高，看似幼稚，但绝大部分肿瘤的增殖指数是低的（Ki67 阳性率低）；虽然大部分肿瘤组织呈侵袭性生长，但很少出现转移，彻底切除后也很少复发，基本呈良性病程；虽然绝大部分肿瘤成分都是间叶成分，但很少出现恒定的间叶分化方向（比如肌源性、脂肪源性、纤维组织细胞等），往往是灶性分化，混合存在。极少数的病例可以出现显著的核异型性，并出现较多核分裂象，这类患者容易出现复发和肺部的转移。部分病例，特别是发生在颌

骨和鼻腔的病例，间叶组织中偶见隐匿性上皮成分（往往需要进行上皮的免疫组化标记才能明确显示出来）。还有少量的肿瘤性骨软化患者实际上是各种恶性肿瘤的中晚期出现的副肿瘤综合征，组织学上表现为各种癌和淋巴造血系统肿瘤，如前列腺癌、神经内分泌癌、多发性骨髓瘤、淋巴浆细胞性淋巴瘤等。

四、致骨软化的肿瘤组织学诊断分类初探

从文献报道来看，致骨软化肿瘤的诊断名称可谓是种类繁多，但仔细推敲却发现大部分是个案报道和临床报道，真正对该类肿瘤进行细致组织学研究的文献不多，有代表性的是下面两篇文献。1987 年 Weidner 等总结了 17 例病理资料，首次提出“磷酸盐尿性间叶肿瘤”的诊断名称，并分为四个亚型：①混合结缔组织亚型；②骨母细胞瘤样；③非骨化性纤维瘤样；④骨化性纤维瘤样。其中第一种亚型最多，后三种亚型发生于骨组织。2004 年 Folpe 等在分析了 32 例病例的临床病理资料后，结合复习既往文献，提出大多数引起骨软化症的间叶肿瘤为一种独立的组织病理类型——PMT/MCT。我科现有 31 例该类病例加上会诊的 2 例和 1 例有病理图像的中文文献共 34 例，从形态学观察来看，可以说这些病例基本涵盖了文献所报道的绝大部分肿瘤类型，我们结合自己病例并参考国内外文献，初步提出如下分类：磷酸盐尿性间叶肿瘤、磷酸盐尿性间叶/上皮混合型肿瘤、磷酸盐尿性上皮性肿瘤和一些特殊淋巴造血系统肿瘤四大类，发病率依次递减。磷酸盐尿性间叶肿瘤还存在混合结缔组织亚型、骨母细胞瘤样型、软骨瘤样型、血管外皮瘤样型、巨细胞瘤样型、纤维母细胞型、血管瘤样型等变异亚型。磷酸盐尿性间叶肿瘤的共有组织学：短梭及卵圆形间叶组织，瘤细胞核/浆比例较大，其间富于血窦样薄壁血管，瘤内不同类型的钙化、不同程度的黏液变性和厚薄不等的畸形血管、瘤周骨壳等都可以较高比例地出现，但并非每例都出现；若肿瘤细胞异型性显著，并出现了较多分裂象，特别是出现了恶性纤维组织瘤或纤维肉瘤的形态，应诊断恶性磷酸盐尿性间叶肿瘤。混合结缔组织亚型的诊断需额外出现下列组织学图像之一：瘤组织内出现脂肪成分（非周边区域），同时出现软骨样基质和骨壳成分，出现血管平滑肌瘤样成分。骨母细胞瘤样型是在肿瘤组织出现较多的骨样基质和分化良好的骨母细胞，或出现了欠成熟的骨小梁组织。软骨瘤样型是瘤组织中出现了软骨样基质和分化较好的软骨成分。血管外皮瘤样型是瘤细胞一致，围绕血管呈放射状，并见大量鹿角状血管，瘤细胞表达 CD34 和 CD99 等标记。巨细胞瘤样型在瘤组织中出现较多多核巨细胞，并可见陈旧性出血和纤维组织增生，这类患者往往合并有原发性或继发性甲状旁腺功能亢进。纤维母细胞型瘤组织中以梭形细胞为主，并可见较多的胶原纤维成分，形态类似纤维瘤和纤维肉瘤。血管瘤样型是瘤组织中出现大量成片的毛细血管或静脉性血管。磷酸盐尿性间叶/上皮混合型肿瘤大多发生在颌骨、口腔或鼻腔，在间叶组织的背景下可见隐匿性上皮成分（通常需要免疫组化进行上皮性标记才能很好显示出来），大多数为牙源性上皮。磷酸盐尿性上皮性肿瘤大部分是播散性癌，常见的是前列腺癌和神经内分泌癌，它们在晚期出现副肿瘤综合征表现为肿瘤性骨软化，往往在肿瘤切除后或针对肿瘤有效的化疗之后血磷会上升，但很快又因肿瘤的复发和转移再次出现低血磷和骨痛等症状。可出现获得性低血磷的特殊淋巴造血系统肿瘤有多发性骨髓瘤、未定类的单克隆 γ 病、淋巴浆细胞淋巴瘤和慢性淋巴细胞性白血病/淋巴瘤，它们在形态上与无伴发骨软化者无差异。

五、肿瘤致骨软化作用机制及瘤组织分子生物学研究进展

引起骨软化的肿瘤最初是由临床医师发现（因肿瘤切除，骨软化改善或得到根治），但肿瘤通过具体的何种途径引起骨软化则是通过病理生理的研究得出了一些初步结论，而肿瘤的具体类型和生物学行为则为病理医师的贡献。通过临床观察发现，血磷降低，但通过尿液检测发现尿中磷浓度比正常人显著增高；切除肿瘤后，患者尿中磷浓度降低，而血磷恢复正常，提示肿瘤可能分泌了某种因子影响了体内磷的平衡。Cai 等人将致骨软化肿瘤的细胞培养提取液加入鼠肾小管上皮细胞培养体系中，发现肾小管上皮细胞对磷的回吸收受到抑制，而将该肿瘤组织移植到正常小鼠体内，小鼠出现尿磷增多的现象，进一步支持肿瘤组织分泌了调磷因子，抑制了肾小管对磷的转运，使血磷降低，导致患者发生骨软化。而近年来的研究表明纤维母细胞生长因子 23（fibroblast growth factor 23，FGF-23）、细胞外基质磷酸糖蛋白（matrix extracellualar phosphoglycoprotein，MEPE）、分泌型卷曲相关蛋白 4（secreted frizzled related protein 4，SFRP4）可能是调磷因子，而其中 FGF-23 可能起着最常见和重要的因子，文献中主要通过检测血液中相关因子的浓度变化、以及通过反转录 PCR 的方法检测相关因子的 mRNA 来证实，极少的文献中只有极少病例用免疫组化的方法证实肿瘤细胞表达 FGF-23 蛋白。核医学用生长抑素 2 受体显像能显示出肿瘤，提示肿瘤细胞表达生长抑素 2，同时有研究者用生长抑素 2 受体抑制剂进行治疗能获得部分疗效。但是否所有的肿瘤性骨软化均通过上述途径起作用呢？通过更全面的文献复习和深入的病理生理研究发现，绝大部分磷酸盐尿性间叶肿瘤、磷酸盐尿性间叶/上皮混合型肿瘤和磷酸盐尿性上皮性肿瘤是通过该途径导致骨软化的，而 Messiaen T 等人总结文献称骨软化患者中约 40% 为成人范可尼综合征（Fanconi syndrome，又被称为多发性近端肾小管功能障碍综合征），获得性成人范可尼综合征常因患多发性骨髓瘤、未定类的单克隆 γ 病、淋巴浆细胞淋巴瘤和慢性淋巴细胞性白血病等疾病中的一种而出现症状，通过尿中分泌的大量单克隆性轻链并在近曲小管内形成结晶，最终导致肾衰、蛋白尿和肾小管功能障碍引起尿磷重吸收低下，从而引起高尿磷、低血磷性骨软化，该类患者对钙、磷和维生素 D 的治疗反应好，而不需要 1, 25-双羟维生素 D 的治疗。

由于后两种引起骨软化的肿瘤生物学行为明确，且肿瘤类型基本清楚，因此前两种类型成为了研究的对象。首先是这两种类型，特别是第一种组织中富于形态各异的脉管，K. Williams 等人于 2007 年首先在 8 例典型肿瘤中证实了存在大量的淋巴管（脉管细胞表达 LYVE 1 或 podoplanin 等淋巴管内皮标志物），但肿瘤的主体实质梭形细胞既不表达血管内皮，也不表达淋巴管内皮标记物，这有力地表明该肿瘤不是以前认为的血管性肿瘤，而是一种兼有淋巴管和血管的特殊独立的间叶性肿瘤类型。但如此形态各异淋巴管和血管的形成机制和主要作用值得进一步探讨，畸形脉管的存在是否提示有脉管发育不良，其原因值得深入研究。肿瘤的主体成分是短梭和长梭形间叶来源的细胞，除了一致表达 Vimentin 外，无恒定的其他分化标记物表达，如肌源性、神经源性、神经内分泌性等的分化标记。但形态幼稚却有生长缓慢的高核/浆细胞并表达 bcl-2 和 CD99（我们发现），类似于间叶性软骨肉瘤中幼稚成分的免疫组化表达方式，提示我们该肿瘤的起源可能是间叶起源却又存在分化障碍的一类肿瘤，是否存在相关基因的改变值得从 DNA 和 RNA 的水平证实。根据文献

总结，该肿瘤约5%为多发性，约10%为恶性，但至今无统一的形态学判定标准：因为绝大部分肿瘤都有轻到中度的核异型性，且对周边组织呈侵袭性生长，但却都表现为良性的生物学行为，只要手术彻底切除即可达到治愈的效果。目前只是人为的设定出现了明确纤维肉瘤和恶性纤维组织细胞瘤样的形态，或者已有肝、肺等器官转移方可诊断恶性，但在实际的病例中却存在着相同形态、不同预后，如何理解良性肿瘤的侵袭性行为和预判该类肿瘤的转移可能性是今后研究的一个方向。再有其导致骨软化的机制并非完全明确，究竟有多少调磷因子参与其中并如何起作用，需要进一步用蛋白组和基因组的研究方法来明确。再者，该类肿瘤的启动因素是什么？该类肿瘤体积小、能量大，其导致全身骨软化的各类调磷因子的阈值也有待明确。组织中常见的黏液变性、特殊形式的钙化和结晶、瘤周薄层骨鞘等的形成机制值得进一步研究。

总之，导致骨软化的肿瘤是罕见但又具有重要临床研究价值的一类肿瘤，其病理生理特点和具体的生物学行为判定有待深入研究，相信通过对它的研究有望为骨软化患者带来福音，有望对其他副肿瘤综合征的研究和治疗带来希望。

第6章　心血管系统病理

人生以70年计，一个心脏一生的心搏量相当于西湖水量。心脏一生搏动次数：75次/分×60分钟×24小时×365天×70年＝27.6亿次。

第1节　正常心血管的解剖及组织学

一、心脏解剖学

（一）标志

1. 表面标志　三面：前、后、下（即胸肋面、纵隔面、底面）；两缘：左缘（钝）、右缘（锐）；三沟：冠状沟（房室沟）、前纵沟（前室间沟）、后纵沟（后室间沟）。

2. 右心房标记

（1）静脉窦：上、下腔静脉交叉处的膨胀部分，内有欧氏瓣。

（2）冠状窦口：冠状静脉在右心房的开口。

（3）界沟：上、下腔静脉与右心房交界的地方，外为沟，内为嵴。

（4）卵圆窝：位于房间隔处。

（5）梳状肌：从界嵴上发出的。

（6）心耳嵴。

3. 右心室标记

厚：平均0.25cm。

（1）肉柱：位于三尖瓣入口处。

（2）室上嵴：肺动脉瓣下横行的嵴，此处最能说明右心室的厚度。

（3）腱索：连接乳头肌与瓣膜。

（4）乳头肌—腱索—瓣膜，左右心室都只有两个乳头肌，一般隔瓣没有乳头肌。

4. 左心房　内膜平滑，仅在心耳内有梳状肌，有四个肺静脉回流洞。

5. 左心室　只有两个乳头肌，功能是泵血。

（二）瓣膜

二尖瓣：前瓣、后瓣；前瓣为分水嵴。

三尖瓣：前瓣、后瓣、隔瓣。

肺动脉瓣：呈倒品字形。

主动脉瓣：呈品字形，分为左冠瓣、右冠瓣、无冠瓣。

（三）支架

四个纤维环（在四个瓣口处），两个纤维三角，一个室间隔膜。

（四）传导系统

（五）血管

左优势型，右优势型，均衡型。

左冠状动脉：左旋支、左前降支；右冠状动脉：右冠状动脉主干。

静脉：60%的静脉都随大、中、小静脉回到冠状静脉窦。

（六）神经

交感神经、副交感神经。

二、心脏组织学

1. 胸肋面（右心室）表面有一层白色物，称牛奶斑（milk spot），如硬币，易被误认为是病变，组织学上表现为间皮下疏松结缔组织增生。

2. 一般瓣膜很薄，无血管，有炎症时血管易见。如风湿性心瓣膜病变可表现为纤维组织增生伴透明变性、黏液变、小血管增生、阿少夫小体、钙化等。

3. 心肌　单核、纤维分叉、闰盘，凭此三点与横纹肌区别。

三、心脏的大体检查

1. 要保证心脏的重量准确，必须做到：

（1）界线：切断血管应在心包膜内侧缘切断出入血管。

（2）内容物取出：血液、凝血（湿润，软，表面灰黄色，像鸡脂，黏附不紧）、血栓（附壁）、大血管内栓子。

2. 剖检时应注意的问题

（1）沿血流方向剖开心脏各腔。

（2）其他切面，如横切（如瓣膜，冠心病观察缺血范围）。

（3）四心腔切面，如人体的冠状切面（心肌病），用于观察心脏肿瘤。

（4）心肌剖开（克山病心脏：心肌中弥漫斑片状坏死）。

3. 赘生物的问题（内膜面）　大多数在瓣膜上，注意识别和保护。

（1）风湿性疾病：二尖瓣、主动脉瓣、左房后壁。

（2）感染性心内膜炎［亚急性细菌性心内膜炎（SBE）］，对瓣膜是破坏性损伤，很容易脱落。

（3）非细菌性血栓性内膜炎（NBT）。

4. 冠脉的检查　横切，每隔0.5cm切开观察，狭窄分级4级（25%、50%、75%为狭窄分界点），尸体解剖的冠动脉造影：

（1）心腔冲洗。

（2）冠状动脉冲洗。

（3）造影剂灌注：10%~20%的硫酸钡+少量明胶。

（4）结扎冠状动脉口，并固定24小时。

（5）X线片。

5. 心脏的原位检查

（1）先天性心脏病。

（2）肺动脉栓塞（主干，肺门处）——手术后猝死的重要原因之一：尸检应先用刀剖开肺动脉。

（3）气体栓塞。

6. 传导系统的检查

（1）窦房结：位于上腔静脉和右心耳之间的心外膜下面；大小为（1～1.5）cm×0.4cm×0.2cm；为功能特化的心肌，不能收缩，比正常心肌小，含糖原多，胞浆空，周围有结缔组织，随年龄而增加，血管比正常心肌多，无包膜等明确界线。因常有变异，故需全部切开方可找到。

（2）房室结：右心房内膜下（房室环的上方，室间隔膜部的后方），大小为0.7cm×0.4cm×0.1cm，呈三角形、梨形，主要是心肌纤维，血管密度大。

心脏的骨架——四个瓣膜环，它们之间为中心纤维体。

房室束囊穿中心纤维体⟶左右束支。

第2节　心脏基本病变

一、大体检查

1. 外形异常

（1）心肌肥大（正常重250～290g）

1）向心性肥大：心壁肥厚，心腔不扩大，压力负荷增大。

2）离心性肥大：容量负荷增大，既有心壁的肥厚，又有心腔的扩大。

（2）心腔扩张

1）紧张源性扩张。

2）肌源性扩张。

（3）室壁瘤（常见大面积心梗以后），内往往有血栓形成。

（4）萎缩（恶病质后期都有，外观为暗褐色、紫褐素），心外膜脂肪呈胶冻样。

2. 瓣膜异常　先天性、风湿性、感染性、老年性（冠状动脉硬化）。

表现为狭窄和关闭不全。

病理：
- ①变性坏死
- ②增生
- ③钙化
- ④粘连
- ⑤脱垂
- ⑥穿孔（常见于感染性疾病）

3. 异常通道

（1）房间隔缺损（卵圆孔，单心房）。

（2）室间隔缺损（膜部、肌性部、单室）。

（3）动脉导管未闭。

4. 综合性异常

法洛四联症——肺动脉狭窄、右室肥大、室间隔缺损和主动脉骑跨。五联：四联+房间隔缺损。

5. 艾博斯坦畸形

三尖瓣畸形——位置下降，右心室部分化为右心房。

二、镜下检查（主要为心肌的退变后改变）

1. 心肌细胞浊肿。
2. 心肌细胞脂肪变性（弥漫性，斑片状）。
3. 脂肪浸润（是指心外膜脂肪过多，大量进入心肌间）。
4. 黏液变性（HE：淡蓝色。PAS 阳性），但不同于结缔组织的黏液变性。
5. 肌原纤维变性——凝固性肌溶解。
6. 水样变性——液化性肌溶解。
7. 萎缩——胞浆中见脂褐素。
8. 钙化。
9. 心肌肥大——胞浆丰富、变长、变大，核早期变方，随后染色变深，可出现奇形怪状的细胞核。
10. 再生现象——少见。

第3节 心血管疾病介绍

一、动脉粥样硬化（atherosclerosis，AS）

1. 概述

高血压病：细小动脉硬化（直径 100μm 以下的动脉）。

糖尿病性血管病：微血管壁硬化。

动脉粥样硬化：大中动脉内膜病变（内膜脂质沉积，结构破坏，机化、钙化）。

动脉中层硬化：遗传病，中层平滑肌层钙化。

2. 动脉粥样硬化的病因

（1）饮食：摄入过多的糖、高三酰甘油、脂肪，这些与该病正相关，而蛋白质与该病的直接联系少，维生素（缺少不可）、无机盐、水与该病负相关——水质越硬，血管越软。

（2）肥胖是该病的危险因素——腰带越长，寿命越短。

（3）生活方式：吸烟、喝咖啡、应激状态、活动过少、过度饮酒（适量有预防作用——增加高密度脂蛋白）、服用避孕药、男性结扎等都是危险因素。

（4）疾病：高血压、糖尿病、甲状腺功能减退加速该病，而甲状腺功能亢进则减轻该病。

（5）年龄：随年龄增加，患病率增加。现在的高发年龄提前，比 40 年前提前了 10 年。

（6）性别：男性多于女性，女性绝经后则与男性发病率相等（雌激素——有利于清除脂质）。

3. 病理机制（pathogenesis）

Wilshow：脂质学说（代谢障碍）、血栓学说。

Rastar：损伤应答学说——内皮损伤，脂质是物质基础，平滑肌细胞（平滑肌细胞表型转化）增多是形成斑块的关键。动脉的内膜和中膜无纤维母细胞。

平滑肌细胞：收缩型，合成型——分泌与合成胶原、基质、弹性纤维，吞噬脂质、各种因子。

4. 病变

（1）部位：大、中动脉，腹主动脉后壁（外膜缺乏滋养血管）最重要，血管分叉处。

（2）分级（grading）：大血管按累及内膜的面积百分比；中血管按管腔的狭窄程度：<25%——Ⅰ级；25%~50%——Ⅱ级；50%~75%——Ⅲ级；>75%——Ⅳ级。

（3）分期（stage）

早期：内膜水肿（胶样病变）

1）局灶性内膜溶解。

2）脂纹（脂斑）：巨噬细胞+平滑肌细胞　　吞噬脂质—泡沫细胞（macrophage）—趋化因子—中膜平滑肌—微血栓形成。

斑块期：

1）纤维斑块（主要为增生伴玻璃样变的纤维组织）：为稳定斑块，出现稳定性心绞痛。

2）粥样斑块（斑块内见泡沫细胞、胆固醇结晶等粥样物质）：为不稳定性斑块，出现不稳定性心绞痛、继发心梗。

继发改变：

溃疡：内出血、血栓、动脉瘤，钙化——坏死的墓碑。

5. 对人体的影响　缺血为主，出血（动脉瘤破裂）。

二、常见心脏病

（一）冠心病（CHD）

1. 类型

（1）隐匿型：临床症状不明显，心电图（ECG）示缺血。

（2）心绞痛：饱餐、寒冷、激动等因素导致急性发作。纤维斑块稳定性发作，粥样斑块不稳定性发作。

（3）心肌梗死：心肌因缺血而急性坏死。

（4）心肌硬化：冠状动脉粥样硬化致心肌缺血、缺氧后引起的纤维化，病因如下：

1）大片心肌梗死纤维化。

2）冠状动脉硬化弥漫供血不足，心肌纤维化。

2. 心肌梗死病理特点

（1）心肌梗死前：
- ①斑块增厚达一定体积
- ②溃疡基础上血栓形成
- ③斑块内出血
- ④斑块破裂致栓塞
- ⑤斑块痉挛

（2）部位：
- 左前间壁（前壁+前 2/3 室间隔）：左前降支病变引起，最常见
- 左侧壁：左旋支病变引起
- 左后间壁（后壁+后 1/3 室间隔）：（后降支）右冠状动脉病变引起

（3）类型（梗死）：透壁（transmural）；心内膜下；异位性（与侧支有关）。

（4）病变

6 小时以内：用光镜诊断非常困难，但电镜（EM）能诊断。EM 下：染色质靠边，线粒体肿胀，嵴断裂消失，出现致密颗粒（疑为钙粒子），脂滴出现，内质网，糖原减少。

6 小时后：心肌细胞核的出现光镜下形态改变。

中性粒细胞：最早 6 小时可出现，血管内中性粒细胞附壁，48 小时达高峰，心脏最软易破，常在 14 天后消失。

巨噬细胞：出现在 4 天后，第 6 天达高峰，数月后逐步消失。

纤维母细胞：第 4 天出现，10 天至 3 周达高峰，6 周后消失。

小血管：3 ~4 天后出现，3 ~6 周达高峰，几个月后消失。

胶原纤维：9 天开始出现。

（5）继发改变：
- ①心脏破裂
- ②继发性室缺
- ③二尖瓣脱垂
- ④室壁瘤

（二）风湿性心脏病（RHD）

1. 变质、渗出、增生——炎症的特点。

变质（实性器官）：黏液变性、纤维素样变；渗出（衬覆间皮的空腔器官）：浆液、纤维素、炎细胞；增生：阿少夫小体。

2. 风湿性心外膜炎　渗出为主，绒毛炎、心腔积液。

3. 风湿性心肌炎

（1）特异病变：阿少夫小体（Aschoff body）。

（2）非特异间质炎。

（3）实质损伤：心肌变性、坏死等。

（4）纤维化。

4. 风湿性心内膜炎

左心房：马氏斑——风心病的特征。

心瓣膜：内皮脱失——血小板、纤维素沉积，形成白色血栓——机化，反复过程导致瓣膜狭窄、关闭不全。

出现病变概率：第一位是二尖瓣，第二位是二尖瓣+主动脉瓣；第三位是二尖瓣+主动脉瓣+三尖瓣；两个以上为联合病变。

（三）高血压性心脏病（HHD）

1. 细小动脉硬化（透明变性、玻璃样变性），最好找的部位在肾上腺的外膜、肝、脑、甲状腺、骨骼肌、视网膜、脾脏。

老年人的胰腺动脉硬化不能考虑高血压，不管任何年龄脾脏的中央动脉硬化不能作为诊断指标。

2. 小动脉内膜纤维化导致血压升高，刺激内膜增生。

3. 大动脉粥样硬化（AS）导致收缩压升高；HHD+AS ⟶收缩压及舒张压均升高。

4. 心脏　向心性肥大（细胞核大、奇形怪状）⟶失代偿⟶离心性肥大。

5. 脑　出血为主，豆纹动脉（因垂直分支，血流冲击力最大）最易出血。

6. 肾　入球、出球小动脉均为细小动脉，颗粒性固缩肾——肾小球部分萎缩，部分代偿肥大。

“大心、小肾”⟶高血压引起。

心肌病主要看大体，镜下主要为心肌细胞肥大、纤维代偿、替代。

（四）糖尿病性心血管病（病因：血糖高、免疫问题）

大动脉—加速 AS（粥样硬化）

中动脉—中层钙化

小动脉—阻塞

微动脉—透明变

小动脉、小静脉、毛细血管的改变：

1. 增生性　内皮细胞增生，正常内皮为扁平状，增生后变为柱状、球状上皮，基底膜增厚，细胞间存在纤维丝——并非糖尿病所特有，高血压病人、老年性病人也常出现，但糖尿病病人出现早、频率高（为后者的 2～2.5 倍）。

2. 透明性小动脉硬化　主要在内膜下出现透明变性，可向内、向外挤压，可见于肾脏病人、高血压病人（50 岁以上）。

特点：为局灶性，PAS 染色阳性，区别于高血压。

其成因：①局部内膜有破损；②IgM、C3 沉积；③基膜。

3. 微小血管病（60%～80%，出现于中、晚期）　基底膜增厚（正常只能在电镜下看见）并呈层状，可见于高血压性心脏病及 50 岁以上的人。

（1）有理论说是内皮坏死后增生形成的葱皮样改变。

（2）有人认为是内皮损伤造成。

血糖高—血细胞血红蛋白糖化：带氧升高；使红细胞变硬，通过减慢、停滞。

心肌退变—坏死—纤维化、间质炎，纤维素沉积—心肌瘢痕形成（糖尿病性心肌病；可同时伴有高血压、粥样硬化—冠心病—心梗）。

优势原则—诊断时考虑高血压的血管病变：（主要出现于小动脉）内膜增厚，整圈向内、外发展（透明变性）。

1. 主要部位：
- 糖尿病：心、肾、眼睛
- 高血压：心、肾、脾、脑

2. 具体血管：
- 糖尿病：小动脉—毛细血管—小静脉，病变呈节段性
- 高血压：小动脉，病变呈大段性（紧张所致）
- 粥样硬化：大动脉壁

第4节　血管炎的病理改变

一、概念和分类

1．血管炎是指因血管壁的炎症性病变导致的一系列临床病理改变。

2．按病因可分为原发性和继发性；按累及的血管大小分为大、中、小性血管炎；按病名可分为巨细胞性颞动脉炎、高安动脉炎、结节性多动脉炎、川崎病、韦格纳肉芽肿、变应性肉芽肿病、过敏性紫癜等。

二、临床特点与病理学改变

1．临床特点　因累及的大小血管和部位不同，而有不同的临床表现。主要产生与相应组织器官供血不足的临床表现。大多数病因不明，部分与感染有关，部分与免疫异常介导的炎症反应有关。大部分病人血清抗中性粒细胞胞浆抗体（ANCA）阳性。

2．病理学改变　虽然不同的血管炎有些不同的细微改变，但有共同的一致性改变：一是血管内皮的损伤，表现为血管内皮的肿胀、增生与脱落，有时可合并出血，最终导致血管腔狭窄、闭塞；二是血管壁各层的炎细胞浸润，以淋巴、浆细胞为主，有时也可出现中性粒细胞，部分血管炎的血管壁出现纤维素物沉积和坏死。注意：虽然血管炎可以发生在动、静脉，但在病理观察时应以动脉观察为主，而静脉性血管炎的诊断指标应严格一些，因普通炎症时炎细胞也可通过小静脉壁向外渗出。

第7章　消　化　道

第1节　食　　管

一、食管的解剖及组织学

食管（从环状软骨到胃贲门部）长约25cm，从门齿到环状软骨的距离为15cm；距门齿18cm以下进入胸腔；距门齿24cm的地方平气管分叉平面；距门齿32cm，相当于第8胸椎。距门齿15～24cm的9cm是食管上段，24～32cm的8cm相当于食管的中段（为好发癌区），32～40cm的8cm是食管下段。

解剖来分：颈段（胸腔以上）3～4cm，胸段（胸腔以内）18cm左右，穿膈肌后有1cm左右的腹段（腹腔内）。

有三个生理狭窄：
- ①环状软骨下缘
- ②食管与左支气管交叉处
- ③食管穿膈肌的地方

食管被覆的鳞状上皮不同于表皮，无角质层，含糖原较多，食管的固有层腺体很少：食管的浅层腺体（黏膜肌以上）类似于贲门腺，深层腺体（黏膜下层）类似于小的唾液腺。

食管的黏膜肌与胃的黏膜肌区别：前者是纵行的，从环状软骨开始，越向下越厚，黏膜下层的腺体类似于唾液腺；而胃肠的黏膜肌虽不发达，但都有环、纵两层，黏膜下层基本没有腺体。

食管上段主要是骨骼肌，食管中段主要是骨骼肌与平滑肌的混合，食管下段均是平滑肌，食管绝大部分的外膜是纤维膜，仅最下面的腹段外被覆浆膜。

由于食管和气管是同一组织起源，食管可能残留着假复层纤毛柱状上皮。对于该处发生的囊肿叫前肠囊肿，若与气管关系密切，可叫支气管囊肿；与食管关系密切则叫先天性食管囊肿。

食管的血液供应：
- 颈段：由甲状腺下动脉（A）供应⟶回流甲状腺下静脉（V）
- 胸段：由胸主动脉分支供应⟶回流奇静脉、半奇静脉
- 腹段：由胃左动脉供应⟶回流门静脉的分支（胃静脉）

食管的淋巴回流：
- 上段：颈深淋巴结
- 中段：后纵隔、支气管淋巴结
- 下段：贲门周、膈淋巴结

二、食管疾病

（一）食管炎

569 例的食管活检：正常占 24.1%，食管炎占 62.0%（绝大多数是反流性食管炎），肿瘤占 11.6%，其他占 2.3%。

食管下段的括约肌解剖上不存在，但测压则显示其上下压力有差异，因此食管下段括约肌是一个生理性括约肌（有功能，却不像幽门括约肌那样的实际肌纤维存在）。

食管上皮的改变是观察食管炎的主要地方。

上皮的分层：基底层、棘层、表面层，PAS（+）为浅层（包括棘层和表面层），PAS（-）为基底层。HE 染色区分：两个细胞核之间的距离相当于一个细胞核是底层细胞。胞浆增宽者为浅层。

食管炎：底层细胞增厚（正常底层相当于上皮全层的 1/10，纤维血管乳头≤1/2 上皮厚度），两者比例的改变意味着有炎症。

- 反流性食管炎（regurgitant esophagitis）：占食管炎的 90% 以上
- 感染性食管炎：最常见于念珠菌感染，其次为疱疹性、巨细胞病毒性、细菌性感染
- 物理因素：放射性
- 少数其他病：如大疱疮、克罗恩病。

1．反流性食管炎　是胃食管反流病（GERD）的一种表现。

临床表现：胃灼热、吞咽疼痛和梗阻感。

原因：食管下段括约肌功能下降、食管裂孔疝。

组织学诊断：基底层细胞增厚，大于全层的 1/6（正常基底层占全层的比例≤10%）；纤维血管乳头>2/3 上皮厚度，甚至接近腔面（正常时纤维血管乳头≤50%）。

注意：取材部位（一定要在 37cm 以内）；临床有症状。

上皮内嗜酸性粒细胞、中性粒细胞可以参考。由于反流性食管炎严重时可形成溃疡，周围鳞状上皮增生严重（特别是修复性），细胞有异型性，易与鳞状细胞癌相混淆，由于合并有烧灼，有时临床医师还易与冠心病相混淆。

（1）酸化胰蛋白酶（acidified pepsin，AP）在 RE 发病中的重要作用（Lanas 等 1999 年用家兔以反复灌注 AP 的方法建立了人 RE 的动物核型）。

（2）幽门螺杆菌（Helicobacter pylori，Hp）在发病中的作用（在 RE 患者的食管下 1/3 中取活检，2/3 检测到 Hp）。

（3）自由基（氧源性）在 RE 发病中的作用（Wetscher 等 1997）。

（4）RE 病人经兰索拉唑治疗可加重 Hp 胃炎。

（5）在病理工作中注意不要把 RE 误诊为鳞状细胞癌。

（6）RE 的病理变化：包括损伤性改变和修复性改变。

1）鳞状上皮增生，包括基底细胞超过三层和上皮脚伸长。

2）黏膜固有层乳头向表面延伸，达上皮厚度 2/3，浅层毛细血管扩张、充血、出血。

3）上皮内中性粒细胞及淋巴细胞浸润。

4）黏膜糜烂或溃疡形成。

5）炎细胞浸润，肉芽组织形成或纤维化。

6）齿状线上3～5cm出现Barrett食管改变。

病理分级分三级（以上述6种病变出现情况分级）：

	1级	2级	3级
1）	+	+	+
2）	+	+	+
3）	+	+	+
4）	−	+	−
5）	−	−	+
6）	−	−	+/−

2．特殊性食管炎（esophagitis）

白色念珠菌性：有菌丝和孢子（可做PAS染色），一般是健康人。

疱疹性食管炎、巨细胞病毒性食管炎、细菌性食管炎较少见。

食管克罗恩病一般与下段回肠（回盲部）克罗恩病并发，若其他地方没有典型者，最好描述性诊断。

放射性食管炎可有纤维母细胞增生。

（二）Barrett食管

诊断时注意取材部位（37cm以内）（靠近胃的贲门部2cm不计算在内），但出现含有杯状细胞时，只要在齿状线以上即可。

概念：食管的鳞状上皮被胃黏膜柱状上皮所取代，不同于胚胎性（它是纤毛柱状上皮）。

Barrett食管出现不典型增生、肠化时，发生腺癌的可能性较大。

诊断：食管任何部位出现肠化的上皮和不典型增生，没有肠化则必须限定在离胃贲门3cm的以上部位。

＊对于贲门癌，可能来自于胃，也可能来自于Barrett食管，因此活检取材时要注意食管下段的取材，对于交界处的癌，如果是鳞癌归于食管下段癌，如果是腺癌则归于胃的贲门癌。

（三）食管憩室： 牵拉性：继发性；膨出性：原发性

（四）食管失弛缓症

肌间神经丛有缺损，需手术切除。

（五）食管静脉曲张

常有门脉高压症，特别是肝硬化患者。表现为黏膜层和黏膜下层大量静脉性血管迂曲、扩张。

（六）食管异位

①食管的胃体型腺黏膜异位（发生率2%~4%），多见于上1/3段，外观呈天鹅绒样；②皮脂腺异位；③甲状腺异位。

（七）食管肿瘤

1. 良性

（1）糖原棘皮病（上皮细胞增厚，细胞特别大，其中糖原多）。

（2）食管的黏液囊肿（腺体的腺管被阻塞所致）。

（3）食管的平滑肌瘤（较小，小至黄豆大小）和胃肠间质肿瘤。

（4）鳞状上皮乳头状瘤。

（5）息肉（纤维组织增生，炎性细胞性）。

（6）食管颗粒细胞瘤。

（7）神经鞘瘤、脂肪瘤。

2. 恶性——食管癌

早期癌：没有淋巴结转移，并且癌组织局限于黏膜层和黏膜下层的癌。

只占上皮1/3（下）的不典型增生，具有恶性细胞的性质，可向下浸润（不经过原位癌），中度以上不典型增生具有肿瘤性质、恶性性质。

进展期癌：累及肌层及其以下的癌和已有淋巴结转移的表浅癌。多数是分化好的鳞癌，但并不意味着预后好。

食管的腺癌可发生于Barrett食管，也可发生于食管的腺体。

有一“不成文的规定”：食管下段的腺癌归于贲门癌，贲门部分鳞癌称食管下段癌。

食管癌大体类型：
- ①隆起型
- ②溃疡型
- ③浸润缩窄型

食管的鳞癌可分为：

（1）普通高、中、低分化鳞状细胞癌。

（2）疣状癌：呈推压性生长，预后好。

（3）基底样鳞状细胞癌：周边栅栏状排列，可有好的鳞状细胞团分化，预后差，基本同低分化鳞癌。

（4）癌肉瘤：明确的癌与肉瘤成分混合存在。

梭形细胞癌：预后差，分化差的上皮。

假肉瘤：认为是癌肉瘤的早期，现在基本不用。

食管的其他恶性肿瘤包括：

（1）神经内分泌癌：高、中、低分化神经内分泌癌，包括食管小细胞癌（要除外肺癌的累及），目前根据分裂象和Ki-67分为G_1、G_2、G_3。

（2）食管的黑色素瘤（要除外转移的可能性）。

（3）食管的间叶性肿瘤：仅常见平滑肌肉瘤≥5个/10HP（核分裂象）（要与生长活跃的平滑肌瘤相区别）、恶性胃肠间质肿瘤。

（4）滑膜肉瘤、间皮瘤：Keratin、Vimentin 均阳性。

（5）腺样囊性癌和黏液表皮样癌等，形态同涎腺肿瘤。

第2节 胃

一、胃的正常组织学和基本病变

1. 胃表面上皮（3~4 天更替1次）。

2. 贲门腺与幽门腺组织学上不好区分，但幽门腺的胃小凹深（胃小凹占黏膜厚度的1/2 还多），固有腺为弯曲的管状腺（大多都为黏液细胞；与胃体交界处可见少许壁细胞和神经内分泌细胞→幽门腺更多）。

3. 胃的固有层为疏松结缔组织，其中有许多胃腺，并可有一些淋巴细胞、浆细胞和中性粒细胞存在。

胃腺有贲门腺、胃底（胃体）腺和幽门腺三种。

（1）贲门腺分布于贲门部，腺细胞呈柱状，核位于底部，胞浆淡染，排泄管开口于胃小凹，分泌物有黏液性质。

（2）胃底、胃体腺含三种细胞，即主细胞、壁细胞和黏液细胞。主细胞数量最多，分布于腺底部，呈柱状，核圆形或卵圆形，胞浆淡染；壁细胞分布于腺体各部，腺体的上部尤其多，细胞较大，胞浆嗜伊红，分泌盐酸；颈黏液细胞分布于腺体颈部，细胞呈低柱状或三角形，核扁圆，染色较淡，分泌黏液。

（3）幽门腺分布于幽门部，腺体可深达黏膜下层，细胞呈柱状，胞浆淡染，核位于底部，分泌黏液。腺体（正常无杯状细胞存在）在病理情况下发生肠上皮化生，出现杯状细胞、潘氏细胞，刷状缘以及嗜银细胞增多，慢性胃炎时胃底（胃体）腺还可转变为幽门腺（称假幽门腺）。

胃体腺是胃的主要功能腺体，排列紧密，胃小凹只占黏膜厚度的1/5 ~1/4［黏液细胞、壁细胞（腺体的上半）、主细胞（腺体的下半）、散在的神经内分泌细胞］。随年龄增长，胃窦黏膜沿小弯侧向上移行，致幽门区黏膜扩大，胃体腺黏膜缩小。

炎症：淋巴细胞（主要位于固有层内）、浆细胞、中性粒细胞（较多时要找 Hp）、嗜酸性细胞、肥大细胞；固有层深层可能出现淋巴滤泡（正常见≤1 个/低倍视野），出现较多时又称滤泡性胃炎。

4. 上皮细胞增生（胃小凹）

特点：胞浆不亮（黏液少），核大、位置正常，细胞矮，胞浆稍嗜碱性。

5. 肠上皮化生（随年龄增加而增多） 杯状细胞、吸收上皮（胞浆稍红，有刷状缘，与增生的上皮不同）、潘氏细胞。

正常胃黏膜细胞的黏液为中性黏液，AB（-），而小肠杯状细胞黏液为酸性黏液，AB（+）（Alcin Blue，pH 2.5 阳性），大肠杯状细胞的黏液为中性。

目前认为大肠性化生与癌前病变有关，特别是不成熟的大肠性化生（含硫酸黏液及中性黏液）。

6. 不典型增生是癌前病变。

7. 萎缩（atrophy） 是指固有腺体的减少（少于三层固有腺管）或消失，被增生的胃小凹上皮代替，常伴有肠化，但肠化则不一定伴有萎缩。

二、胃的疾病

（一）慢性胃炎病理诊断

1996 年“96 悉尼”胃炎分类以腺体有无萎缩为核心，对慢性胃炎分类作了较大修订，将慢性胃炎分为：

1. 非萎缩性胃炎（慢性浅表胃炎）

2. 萎缩性胃炎：
   - 自身免疫性胃炎（A 型）
   - 多灶性萎缩性胃炎（B 型）

对内镜检查的建议：

（1）取材：
- 胃窦（大、小弯） 2 块
- 胃体（大、小弯） 2 块
- 胃角 1 块

（2）标本分装。

（3）提供简要病史和内镜所见。

对病理检查建议：
- ①包埋（注意要立埋）
- ②Giemsa 染色或银染色，以便观察 Hp 感染与否
- ③AB（pH 2.5） 和 PAS 染色，用于判断肠化类型

诊断标准：

形态学观察指标（5 项）：
- ①Hp
- ②慢性炎症
- ③活动性（急性炎细胞）
- ④萎缩
- ⑤肠化

分级：分“无”（正常）、“轻度”、“中度”、“重度” 四级。

1. HP 密度：
   - 无：在特殊染色切片上仔细寻找无 HP
   - 轻：偶见或小于 1/3 全长的表面上皮和小凹上皮
   - 中：大于 1/3 的表面上皮和表面上皮和小凹上皮稀薄分布
   - 重：成堆

2. 慢性炎症：
   - 正常：少于 5 个/1 个 HP（高倍视野）
   - 轻度：炎细胞局限于黏膜浅层，不超过 1/3
   - 中度：炎细胞超过 1/3
   - 重度：炎细胞超过 2/3

3. 活动性：
   - 轻度：有少数中性粒细胞浸润
   - 中度：多存于黏膜层，并在表面上皮细胞间、小凹
   - 重度：较密集，或除中度所见外，甚至可见小脓肿

4．腺体萎缩：
- 轻度：腺体减少不超过原有腺体的1/3
- 中度：腺体减少未超过2/3，残存腺体不规则分布
- 重度：腺体减少2/3，仅残留少数腺体，甚至完全消失

说明：

1．明显萎缩时常伴有肠化生，但二者可单独发生。

2．取材过浅的黏膜，不可能判断有无萎缩。

3．黏膜层有明显的淋巴滤泡形成，要算作萎缩，并可称为滤泡性胃炎。

4．腺体化生：（黏液为酸性）
- 轻度：肠化腺体不超过黏膜的1/3
- 中度：肠化腺体不超过黏膜的1/3～2/3
- 重度：肠化腺体不超过黏膜的2/3以上

假幽门腺化生是胃底腺萎缩的指标，与取材部位有关。

说明：同一标本量变程度明显不均匀时，应按各块组织的病变程度平均打分。

其他组织的变化：

1．非特异性　出现要说明，如表面上皮损伤、糜烂、小凹上皮增生、假幽门腺化生和淋巴滤泡形成。

2．特异性　肉芽肿、病原体、嗜酸性粒细胞。

报告形式：

如：胃（窦）慢性萎缩性胃炎（中度），伴急性炎反应（轻-中度）及中度Hp感染。

胃（窦）慢性胃炎伴有轻度萎缩或（和）肠化。用于同部位两块中仅有一块有轻度萎缩，无Hp感染。

慢性胃炎的分类和分级（1998年）

分类：
- ①非萎缩性胃炎（病因Hp）
- ②萎缩性胃炎
  - 自身免疫性
  - 多灶性（Hp、饮食、环境）
- ③特殊性胃炎
  - 化学性（胆汁反流等）
  - 放射性胃炎（淋巴细胞性胃炎）
  - 嗜酸性胃炎

每个高倍视野2～5个浸润细胞（淋巴细胞、单核细胞、巨噬细胞）。

浆细胞对诊断慢性胃炎有重要意义，固有腺体四层以下均可诊断慢性萎缩性胃炎。

胃黏膜的不典型增生（区别于再生，修复性增生）其本质是癌前病变；其与再生有两个区别：①结构的改变：再生为修复性增生，生长比较旺盛，增生腺管弯曲，表面上皮可以成熟（高柱状），而不典型增生的增生腺体密集，表面上皮不成熟；②细胞学的异常：再生性不成熟表现为没有黏液或黏液减少，核深染但规则，核靠近基底，可有核仁，越向上腺体越成熟；不典型增生的细胞表现为增生细胞具有异型性，核深染，核仁大、量多，核分裂象多。

胃黏膜的不典型增生：

1．轻度不典型增生

腺体：可有囊性变、卷曲；近腔缘胞浆有分泌小泡⟶杯状细胞

核：
- 核浆比例增加
- 嗜碱性增加
- 分裂象增多
- 位于基底，密度增加

2. 中度不典型增生

腺体：轻度不整齐。

上皮：分泌功能缺失，杯状细胞、潘氏细胞消失。

核：
- 增大、杆状、深染
- 脱离基底，排列开始不规整
- 少数核可到腔面

3. 重度不典型增生　腺管不规则形状，腺管排列紊乱，常有出芽、共壁现象，结构的不典型与细胞的不典型不呈平行关系。

上皮细胞：
- 柱状或立方
- 分泌功能缺乏
- 可出现核下空泡

核：圆、卵圆、大小不等，嗜碱性增加，分裂象增加，核仁出现且大小不等。

不典型增生的类型：
- ①腺瘤型
- ②隐窝型
- ③再生型
- ④球型
- ⑤囊型

胃不典型增生（gastric dysplasia）：

1. 无不典型增生（negative for dysplasia）

（1）正常。

（2）反应性增生（腺小凹上皮增生）。

（3）肠化：完全性（小肠性化生）、不完全性（大肠性化生）。

2. 不确定的不典型增生（dysplasia）

（1）腺小凹上皮。

（2）化生（mestaplasia）性过增生（hyperproliferative）。

3. 非浸润性肿瘤（non-invasive neoplasia）

（1）腺瘤（adenoma）：
- 低级别（low grade）
- 高级别（high grade）

（2）不典型增生（dysplasia）：
- low grade
- high grade
  - 可疑癌，不伴浸润
  - 癌，不伴浸润

4. 可疑浸润

5．浸润癌

不典型增生（dysplasia）与腺瘤（adenoma）的区别：前者过程缓慢，有炎症背景；后者比较局限，界限清楚。

“肠胃”、“大肠代膀胱”是一种癌前状态（precancer condition），它们本身不是癌，也没向癌进展，只是今后发生癌的比例较一般正常人群要高。

癌前疾病（precancer disease）：发生癌变的危险性比普通者高的病变，且已向癌进展，如不典型增生、腺瘤。

浅表性胃炎：局限在胃小凹以上水平者，还有一种广义者指炎症细胞浸及全层，也叫单纯性胃炎，平时可称浅表性胃炎。

萎缩性胃炎：固有腺体的萎缩，但胃小凹还可能出现再生。

诊断非特异性胃炎：（取材部位）+黏膜类型+炎症程度+活动性（有无急性发作，是否伴有 Hp 感染）+有无化生（肠化生，幽门腺化生限于胃体）+有无不典型增生（轻、中、重）。

黄斑瘤（胃的肠化细胞吸收来的脂质经巨噬细胞吞噬而致），黄瘤细胞核居中，区别于“印戒”（核偏于一侧）细胞癌。

深在性囊性胃炎：炎症致黏膜肌破坏或因固有腺体异位所致，大量腺体分布于黏膜下或肌层中，腺体与周围组织和平相处，无间质反应。

应激性溃疡：溃疡比较表浅。

溃疡不发生在胃底黏膜，常发生于幽门型黏膜及交界性黏膜，溃疡也可发生在贲门部（幽门腺化生）。

幽门螺杆菌一般不寄生在胃体腺，也不寄生在正常的十二指肠黏膜，可寄生在化生的十二指肠黏膜上。

（二）胃癌

胃癌始发于腺颈部的多潜能干细胞。

早期胃癌：指胃癌局限在黏膜固有层及黏膜下层；不管有无淋巴结转移，黏膜活检只能提示，不能确诊。早期胃癌约有 10% 出现局部淋巴结的转移。隆起型高分化癌的浸润性较强。

（三）胃肠道的息肉性病变

胃肠道的息肉性病变（polyps）→描述性的

胃肠息肉病理分类：
- 肿瘤性息肉
- 非肿瘤性息肉
  - 增生性息肉（化生性）——广基
  - 幼年性息肉（潴留性、错构性息肉）：肉芽组织伴腺体扩张、潴留（不恶变）
  - 炎性息肉
  - 淋巴性息肉（无滤泡形成，多为一致的小淋巴细胞）
- 息肉病

1．炎症性　最常见是慢性菌痢、肠结核、溃疡性结肠炎及刺激性、增生性息肉，其病因仍为炎症。

2．错构性　儿童的幼年性息肉（潴留性息肉）。

3．肿瘤性息肉　腺瘤。

增生性息肉（大小可以≥2cm）：胃小凹增生过成熟，间质中有炎细胞浸润。

1．占所有胃息肉的75%～80%。

2．经常多发。

3．90%的直径小于1.5cm。

4．很少恶性变。

5．发生于窦体交界处。

形态学：
①表面光滑、无蒂
②由过度增生的胃隐窝上皮组成
③隐窝被覆胃表面上皮
④间质水肿并有炎细胞浸润
⑤可以出现囊肿性改变

炎性息肉：

黏膜肥大性赘生物：正常腺体增厚，多为炎症消退后出现。

炎性纤维性息肉：基底膜增生形成，常因肠梗阻、急腹症就诊，镜下见大量增生的CD34阳性的梭形细胞，散在嗜酸细胞及慢性炎细胞。

淋巴性息肉：有大量淋巴滤泡形成。

错构瘤性息肉：黑斑性息肉病（P-J息肉）的息肉中的腺体可误位/异位至肠壁肌层，甚至是浆膜层，但腺体与周边组织和睦共处，非浸润性——千万别当成高分化腺癌。

腺瘤的特征：核大，有一定异型性，可有分裂象。

腺瘤：以腺管为主的管状腺瘤（绒毛成分≤20%）；以绒毛状为主的绒毛状腺瘤（绒毛成分≥80%）；二者所占比例差不多则为混合性。

（四）胃黏膜肥大

胃黏膜肥大指胃小凹上皮增生或呈锯齿状，部分腺体潴留。

Menetrier disease：
①累及胃底的巨大黏膜皱褶（giant mucosal folds involving fundus）
②低胃酸（low acid production）
③大量蛋白因分泌黏液而丢失（mucosal protein loss），导致低蛋白血症
④小凹腺体增生而固有腺体萎缩（pit hyperplasia and glandular atrophy）
⑤胃窦部的胰腺异位（胰岛较少）

第3节　肠　　道

一、肠道的小知识点

1．小肠正常3.6～6m，大肠正常1.2～1.5m。

2. 小肠肿瘤最少，占胃肠道的1%~8%，其原因有：

（1）内容物相对干净。

（2）内容物容量大，各物质浓度低。

（3）食物在小肠潴留时间短。

（4）特殊的酶、免疫作用。

小肠肿瘤主要集中在空肠以上的部位，类癌主要见于回肠。

3. 大肠黏膜比较平坦，有皱襞，有结肠袋（三条）。

4. 经常食肉类、蛋类食物，大肠癌发病率会升高。

二、肠道上皮性肿瘤

1. 腺瘤的分型　腺管型、绒毛型、绒毛腺管型。

腺瘤的癌变：≤0.5cm 的腺瘤，90%~100% 是良性

0.5 ~1cm 的腺瘤，癌变率为 10%

>1cm 但≤2cm 的腺瘤，癌变率为 50%

≥3cm 的腺瘤，癌变率近 100%

大肠黏膜固有层的淋巴管比胃黏膜少，所以只要大肠癌未侵及蒂部，则比较安全；未侵破基膜，则不管异型性多大，都叫间变，突破基底膜才叫癌变；一旦出现淋巴结转移，则预后不好（不同于胃）。

2. 大肠癌发生率由高到低依次为直肠 56%~70%、乙状结肠 12%~14%、降结肠 3%、脾曲 0.6%~3%、横结肠 2%~4%、肝曲 2%~13% 和盲肠 4%~10%。直肠癌可以通过指检发现。

3. 神经内分泌癌　嗜银细胞和干细胞是同源的，主要产生 5-HT、促胃液素、肠松弛素等，同种细胞可以分泌多种激素。分为：①高分化神经内分泌肿瘤；②高分化神经内分泌癌；③低分化神经内分泌癌。

目前有学者提出根据分裂象和 Ki-67 高低分 G_1、G_2 和 G_3。生物学行为判断标准：

高分化神经内分泌肿瘤——类癌：

（1）良性生物学行为：没有功能，局限于黏膜层和黏膜下层，没有浸润血管，在胃和小肠的直径为 1cm 以内，在大肠和阑尾的直径是 2cm 以内。

（2）不确定生物学行为：没有功能，局限于黏膜层和黏膜下层，没有浸润血管，在胃和小肠的直径大于 1cm，在大肠和阑尾的直径大于 2cm；或者是有血管浸润。

高分化神经内分泌癌——恶性类癌：低度恶性，深部浸润（浸润固有肌层或更深）；或者出现了转移。

低分化神经内分泌癌：如小细胞癌、大细胞神经内分泌癌，为高度恶性。

诊断：（部位）carcinoid tumor，组织学分化（典型者 carcinoid，不典型者 atypicl carcinoid，未分者 indifferientiated carcinoid），分泌产物的特征。

前肠（肺也来自于前肠）：（食管、胃、十二指肠上段）的类癌呈实性条索或缎带状，嗜银（argentophil）染色（不加还原剂）阴性，亲银（argyrophil）染色（加还原剂）阳性。

中肠：（十二指肠中段到大肠的脾曲），类癌呈实性巢，周边细胞呈栅栏状，为嗜银，75% 是单发，25% 是多发，当较大、出现肝脏转移时常有类癌综合征（carcinoid syndrome）。

后肠：（脾曲到直肠）类癌为小梁状，可有小腺管形成；结肠有60%转移的可能，直肠类癌有40%转移的可能，后肠类癌可均无功能（临床）。

4．大肠癌的分期（Dukes分期，1928）

（1）A期：肿瘤没有穿透肌层，无淋巴结转移。

（2）B期：肿瘤已经穿透肌层，无淋巴结转移。

（3）C期：不管肿瘤浸润到哪一层，有淋巴结转移。

改良Dukes分期（1981）：

A_1：黏膜内、黏膜下癌，无LN转移，转移80%（5年存活率）。

A_2：浅肌层癌，无LN转移，65%（5年存活率）。

A_3：深肌层癌，无LN转移，65%（5年存活率）。

B：浸润深度穿透肌层，达浆膜，无LN转移，50%（5年存活率）。

C：有淋巴结转移者。

C_1：肠旁淋巴结转移（局部），40%（5年存活率）。

C_2：肠系膜根部淋巴结转移，10%（5年存活率）。

5．注意点

（1）Vaters壶腹周围癌、胆总管末端癌的组织学类型相似，均为高分化腺癌。

（2）右半结肠癌形成肿块较多向腔内发展，由于内容物为液态，一般无便血，发生梗阻的机会少；左半结肠癌出血明显，肠梗阻症状明显，因大便已成形，大便变细，排便困难、有里急后重感。

（3）肛门导管癌（可以为腺癌、鳞癌、移行细胞癌、腺鳞癌）可发生在肠管外。

（4）癌胚抗原（CEA）可作为大肠癌发生和复发的指针。

（5）阑尾的类癌多发生于阑尾的尖端（取材一定要注意）。

（6）分化差的印戒细胞癌（年轻人及女性多见）可产生生长因子刺激胶原增生。

（7）胃肠道的良性神经内分泌肿瘤（良性类癌）：直肠肿瘤小于2cm，其他部位直径小于1cm，可侵及黏膜下层。

三、胃肠道间叶性肿瘤及非肿瘤性病变

（一）胃肠道间叶性肿瘤

1．血管球瘤。

2．胃肠道平滑肌瘤　①腔内型；②腔外型，有蒂与肠相连；③哑铃型（腔内、腔外）。

平滑肌瘤的良恶性：①大小>10cm，恶性；②富于细胞；③核分裂，异型性。

胃的平滑肌瘤良性、恶性的比例为8：1

小肠的平滑肌瘤良性、恶性的比例为1：1

食管的平滑肌瘤良性、恶性的比例为10：0

3．胃肠间质肿瘤　目前远多于平滑肌肿瘤，表现为CD117、CD34、Dog-I阳性。其良恶性的判断分为两种情况：

（1）出现了转移或明显浸润周围组织，为恶性。

（2）无转移和浸润时，应根据肿瘤的部位、大小、核分裂象来综合判断（表7-1）。

表7-1　修订的NIH胃肠间质肿瘤良恶性判断标准

危险度分级	肿瘤大小（cm）	核分裂数/50HP	原发肿瘤部位
极低	<2.0	≤5	任意部位
低	2.1～5.0	≤5	任意部位
中	2.1～5.0	>5	胃
高	任意	任意	肿瘤破裂
	>10	任意	任意部位
	任意	>10	任意部位
	>5	>5	任意部位
	2.1～5.0	>5	非胃
	5.1～10.0	≤5	非胃

（二）非肿瘤性病变

1. 气囊肿（常发生于回盲部），黏膜下扩张的腔，周围被覆巨噬细胞，呈肉芽肿性改变。

2. 血吸虫主要寄生在门脉系统，可刺激黏膜增生，血吸虫病与大肠癌有相关性。溶组织阿米巴要与巨噬细胞相区别（前者核小、规则，可吞噬红细胞，PAS阳性）。

3. 跳跃式发生病变　克罗恩病呈跳跃性，有肉芽肿+干酪样坏死——→肠结核。

4. 肠道炎症　感染后（菌痢、伤寒、结核、阿米巴）、非特异肠炎（克罗恩病、溃疡性结肠炎）、缺血性肠炎。

5. 克罗恩病　全层性炎症，裂隙状溃疡、肉芽肿；主要见于小肠，40%累及大肠，20%局限在大肠，但以靠近回盲部为主。

6. 溃疡性结肠炎　主要是黏膜面：杯状细胞减少，柱状细胞增多，隐窝脓肿显著，潘氏细胞化生，不典型增生，可出现癌变。与克罗恩病鉴别：密切结合临床、发病部位，二者时间均要超过半年。溃疡性结肠炎从肛门逐渐向回盲部推移。

7. 黑色棘皮病时考虑内脏的癌变，如胆管癌、胃癌；伴癌时称恶性黑色棘皮病。

8. 食管静脉扩张注射硬化剂后可引起胃肿物假象。

9. 麦克尔憩室　距回盲部60～70cm由没有闭锁的卵黄管形成，与肠系膜侧相对。

10. 深在性囊性胃炎、肠炎（腺体可在黏膜下层）　腺体扩张、黏液潴留。

值得注意：

肠道克罗恩病与结核病有时鉴别非常困难，但以下几点有提示作用：

（1）克罗恩病是肠壁全层性淋巴细胞浸润，而结核慢性炎细胞相对要少一些。

（2）克罗恩病黏膜下层可有增宽、水肿，而结核病可变窄，甚至黏膜肌与肌层相连（呈黏膜下闭锁状态）。

（3）克罗恩病的肉芽肿同结节病，较小、无融合、无干酪样坏死、无朗汉斯巨细胞，而结核则相反。

（4）克罗恩病常见裂隙状溃疡，而结核病表现为大面积的溃疡。

（5）结核病可通过PCR或特殊染色检测到结核杆菌，而克罗恩病则检测不到。

第8章 内分泌系统疾病

第1节 内分泌系统的共性特征

一、概述

1. 范围 传统：垂体、甲状腺、甲状旁腺、肾上腺、胰岛、性腺。

目前：传统范围+松果体，弥散的内分泌细胞。

- 弥散型（DNES）：中枢：下丘脑-垂体，松果体；外周：甲状旁腺，胰岛，甲状腺旁细胞，肾上腺髓质，胃肠道，泌尿生殖道、呼吸道、皮肤等的弥漫的内分泌细胞
- 非弥散型（NDES）：不具神经内分泌颗粒且 NSE、CgA（-），甲状腺滤泡上皮和分泌类固醇激素的器官（性腺、肾上腺皮质）

2. DNES 概念的形成与演变

APUD⟶脱羟

- 胺前体
- 摄取
- 来源于神经嵴，现在有些产生肽，并且来源于内胚层，胰岛是内胚层来源的

3. 疾病的分类 很少发生感染等炎症性疾病。

肿瘤：
- 增生
- 腺瘤
- 癌

二、神经内分泌肿瘤诊断中的共性问题

1. 形态学的共同特征

（1）细胞大小一致，构成团巢、条索、腺泡状、小梁状、片块状，有时可形成菊形团。

（2）瘤细胞中有丰富的血窦、血管。

（3）产生的激素可用相应抗体进行标记。

（4）DNES：共同表达 NSE，但甲状旁腺不表达，表达 CgA、Syn、Leu-7、S-100 等抗体。

（5）电镜（EM）：DNES 都可见有双层界膜和致密核心颗粒的神经内分泌颗粒。

2. 形态与功能结合进行诊断是趋势。“零细胞瘤”：临床及形态均无功能。

3. 增生与腺瘤的区别见表 8-1。

表 8-1　增生与腺瘤的鉴别

	增生	腺瘤
数目	多发	单个
包膜	薄而不完整	厚而完整
组织结构	似原组织结构	原组织结构基本消失
周围组织	一样	周围萎缩，远处正常
异型性	无	可出现

4. 腺瘤与癌的区别

主要根据：侵犯行为和转移（最可靠的指标），不太强调异型性，判断侵犯包膜应沿包膜多取材：侵犯全层或破出包膜外，可诊断恶性，侵犯<1/2，不能诊断恶性，但需随诊。

肿瘤细胞在包膜内和包膜下大血管的侵犯有意义，而血管内漂浮或凸入血管的肿瘤组织不能算，不能将组织裂隙误认为血管；异型性特别明显时可作为参考指标。

第 2 节　甲　状　腺

一、甲状腺组织中病理医师关注的地方

（一）结节性甲状腺肿与腺瘤的区别

腺瘤样甲状腺肿一般为单个，易复发，但腺瘤不易复发。二者鉴别点如表 8-2：

表 8-2　腺瘤样甲状腺肿和结节性甲状腺肿的鉴别

	腺瘤样甲状腺肿	结节性甲状腺肿
结节	局限，单发，不超过 2 个	常多发，也可单发
弥漫肿大	常见	常见
滤泡大小	较一致	不一致，增生和退变混合存在
被膜	完整	不完整，也可完整
良性乳头	常无	常见
出血、坏死	较少	常见
分叶结节	常无	常有
间质淋巴细胞	常无	常见
恶变	常无	可有
周围	受挤压	相似病变
复发	极少	常有

结节性甲状腺肿的腺体可出现在被膜外、周围肌组织、淋巴结中；淀粉样变甲状腺肿常有系统性淀粉样变性。

（二）滤泡性腺瘤与滤泡性癌的区别

弥漫性滤泡癌的诊断相对容易，困难的是结节型的滤泡癌与腺瘤的鉴别。注意观察包膜浸润和血管内癌栓的形成。

（三）结节性甲状腺肿的乳头状增生与乳头状癌

1. 发生　乳头状增生是囊性变的壁或滤泡壁向腔内凸出；乳头状癌的乳头有纤维、血管轴心。

2. 乳头形态　增生：钝，分支少，乳头间质内有滤泡，有胶质；癌：细长，分支多，有纤维血管轴心。

增生的细胞：立方状、柱状，整齐排列。

癌：肥大、异型性。

癌细胞四个特征：毛玻璃核、重叠核、核沟、核内假包涵体。

砂砾体：良性增生一般没有，而乳头状癌常出现。

3. 浸润现象　甲状腺中的乳头多见，但良恶性鉴别有时很困难（表8-3）。

表8-3　甲状腺良性乳头与恶性乳头的鉴别

	良性乳头	恶性乳头
真（有纤维血管轴心）	–	+
假（无纤维血管轴心）	+	–
分级	极少	极多，复杂
分化	较好，萎缩	有一定异型性
细胞形态	立方，扁平	立方，柱状
间质	常无	常有，特别是玻璃样变
真假混合	常有	常无
乳头间质水肿退变	常见	少见
纤维间质反应	无	常有
核（泡状、核沟、核内包涵体）	无	常见
砂砾体	无，但可有钙化	可见
瘤栓	无	可有
纤维间质浸润	无	常有
结节性甲状腺肿背景	常有	少见

关于乳头状增生：很少有真性乳头增生（甲状腺功能亢进、结节性甲状腺肿）；无真性乳头状腺瘤，可能为乳头状癌或结节性甲状腺肿乳头状增生；异位的乳头状甲状腺实际是转移癌；淋巴结中的乳头病变一定是转移来的。

二、甲状腺癌

组织学类型：乳头状癌、滤泡癌、未分化癌、髓样癌。

甲状腺细胞在形态上核怕浅（染色浅，一般考虑恶性），不怕深（染色深，为退变，细胞大，染色深，有一点异型性），不同于一般的肿瘤判断标准。甲状腺的瘢痕组织中出现腺体都是癌。乳头状癌易出现纤维性间质反应，而滤泡癌多为瘢痕。

1. 乳头状癌是最常见的癌，也是在日常冰冻和穿刺诊断中比较有把握的肿瘤类型。

乳头状癌的结构特点是出现真性乳头（有血管轴心），且有较复杂的分支或分级；细胞学特点重点在细胞核，表现为毛玻璃核、重叠核、核沟、核内假包涵体；附带的特点是间质纤维化明显，且其中常见浸润，另外其背景中常见砂砾体。

目前乳头状癌有许多组织学亚型，达八种之多，但常见以下几种：

（1）滤泡型：以滤泡结构为主，预后较好，但表现乳头状癌细胞的形态特点，也可见“流产”乳头。

（2）高柱状细胞乳头状癌：生长快，浸润性强，细胞排列密集，胞浆嗜酸，毛玻璃核不明显。

（3）小梁状乳头状癌：低分化。

（4）微小癌：临床隐匿癌往往伴有大量瘢痕形成，一般直径小于1cm。

（5）实性型：呈实片状，为低分化，预后相对较差。

2. 滤泡癌　重要的是与滤泡性腺瘤相鉴别。

（1）包膜、血管浸润型较难诊断。

（2）嗜酸细胞癌。

（3）透明细胞癌。

甲状腺腺瘤中的分裂象罕见，出现1个/10HP就得怀疑不典型腺瘤，3个/10HP以上高度怀疑癌变。

3. 未分化癌的诊断　应做甲状腺球蛋白标记。

（1）梭形细胞癌。

（2）巨细胞癌与恶性纤维组织细胞瘤、骨巨细胞瘤鉴别。

（3）小细胞癌应与淋巴瘤和髓样癌区别。

4. 髓样癌　来源于甲状腺中的C细胞，预后较差。细胞较一致，可弥漫，也可呈复层或假复层乳头状，有一重要的特点是在间质中有淀粉样物质沉积。免疫组化显示降钙素或CEA阳性即可确诊。

甲状腺显示胸腺样分化的癌，有别于甲状腺低分化癌和未分化癌，其形态和免疫组化同胸腺癌，表达CD5、CD117和高分子量角蛋白，预后较好。

三、甲状腺炎与纤维化（木样）甲状腺炎的鉴别（表8-4）

表8-4 经典型桥本甲状腺炎与纤维化（木样）甲状腺炎的鉴别

	经典型桥本甲状腺炎	纤维化（木样）甲状腺炎
被膜	+	−
嗜酸性变	+	−
鳞化	+	±

经典型桥本甲状腺炎可以出现上皮的癌变和淋巴细胞变成淋巴瘤；经典型桥本甲状腺炎少数可合并甲状腺功能亢进。

亚急性甲状腺炎容易出现肉芽肿，不要轻易诊断结核。

甲状旁腺：增生时切3个半，腺瘤时单切肿瘤；因此二者鉴别诊断很重要（表8-5）。

表8-5 甲状旁腺增生和甲状旁腺腺瘤的鉴别

	增生	腺瘤
数目	多个增大	单个
小叶结构	保持	无
脂肪（细胞间）	存在	不见

第3节 肾 上 腺

一、肾上腺

皮质细胞可表达α-inhibin、MelanA和Syn。球状带细胞往往不连续，当连续存在且有一定厚度时，往往提示增生；网状带细胞相对较小，胞浆嗜伊红。

肾上腺皮质的增生结节与腺瘤以大小和结节的数量来区分，<1 cm者为增生结节，≥1 cm为腺瘤。增生结节常为双侧性和多发性，多见于高血压病，而腺瘤多为单侧、单发，偶有例外。

肾上腺皮质腺瘤与皮质癌的鉴别诊断有时非常困难，特别是有时腺瘤的细胞异型性可以非常大，而皮质癌细胞的异型性可以非常小（表8-6）。

表8-6　肾上腺皮质腺瘤与皮质癌的鉴别诊断

	腺瘤	癌
大小	<5cm	>5cm
重量	<50g	>100g
周围	萎缩的肾上腺	浸润现象
出血坏死	(-)	(+)
细胞形态	接近正常	分裂象多，异型性明显
包膜血管	正常	有累及
单、多核瘤巨细胞	(-)	(+)

肾上腺球状带：分泌醛固酮。

肾上腺束状带：分泌皮质醇。

肾上腺网状带：分泌雄激素。

肾上腺生殖综合征：肾上腺的网状带细胞增生或形成腺瘤，导致女性男性化或男性早熟。

二、髓质

来源：本质是一个大的神经节。

交感母细胞：{神经母细胞（恶性）→神经节细胞；嗜铬母细胞→嗜铬细胞（良性多）}

嗜铬细胞瘤：90%在肾上腺，10%在其他部位（主动脉旁、膀胱、腹膜后）。90%的嗜铬细胞瘤是良性，10%是恶性：细胞多角、梭形、柱状；排列巢状、小梁状、腺泡状；胞浆非常丰富，胞浆有颗粒状、丝状；福尔马林液固定后胞浆嗜碱性，嗜铬酸钾固定则为棕黄色，细胞核呈圆形、卵圆形，有核仁，分裂象不多见。10%的嗜铬细胞瘤发生在双侧。

1. 其中常混有神经母细胞样小细胞和神经节样大细胞。
2. 恶性判断很困难，浸润和转移是最直接的证据。
3. 周围脂肪组织往往有冬眠瘤样改变。
4. NSE、CgA、Syn（+），S-100显示支持细胞，良性时多，恶性时少或消失。
5. 电镜下有牛眼型颗粒。

组合性嗜铬细胞瘤：嗜铬细胞+节细胞神经瘤（当后者为节细胞性神经母细胞，或神经母细胞瘤时则为恶性组合性嗜铬细胞瘤）。

第4节　垂　　体

垂体位于鞍区内，其发生的肿瘤占颅内肿瘤的10%～15%，在鞍区疾病中占第一位，而垂体肿瘤中大多数是来源于腺垂体细胞的各种内分泌性垂体腺瘤和罕见的非内分泌性梭形细胞嗜酸性腺瘤，很少的病例为垂体癌、神经垂体肿瘤、神经节细胞瘤和颗粒细胞瘤等。

垂体的非肿瘤病变包括淋巴细胞性垂体炎、垂体脓肿、Rathke 裂囊肿、垂体卒中、组织细胞增生症等。在垂体所在的部位还发生一些非垂体源性的病变，如颅咽管瘤、脑膜瘤、胶质瘤、生殖细胞瘤等。

一、腺垂体的肿瘤性病变

（一）垂体腺瘤（pituitary adenomas）

1. 垂体腺瘤的临床表现　垂体腺瘤常常是良性的，但它们的生长速度非常不同，而且难以预测。一些微小腺瘤（直径≤10mm）大小可以很长时间不变，而另外一些可以迅速增大并浸润邻近组织，表现为大腺瘤肿块所引起的症状和体征。部分垂体腺瘤表现为垂体功能亢进或减退的内分泌表现。垂体腺瘤好发于成年人，年轻人少见，绝大多数儿童和青少年的垂体腺瘤是功能性的。

2. 垂体腺瘤的影像学　直径≤1cm 的鞍内垂体微小腺瘤 CT 和 X 线片常常显示正常蝶鞍形态（0 级），MRI 可显示腺体上界的局灶膨隆和漏斗部的轻度移位；而直径>1cm 的大腺瘤常在 CT 和 X 线片上显示出蝶鞍底部的扩大和侵袭，根据程度分为：Ⅰ级（仅有轻度蝶鞍扩大）、Ⅱ级（弥漫性蝶鞍扩大不伴骨侵蚀）、Ⅲ级（蝶鞍扩大伴局部骨侵蚀）、Ⅳ级（包括颅底和蝶鞍外结构的广泛骨侵蚀）。MRI 显示腺瘤组织与脑实质等信号，但腺瘤常常均匀一致地增强，MRI 还可显示瘤周视交叉受压或海绵窦累及的情况。目前磁共振被选作垂体病变的首要影像学诊断方法，并以它为基础提出了垂体肿瘤的解剖学分类：微小腺瘤（直径<10mm 的鞍内肿瘤），伴有鞍上扩展（SSE）的巨大腺瘤有 ABCD 四个亚型（A 型：直径 10mm 以内，在蝶轭上充满交叉池；B 型：达到 20mm，抵达第三脑室的前凹；C 型：可达 30mm，充满第三脑室的前部；D 型：超过 30mm，超过 Monro 孔水平，或 C 型伴有对侧不对称或多向性扩展）。

3. 大体表现及组织学形态　垂体腺瘤属于内分泌肿瘤，表现为富于血管，纤维性间质相对较少，大体上表现为实性，质地软，颜色上因富含血管而呈灰红色，肿瘤可以发生囊性变、出血和坏死。微小腺瘤多局限在硬膜外的蝶鞍内，而大的腺瘤可浸润硬膜、鞍底、鼻窦；肉眼局部浸润最常见的形式是侧向伸展和突破海绵窦，可挤压脑组织但浸润少见。HE 切片显微镜下观察，各个病例的组织学图像是不同的。从结构（或生长方式）来看，腺瘤组织可分为：弥漫性（实性）、窦样（梁状）或乳头样（假乳头状）；腺样排列者少见；有时肿瘤细胞稀疏，伴有显著的间质硬化玻璃样变。从细胞的形态来看：腺瘤细胞一般是圆形或多边形，少数呈梭形核圆形或椭圆形，胞浆多少不等，可以是嗜碱性、嗜酸性、嗜双色性或嫌色性，印片或涂片中可见到瘤细胞核的多形性（包括核仁明显的巨大环状核），但核分裂象稀少或缺乏。垂体腺瘤的组织学特征和浸润性之间缺乏相关性。有研究显示复发肿瘤和巨大腺瘤中瘤细胞的增殖指数（如 PCNA、Ki-67）较高。在一些病例中，肿瘤细胞有嗜酸细胞的形态特征。约 7% 的垂体腺瘤有钙化，它们主要是 PRL 分泌瘤，有淀粉样物质沉积的也多为 PRL 细胞腺瘤。形态一致、细胞胞浆透明的垂体腺瘤容易与少突胶质细胞瘤混淆，而那些细胞呈卵圆形、有嗜酸性胞浆和偏位核的垂体腺瘤则易被误诊为浆细胞骨髓瘤，而乳头型垂体腺瘤则最容易被误认为室管膜瘤，因此形态学有一定局限性，临床医师应向病理科诊断医师提供必要的影像学资料及临床病史，以免引起不必要的误诊。

4．垂体腺瘤的形态学分类　在免疫组化应用到病理诊断之前，病理医师对垂体腺瘤主要从细胞形态学的角度进行观察，发现在腺垂体中主要存在三种上皮细胞：嫌色细胞、嗜酸性细胞和嗜碱性细胞；三种细胞中以嫌色细胞为最多，嗜酸性细胞次之，而嗜碱性细胞最少。根据腺瘤中细胞成分的形态组成将垂体腺瘤分为：嫌色性腺瘤、嗜酸性腺瘤、嗜碱性腺瘤和混合性腺瘤。

嫌色性腺瘤是最常见的一种腺瘤，文献报道占垂体腺瘤的80%左右。瘤细胞胞浆在HE染色下为不着色的空亮或透明状，一般看不到颗粒，细胞核常呈圆形。

嗜酸性腺瘤占垂体腺瘤的10%~15%。瘤细胞胞浆在HE染色下为粉红色或深红色，部分有嗜酸性颗粒。有些腺瘤中可出现巨核细胞和多核巨细胞，但核分裂象罕见。在临床上这类病人常表现为巨人症和肢端肥大症。

嗜碱性腺瘤约占垂体腺瘤的6%。瘤细胞胞浆在HE染色下呈粗大嗜碱性颗粒状。在临床上这类患者常有Cushing综合征的表现。

混合性腺瘤约占垂体腺瘤的8%，常见嫌色性腺瘤混以嗜酸性细胞，或嗜酸性腺瘤混以嫌色细胞。临床上可能表现为早期的肢端肥大症，后期则表现为垂体功能不足。

5．垂体腺瘤的功能分类　由于垂体腺瘤的形态学分类过于简单化，且与临床的表现联系差，与肿瘤功能和免疫组织化学检测结果常常不一致，因此目前大家比较认同应该废除这一概念。随着免疫组化在病理诊断中的广泛应用，腺垂体细胞分泌的六种激素均可通过免疫组化的方法在腺瘤细胞中显示出来。根据组织学、免疫组化、超微结构、临床内分泌功能、影像学和手术所见等综合因素将垂体腺瘤进行如下分类：PRL细胞腺瘤、GH细胞腺瘤、混合性PRL和GH生成腺瘤、嗜酸性干细胞腺瘤、ACTH细胞腺瘤、糖蛋白激素生成腺瘤、多种激素腺瘤、无功能细胞腺瘤和嗜酸细胞腺瘤等。

（1）PRL细胞腺瘤（PRL cell adenoma）：是腺垂体部最常见的肿瘤，占尸体解剖中偶然发现肿瘤的50%，约占神经外科医师发现肿瘤的30%。

PRL细胞腺瘤的临床诊断：生育期妇女，并伴有泌乳–停经综合征（Chiari-Frommel综合征或Forbes-Albright综合征），影像学在鞍区发现占位即可诊断，若PRL血清水平超过200ng/ml更支持诊断。在育龄期妇女，催乳素瘤通常处于微小腺瘤阶段，而在男性和较年长的女性催乳素瘤可以体积很大，侵犯脑膜多见，通常超过蝶鞍的范围。在微小腺瘤、症状体征不明显的阶段或肿瘤巨大而难以手术时，可用多巴胺激动剂来降低高催乳素血症，以达到治疗的目的；但作为一种良性肿瘤，外科切除还是治疗首选。

组织学：肿瘤是嫌色性的或轻度嗜酸性的，一般弥散排列，少数为乳头型，一些肿瘤出现显著的间质玻璃样变，常见刚果红染色阳性的淀粉样物质沉积，大约1/5的病例伴有微小钙化；偶尔可见粗大的无机盐沉积和骨化并伴有“垂体石”形成。免疫组化显示催乳素免疫阳性，主要位于核周区。电镜下分为致密颗粒型和稀疏颗粒型PRL腺瘤。

（2）GH细胞腺瘤（GH cell adenoma）：单纯的GH细胞腺瘤（pure adenomas of GH cell type）发生率占全部手术切除垂体腺瘤的14%。功能性的GH细胞腺瘤在未成年人发病常表现为巨人症，而在成年人发病常表现为肢端肥大症。血清GH水平与肿瘤组织学激素染色相关性不明确。

组织学：分为致密颗粒型和稀疏颗粒型，前者与伴有肢端肥大症的形态学“嗜酸性腺瘤”相对应，表现为胞质丰富、颗粒状，染色强嗜酸性，免疫染色 GH 呈弥漫分布，很像正常的生长激素。超微结构特征是具有丰富的直径为 300 ~ 600nm 的大球形分泌颗粒。稀疏颗粒型瘤 HE 染色是嫌色性的，免疫染色 GH 阴性，电镜下分泌颗粒直径为 100 ~ 300nm。两型 GH 细胞腺瘤都可以出现毛细血管内皮细胞内的管网状包涵体和淀粉样沉积物。

区分两型 GH 细胞腺瘤具有重要的临床意义：致密颗粒型 GH 细胞腺瘤生长缓慢，分化程度高，常发生于年龄较大的患者，手术后复发率低；稀疏颗粒型体积较大，发生在较年轻患者，生长较快，常见局部浸润和复发。

（3）混合性 PRL 和 GH 生成腺瘤（mixed PRL and GH-producing adenoma）：肢端肥大症是一组产生 GH 和 PRL 的异质性垂体腺瘤的临床表现，一般认为源自产生 GH 细胞的腺瘤可以转化为乳腺生长激素细胞，进而转化为催乳激素细胞系。

混合性 GH 细胞-PRL 细胞腺瘤比单纯的 GH 细胞腺瘤更具有侵袭性。患者有血清 GH 水平升高和不同程度的高催乳素血症。免疫组织化学显示为双重性的肿瘤，其 GH 和 PRL 是由不同细胞产生，这些细胞随机分布。产生两种激素的双重激素细胞可以用双标免疫金技术显示。最常见的组合是致密颗粒型 GH 细胞和稀疏颗粒型 PRL 细胞同时存在。

乳腺生长激素细胞腺瘤（mammosomatotroph adenoma）是一种特殊的混合性 PRL 和 GH 生成腺瘤，因应用免疫电镜双标技术显示同一细胞的分泌颗粒中含有 GH 和 PRL 两种激素。患者伴有肢端肥大症和轻度高催乳素血症，肿瘤生长缓慢。该肿瘤细胞免疫组化 GH 强阳性，而 PRL 反应不一，超微结构显示瘤细胞的分泌颗粒大而多形，排出的分泌物质似乎保持高电子致密度的特点。

（4）嗜酸性干细胞腺瘤（acidophilic stem cell adenoma）：Horvath 等人描述的嗜酸性干细胞腺瘤具有 GH 和 PRL 生成细胞的超微结构特征。超微结构显示瘤细胞有巨大线粒体、纤维体、发育不好的粗面内质网、分泌颗粒排出、发达的 Golgi 器和嗜酸细胞转化。内分泌学方面，这些肿瘤可以是无功能的，也可引起高催乳素血症。偶尔它们也可以产生 GH。多数肿瘤有 PRL mRNA 表达和 PRL 免疫反应阳性，提示这种腺瘤是一种比较接近于催乳素细胞系的未成熟细胞分支。

（5）ACTH 细胞腺瘤（ACTH cell adenoma）：促肾上腺皮质激素腺瘤是临床和生物学行为上异质性的一组肿瘤，占所有垂体腺瘤的 7% ~ 14%。临床上大部分患者表现为 Cushing 病，少部分表现为 Nelson 综合征或无功能性（激素沉默）。大体上，肿瘤较小（直径 3 ~ 10mm），多局限于前叶中央部；外科送检标本破碎、体积小，有时诊断非常困难。组织学，肿瘤细胞排列成有特色的小梁状或窦状结构，嗜碱性，很少呈嫌色性的，很多腺瘤 PAS 强阳性。超微结构，分泌颗粒直径 200 ~ 700nm 不等，沿细胞膜聚积或在胞质中散在分布；核周有直径为 70nm 的微丝是 ACTH 瘤的重要诊断特征——可能与持续高皮质醇血症和糖皮质激素治疗有关。促肾上腺皮质激素腺瘤通常是单激素分泌，在腺瘤细胞胞质内，免疫组化 ACTH 阳性，约 6% 的嗜碱性致密颗粒型腺瘤 ACTH 免疫反应表明是无内分泌表现的，其功能或激素释放缺乏的原因尚不清楚。

（6）糖蛋白激素生成腺瘤（glycoprotein hormone-producing adenoma）：垂体腺生成糖蛋

白激素的细胞是促性腺细胞和促甲状腺细胞。促性腺激素腺瘤和促甲状腺素腺瘤的异常激素合成导致大量α-亚单位生成，这可以作为糖蛋白激素生成腺瘤的诊断指标和治疗后的监测指标。

TSH细胞腺瘤是垂体腺瘤中最少见的类型，仅占全部肿瘤的1%，肿瘤通常很大，但也可以是微腺瘤。光镜下呈窦样结构，TSH免疫组化反应阳性对于诊断是必需的。在许多糖蛋白生成垂体腺瘤中，垂体糖蛋白激素（TSH、FSH和LH）的α-亚单位可以被免疫标记物所标记。在超微结构方面，大多数促甲状腺细胞肿瘤分化好，细胞有微小的颗粒，与非腺瘤增生的TSH颗粒很相似。

FSH/LH细胞型腺瘤即促性腺细胞腺瘤（gonadotroph adenonm），约占全部垂体腺瘤的6%。这种肿瘤生长缓慢，肉眼无浸润，一般体积大，很少出现血清促性腺激素水平增高。肿瘤性促性腺细胞分泌颗粒很少，因此常规HE染色显示是嫌色性的。超微结构分泌颗粒平均直径为150nm。免疫组化显示多为FSH和LH均阳性，部分FSH单阳性，单纯的LH阳性罕见。

（7）多种激素腺瘤（plurihormonal adenoma）：生成两种或两种以上激素的垂体腺瘤称为多种激素腺瘤。被证明可以是同一个肿瘤细胞产生多种激素，或者肿瘤可以由多种细胞克隆构成，每种细胞产生不同的激素。大多数多种激素腺瘤发现于合并肢端肥大症（acromegaly）的患者。如前所述，这种肿瘤通常共同表达GH和PRL。ACTH和相关的促黑激素皮质素原肽正常时在同一细胞内生成，因此含这两种激素的腺瘤不认为是多种激素腺瘤。判定腺瘤分泌多种激素应由严格的实验室方法证明，以避免交叉反应引起的假阳性标记。然而，仍有少数腺瘤同时分泌GH、TSH、α-亚单位或LH、FSH、α-亚单位、TSH、GH和PRL中任何一对的组合。这种肿瘤生成的激素并不总是伴有血清激素水平的相应提高。多种激素腺瘤一般体积大，临床进展较迅速。

（8）无功能细胞腺瘤和嗜酸细胞腺瘤（null cell adenoma and oncocytoma）：该肿瘤临床或生化证据表明没有激素生成，激素免疫反应无或很微弱，电镜检查缺乏已知垂体细胞的任何一种的特征，仅有初级的Golgi器和稀少的分泌颗粒。这种肿瘤大多数是无功能细胞腺瘤（null cell adenoma），位于蝶鞍或鞍上，生长缓慢，好发于由于进行性视力丧失和垂体功能减退而就诊的老年人。组织学表现为嫌色细胞肿瘤，可局灶性FSH、LH、TSH和α-亚单位免疫反应阳性，而在组织培养中发现细胞能释放促性腺激素，二者支持无功能细胞腺瘤可能属于促性腺激素细胞系。

具有无功能细胞腺瘤相同形态学和免疫组化特征的腺瘤中，50%以上的细胞具有嗜酸细胞的改变时被称为垂体嗜酸细胞腺瘤。电镜观察，胞浆的50%区域被线粒体占据。这种腺瘤很可能是一组异质性肿瘤，但是许多（如果不是大多数）可转变成无功能细胞腺瘤。

6．垂体腺瘤的良恶性鉴别　垂体腺瘤绝大部分是良性的。从垂体腺瘤的细胞学形态来看，可以偶见奇异的浓染核、核仁明显的巨大环状核，在术中印片或涂片中更容易看到多形核和多核细胞；部分垂体腺瘤可见出血和坏死，但这些都不是恶性的指针。只有出现了脑、脊髓或颅外转移时才能明确是垂体癌。

对于有肿瘤累及骨、神经、血管等侵袭性生物学行为，或出现核分裂象增多和Ki-67

标记指数大于3%及P53阳性等表现，但无转移的证据时，可作出“不典型”腺瘤的诊断。而镜下浸润硬脑脊膜一般不作为侵袭性指标，侵犯大脑组织是否作为恶性标准目前还存在争论。

7. 垂体腺瘤与正常垂体、腺垂体增生的鉴别要点 影像学有垂体占位或蝶鞍的扩大，组织学表现为单一细胞成片、成巢或窦隙状生长，垂体腺瘤的诊断并不困难。当临床有激素过剩表现，鞍区占位不明显，手术所取组织小、破碎时，是诊断垂体的微小腺瘤还是正常垂体或腺垂体增生，仅凭HE切片的镜下观察就很困难了。借助网织染色和免疫组化标记对诊断有一定帮助作用。无纤维包膜时，应用网织染色有助于辨认肿瘤性腺体与正常腺体之间的界限：腺瘤周围的垂体组织网织纤维受压致密，而在肿瘤内网织纤维网被破坏；免疫组化标记，单一或仅有两种激素表达支持腺瘤，当有两种以上激素表达时一定要看同一种激素表达细胞的分布和数量，结合网织染色来综合确定。

（二）腺垂体的梭形细胞嗜酸性腺瘤

腺垂体的梭形细胞嗜酸性腺瘤（spindle cell oncocytoma）于2002年首次作为一个独立的肿瘤类型进行描述，目前认为其起源于腺垂体的滤泡卫星细胞。其临床表现与非功能性垂体腺瘤类似，患者常表现为垂体功能减退和视野缺损，影像学表现为鞍内或鞍上境界清楚伴有对比增强的实性占位。组织学表现为胞浆嗜酸性的梭形及上皮样细胞呈交错的束状排列，细胞核可出现轻度到中度不典型性，局灶可明显多形性，分裂象罕见，背景中可见少量成熟淋巴细胞浸润；瘤细胞表达Vimentin、EMA、S-100和线粒体抗体113-1。该肿瘤呈良性过程，WHO Ⅰ级。

二、神经垂体的肿瘤性病变

神经垂体位于腺垂体的后方（二者紧密结合），与下丘脑相连，由漏斗部、垂体柄和后叶组成，在该部位肿瘤相对少见，主要有垂体细胞瘤、神经节细胞瘤和神经源性错构瘤、颗粒细胞瘤等。

（一）垂体细胞瘤

垂体细胞瘤（pituicytoma）非常罕见，根据最新的2007年中枢神经系统肿瘤WHO分类介绍，到现在文献中描述的真正垂体细胞瘤少于30例。在以前的文献中常常将垂体细胞瘤与鞍区的颗粒细胞瘤、毛细胞星形细胞瘤等混在一起，近年来逐步认识清楚它是一起源于神经垂体或漏斗部胶质细胞的肿瘤，发生于成人。该肿瘤表现为实性、与周围组织界限清楚，影像学常显示与腺垂体或垂体柄有关，临床症状和体征可表现为视觉障碍、头痛和腺垂体功能减退等表现，组织学方面表现为梭形及卵圆形细胞，排列呈束、编织状，部分区域可表现为室管膜瘤样结构，免疫组化瘤细胞表达Vimentin、S-100、GFAP，而不表达EMA和垂体腺瘤表达的神经内分泌标记和垂体相关激素，垂体细胞生物学行为为良性，WHO Ⅰ级。

（二）神经节细胞瘤和神经源性错构瘤

神经节细胞瘤（gangliocytoma）是下丘脑和鞍内罕见的肿瘤，由大的成熟神经细胞及胶质间质构成。这种病变为良性，WHO Ⅰ级，可呈进行性生长，其中有些是混合性腺瘤-神经节细胞瘤（含有垂体腺瘤成分），可引起肢端肥大症和不常见的Cushing病。神经节细胞瘤需要与下丘脑神经元性错构瘤（neuronal hamartoma）相鉴别，后者常见于伴有青春期早熟综合征和痴笑性癫痫的儿童。组织学上，病变为成熟的神经元、星形细胞和少突胶质细胞混合组成；含不成熟的神经元的下丘脑肿瘤则被称为错构母细胞瘤（hamartoblastomas），与颅面部异常、肢体异常和肛门闭锁，以及继发于垂体发育不良的垂体功能减退症构成Pallister-Hall综合征。

（三）颗粒细胞瘤

神经垂体颗粒细胞瘤（granular cell tumor）的组织学、超微结构特征和组织化学反应与发生在其他部位者相似：紧密排列的多边形细胞，呈片状或境界不清的小叶状，瘤细胞胞浆丰富、颗粒状，淀粉酶消化后的PAS染色仍呈阳性。该瘤细胞起源有争议，有人认为来源于神经鞘细胞，而Nishioka认为瘤细胞可能起源于变异的胶质细胞，并提供了免疫组化的证据，有待于进一步证实。

三、垂体部位的非垂体性肿瘤病变

（一）颅咽管瘤

颅咽管瘤（craniopharyngioma）大多发生于10～20岁的患者，偶发于70～90岁。生长部位通常在鞍上，也可发生于蝶鞍内、视交叉，个别长在第三脑室。颅咽管瘤约占所有脑肿瘤的3%。囊性变是极常见的，囊内容是黏稠的液体，并有胆固醇结晶；局灶性钙化很常见，约75%的病例钙化很显著。镜下特征类似颌骨的造釉细胞瘤，以外层细胞栅栏状排列、中心为星芒状细胞互相吻合构成的上皮岛为特点；局灶性鳞化、混合性炎症反应（可以是肉芽肿性炎症）常见；在邻近的脑组织中，胶质增生伴Rosenthal纤维形成常见，以致容易被误认为是毛细胞性星形细胞瘤。大约10%的病例（仅见于成年人）肿瘤肉眼呈乳头状，缺乏钙化和角蛋白结节，镜下为实性分化好的假乳头状排列的鳞状上皮，伴有单个细胞角化。颅咽管瘤恶性变是罕见的。

治疗方案是外科手术全部切除或次全切除，有的随后还进行放射治疗。据统计，治疗后患者复发率在20%～30%。据报道乳头状颅咽管瘤治疗效果较好。

（二）脑膜瘤

纯粹的蝶鞍内脑膜瘤（meningioma）罕见，较常见的是鞍上鞍结节脑膜瘤。从发生学上来讲凡起源于鞍结节、蝶骨平板、鞍隔、前床突，解剖范围直径<3cm的脑膜瘤统称为鞍结节脑膜瘤，是颅底脑膜瘤好发部位之一，多见于中年女性患者，当肿瘤增大压迫视神经时，多以单眼视力减退为首发症状，在晚期，特别是鞍隔脑膜瘤，可因压迫垂体而出现内分泌异常。MRI显示蝶鞍上区圆形或类圆形肿块，肿瘤可向各个方向生长，垂体腺常可保持正常形态，但少部分向鞍内生长的鞍结节脑膜瘤（如鞍隔脑膜瘤）可压迫或浸润垂体腺，使其结构难以分辨。组织学上，该部位脑膜瘤以上皮型、纤维型和混合型为主，但也可出现其他组织类型，绝大部分为良性，偶见不典型脑膜瘤（细胞量增多并失去典型排列，小细胞化伴核/浆比例增高，显著核仁和灶性或大片状坏死）或恶性脑膜瘤（核分裂象显著增多、高度核异型，广泛坏死）。

（三）生殖细胞瘤

颅内生殖细胞瘤（germinoma）第一好发于松果体区，第二好发于鞍区的鞍上池。位于鞍区的生殖细胞瘤以女性青少年相对多见，突出的首发临床表现是视力障碍，然后出现头痛、呕吐、多饮多尿及垂体功能减退。影像学提示鞍上区肿块，常累及漏斗。镜下表现为单一原始生殖细胞，泡状核，见明显核仁，胞浆透亮富含糖原，间质常有数量不等的T淋巴细胞。该肿瘤对放疗极其敏感。该部位还可发生胚胎癌、卵黄囊瘤、成熟和未成熟畸胎瘤等生殖细胞源性肿瘤。

（四）毛细胞性星形细胞瘤

鞍区毛细胞星形细胞瘤（pilocytic astrocytoma）多见于20岁以下的青少年，是青少年时期星形细胞瘤的最常见类型和常见部位，大多起源于视交叉、下丘脑、第三脑室底部，就诊时大多有视力障碍，单眼视力下降或失明表现尤为突出。组织学上表现为细胞密度低，表现为致密区和疏松区双相性（致密区为含Rosenthal纤维的梭形细胞，疏松区为多极细胞伴微囊形成）。临床上是一种低级别的星形细胞瘤（WHO Ⅰ级），因此外科手术切除是其首选的治疗方法，它可以出现软脑膜浸润和沿神经轴种植，但仍生长缓慢，长时间存活。发生在成年人的毛细胞星形细胞瘤预后稍差，发生在婴幼儿的肿瘤组织学上表现为细胞围绕血管生长，伴有广泛的黏液变性，现被WHO命名为毛粘性星形细胞瘤（pilomyxoid astrocytoma，WHO Ⅱ级），有侵袭性生物学行为。

（五）神经鞘瘤

神经鞘瘤（schwannoma）大多数发生在感觉神经，运动神经发生者很少。鞍区神经鞘瘤很少见，多为三叉神经来源累及鞍区。典型的神经鞘瘤镜下表现为两种组织构象：致密的Antoni A区和疏松的Antoni B区，偶尔可见核分裂象及核异型，但不影响其良性的生物学行为，瘤细胞S-100阳性。有细胞性神经鞘瘤、黑色素性神经鞘瘤和丛状神经鞘瘤三个特殊亚型。

（六）浆细胞瘤

浆细胞瘤（plasmacytoma）可发生在蝶骨区，大多数患者最终发展成多发性骨髓瘤，为单克隆性病变，该病变在病理上易与多克隆的浆细胞肉芽肿混淆。

（七）脊索瘤

脊索瘤（chordoma）系先天性肿瘤，多发生在成年人。在颅内常位于颅底的斜坡部位，可向鞍区侵犯，偶尔也可鞍区原发。镜下表现为黏液样背景下可见上皮样、条索状细胞，可见囊泡状细胞，与黏液样软骨肉瘤、脊索样脑膜瘤和第三脑室脊索样胶质瘤形态相似，需要结合部位及免疫组化进行鉴别。本瘤表达CK、EMA等上皮性标记，同时还表达Vimentin和S-100，而不表达GFAP、CD34等标记。

（八）转移性肿瘤

日常垂体的外科标本中很难见到转移癌，但据文献来看，通过尸检发现肿瘤转移到垂体并不少见，发生率为3%~5%；神经垂体的转移癌也较常见，许多患者同时伴有糖尿病和尿崩症。常见的原发肿瘤为乳腺癌、肺癌或胃肠道癌。

四、垂体部位的非肿瘤性病变

（一）淋巴细胞性垂体炎

垂体的炎症性病变非常少见，分为淋巴细胞性垂体炎（lymphocytic hypophysitis）和肉芽肿性垂体炎，有人认为它们为同一疾病的不同阶段。垂体炎在临床表现为鞍区占位性病变。淋巴细胞性垂体炎是罕见的自身免疫性内分泌疾病，目前约有50多例病例报道，主要累及妊娠晚期或刚刚分娩后的妇女，这种综合征很少发生于男性患者；可有垂体体积增大的症状和（或）不同程度的垂体功能减退的表现。病理检查显示有纤维组织增生和大量多克隆的淋巴细胞、浆细胞浸润，伴腺垂体细胞的破坏，后者表现为岛状分布的嗜伊红上皮细胞，其CgA、Syn和腺垂体的各类激素等均呈阳性表达。淋巴细胞性垂体炎的鉴别诊断比较困难，主要依赖组织学分析，应与下列疾病进行鉴别：结节病、肉芽肿和组织细胞增生症等。该病用皮质醇类药物治疗可能有益，有些病例可能需要外科手术减压和治疗遗留的垂体功能减退症的替代疗法，有一些病例可以自行消退。

（二）垂体脓肿

垂体脓肿（pituitary abscess）一般为全身感染性疾病在垂体部位的表现，比较少见。多发生在应用免疫抑制剂后的病人；有蝶窦炎的病人易出现。约50%的病人中能找到感染源。90%病人表现为头痛，70%有蝶鞍区占位症状及内分泌低下症状；可表现为脑膜炎。放射诊断上可见蝶鞍扩大或破坏，与肿瘤鉴别困难，而病理上形态简单，表现成片退变的中性粒细胞。使用大量抗生素如效果不好，可考虑经蝶手术引流。

（三）垂体卒中

垂体卒中（pituitary apoplexy）是指那些伴有头痛突然发作、视觉缺损和意识障碍的有垂体占位的病例。这种罕见的病变大多数是由于垂体腺瘤自发性大面积出血和坏死所致，主要见于无功能腺瘤和产生ACTH的肿瘤。垂体卒中常是神经外科的急诊疾病，因为肿块突然迅速扩大使丘脑前叶受压。在一些患者，溴隐停治疗可以诱导发生垂体卒中。

（四）Rathke裂囊肿

正常人的腺垂体和神经垂体之间有13%～22%存在着直径1～5mm的小囊肿，称Rathke cyst裂囊肿，一般认为系来自颅咽管又名Rathke袋或裂的残留组织。当囊肿增大可引起垂体功能减退、蝶鞍扩大、视交叉受压和其他神经症状，与鞍内型颅咽管瘤或无分泌活动的垂体腺瘤的临床表现相似。组织学形态，囊肿主要由纤毛柱状上皮、很少量的杯状细胞和腺垂体细胞衬覆，也可见鳞状上皮分化的细胞灶。MRI对病变诊断敏感性高。治疗方法是外科引流和切除，复发少见。

（五）空泡蝶鞍综合征

空泡蝶鞍综合征（vacuoles sella syndrome）分为先天性和继发性两类。先天性者系鞍隔先天性缺损或形成不全；继发性者多为垂体手术和放射线疗法后所致。一般无症状，CT扫描为蝶鞍内的低密度区，诊断关键为脑池造影CT扫描，发现造影剂进入蝶鞍的蛛网膜下隙。如有脑脊液漏及进行性视力视野障碍是手术适应证。

（六）Langerhans细胞组织细胞增生症

Langerhans细胞组织细胞增生症（Langerhans cell histiocytosis）：虽然播散性朗格汉斯细胞组织细胞增生症的病人中下丘脑-垂体轴受累不少见，但鞍区单一的孤立性病变非常罕见。镜下表现为组织细胞样细胞聚集，细胞核常见核沟，背景细胞为淋巴细胞和嗜酸性细胞，免疫组化显示CD1a、S-100和CD68阳性。目前对改变该病变的非肿瘤性有争议。

（七）结节病

结节病（sarcoidosis）原发在鞍区罕见，但其可以累及脑脊髓软脑膜，并通过蝶鞍旁区影响丘脑前部，导致垂体功能减退。镜下表现为非坏死性、一致性非融合的肉芽肿性结节，偶尔可见星状体。

（八）巨细胞肉芽肿性垂体炎和黄色瘤性垂体炎

巨细胞肉芽肿性垂体炎和黄色瘤性垂体炎（giant cell granulomatous hypophysitis and xanthomatous hypophysitis）均为腺垂体组织的非坏死性肉芽肿。前者组织中含有多核巨细胞，而后者含有大量颗粒性泡沫状细胞。这些细胞不同于朗格汉斯细胞组织细胞增生症中的细胞，不表达 CD1a、S-100，但表达 CD68，在作出该类诊断之前应首先排除结核杆菌、螺旋体以及其他细菌、真菌和寄生虫感染。

（九）Rosai-Dorfman 病

Rosai-Dorfman 病（Rosai-Dorfman disease）又称为窦性组织细胞增多症伴广泛淋巴结病变，是一种少见、起源不明的组织细胞增多症，常见累及多个淋巴结伴体重下降、贫血、白细胞增多、血沉增快和免疫球蛋白增高。原发于淋巴结外的独立病变少见，目前报道中枢神经系统有 50 余例，其中鞍区或累及鞍区的 10 余例。显微镜下表现为以淋巴浆细胞为主的暗区和以组织样细胞为主的明区，可出现纤维组织增生和少量嗜酸性细胞的浸润，还有一重要特征是组织样细胞的胞浆中吞噬有淋巴、浆细胞，这一特征在结内病变明显，结外病变有时可见到。免疫组化表现为组织样细胞联合表达 CD68 和 S-100。

第9章　涎　　腺

一、涎腺的特点

（一）腮腺是纯浆液腺，舌下腺以黏液腺为主，颌下腺以浆液腺为主。涎腺的腺泡、纹管、闰管外面都有肌上皮细胞，呈多角形，在肿瘤中有几种变异：黏液型（S-100、Actin、Myosin、Vimentin 阳性）、梭形（Vimentin、Actin、Keratin 阳性）、浆样细胞型（见于肌上皮瘤浆样细胞型、混合瘤）、透明上皮型（Actin、Myosin、Vimentin 阳性，见于肌上皮肿瘤的透明细胞）。

（二）肌上皮细胞是介于上皮和间叶组织之间的成分，电镜（EM）下见有肌丝、肌膜。

（三）腮腺随年龄上升，腺体间有脂肪空泡出现。

（四）涎腺的病理特点

1. 黏液腺的腺泡增生（几乎只见于小唾液腺），口腔腺体发生于外胚层，皮脂腺在唾液腺中出现是常见的（也几乎是正常的）。

2. 嗜酸性化生（随年龄改变）。

3. 脂肪浸润（随年龄改变）。

4. 浆液性腺泡增生（主要见于腮腺）。

5. 唾液腺的炎症。

6. 腮腺炎——病毒感染。

7. 涎腺可有结石，导管可出现鳞状上皮化生。

8. 腮腺可进入到附近淋巴结中——即淋巴结中可见腮腺组织（发育关系），别误认为是转移。

二、涎腺疾病

（一）坏死性涎腺化生

硬软腭交界处缺血所致，腺泡中间鳞状化生，周围缺血性坏死，是一种自限性疾病。不要与鳞癌和表皮样癌相混。

（二）囊肿

1. 潴留性　表现为导管性扩张形成囊肿。

2. 外渗性　表现为在涎腺旁的结缔组织中出现黏液，往往是囊肿破裂后黏液外溢形成，涎腺中的巨噬细胞吞噬黏液，PAS（+）。

（三）肿瘤

肿瘤多数为混合瘤（≥50%），也称多形性腺瘤，并常发生于腮腺。

1. 多形性腺瘤　主张连同周围腮腺一起切除；上皮成分恶变多（可出现瘤中的恶性成分，可以为鳞状细胞癌、黏液表皮样癌、腺样囊性癌等，此时又称恶性混合瘤，癌在瘤中时预后好），黏液、软骨成分为主时复发的机会多，肿瘤组织可浸润包膜，或形成多发小结节。

2．腺淋巴瘤　双层上皮细胞，胞浆嗜酸性，线粒体多，淋巴组织多。

3．乳头状囊腺癌。

4．基底细胞腺瘤　管状、条索状或实片状，一定没有包膜浸润，一有浸润即为基底细胞腺癌。

5．基底细胞腺癌。

6．嗜酸性细胞腺瘤　胞浆嗜酸性且胞浆丰富的腺瘤。

7．腺泡细胞癌（α-淀粉酶阳性）　腺泡状，胞浆略嗜碱性，细胞核常见核仁。

8．黏液表皮样癌　有被膜者预后好，无包膜者预后稍差。

黏液成分（黏液细胞，细胞大，胞浆空）越多预后越好；表皮成分越多预后越差；其表皮样成分无角化和角珠形成，出现角化和角珠时应该考虑其他肿瘤类型。

9．腺样囊腺癌（曾叫圆柱瘤）实性者容易转移，筛状者为局部侵袭，当实性时要注意与基底细胞腺瘤和基底细胞腺癌进行鉴别。

10．肌上皮癌　表现为梭形、浆样细胞、透明细胞等，有一定异型性，呈浸润性生长。

11．上皮-肌上皮癌　腺上皮在内侧，为良性的分泌上皮；肌上皮为恶性，在外侧。

＊ 唾液腺肿瘤做冷冻，临床医师应完全地将肿瘤全部取出送病理科做冷冻，以免种植，冷冻区分良性、恶性、炎症有时也有一定困难。

（四）涎腺组织的标记物（表 9-1）

表 9-1　涎腺组织标记物

低分子	LMCK	HMK	Vimentin	Actin	CEA	EMA	AE1/AE3
腺泡	++	+	−	−	+	−	
闰管	−	++	−	−	+	++	
纹管	−	++	−	−	−	−	
分泌管	−	++	−	−	−	++	+
肌上皮	+	−	−/+	++	−	−	+
基底细胞	++	−	−	−	−	−	

第10章　乳 腺 病 理

一、正常乳腺组织学特点

与汗腺同源的腺体有：涎腺、耵聍腺、前列腺、乳腺等，具有大致相同的组织学特点。乳腺的腺体为分支管泡状腺，有人认为它是一种特化的汗腺；乳头大导管15～30个，其下为乳窦──→大导管──→中导管──→小导管（分为小叶外导管和小叶内导管，后者为乳腺癌的好发部位）──→终末导管（分泌时称为腺泡）；小叶由导管（小叶内小导管和终末导管组成，导管由立方状腺上皮和肌上皮组成）和间质（对雌激素有反应的疏松特化间质）组成；一个小叶可含10～100个终末导管。

二、乳腺肿瘤的常见误诊

（一）良性误诊为恶性

1. 导管内乳头状瘤常见假性浸润，易被误诊为浸润性癌。
2. 小叶增生和不典型增生易被误诊为小叶原位癌。
3. 普通型导管增生误诊为低级别导管内癌（原位癌）。
4. 硬化性腺病误诊为硬癌（浸润性导管癌）。
5. 浆细胞性乳腺炎易被误诊为浸润性小叶癌。
6. 巨大纤维腺瘤易误诊为叶状肿瘤。

（二）恶性误诊为良性

1. 低级别黏液型导管内癌易被误诊为黏液性囊肿。
2. 浸润性小叶癌误诊为乳腺炎细胞浸润。
3. 导管内乳头状癌误诊为导管内乳头状瘤。
4. 小叶原位癌误诊为小叶增生。
5. 分化良好的小管癌误诊为小管性腺病。
6. 乳头部位的Paget病误诊为交界痣。

三、乳腺的良性疾病

乳腺疾病包括：①炎症；②增生；③肿瘤：良性、恶性（上皮来源、间叶来源）。

（一）乳腺增生病

1. 大导管发生　单纯囊肿（乳汁囊肿）为潴留性，组织学上为压扁的扁平上皮（囊壁），内有乳汁。

2. 大导管和中导管发生　乳头状囊肿。

3. 中导管和小导管交界处　导管扩张症（需要和浆细胞乳腺炎相鉴别，往往有导管扩张，因乳汁潴留溃破到乳腺实质），多发常见，往往有炎细胞，累及小叶外导管，主要是导管外弹性纤维破坏。

4. 发生在小叶内　主要发生看小叶腺体、间质的变化和比例

小叶增生：5 个以上小叶/低倍视野，100 个以上腺泡/小叶，间质依然存在。

↓

腺病──→纤维腺病：特化间质被胶原纤维取代（各占 50%）──→纤维化腺病：纤维增多，多于腺体但仍属正常──→硬化性腺病：纤维出现透明变性，腺体很难找──→乳腺硬化症：基本上都为胶原纤维。

乳腺腺病一般在大体上不形成占位性病变，但偶尔可形成界限清楚的结节，这时可称为腺病瘤。

乳腺腺病有时很容易误诊，特别是硬化性腺病和小管性腺病。硬化性腺病在光镜下很容易误诊：腺体挤压、不规则，纤维间质增生类似癌性间质反应，但免疫组化标记（SMA、S-100、P63）能显示肌上皮的存在。小管性腺病出现大量的单层小管，缺乏肌上皮，与小管癌鉴别困难；但二者在光镜下：小管性腺病腺体特别规则，基本上都是一致性小圆圈形，腺体内往往含有嗜伊红的分泌物，当核仁明显时可称为不典型小管性腺病，而小管性癌细胞形态类似良性，腺腔形成明显，但腺管形态特别不规则，周边无肌上皮，周围有癌性间质反应；免疫组化方面：小管性腺病的腺体表达 S-100，但不表达乳腺癌常表达的 EMA 和 GCDFP-15（grass cystic disease fluid protein-15），小管癌表达 EMA 和 GCDFP-15，不表达 S-100。

乳腺增生病常伴随：囊肿病（或囊性增生）、上皮病（上皮有轻度异型性，可合并轻度不典型增生）、不典型增生、原位癌、肌上皮增生。

乳腺的脂肪坏死：淋巴细胞、组织细胞浸润，特别是在早期非常明显。

乳腺结核少见。

（二）乳腺的良性肿瘤

1. 乳晕下导管乳头状瘤（大导管来源，垂直投影在乳晕下）　有完整包膜包绕。
2. 导管内乳头状瘤（中导管）。
3. 腺瘤（小导管）　间质很少，几乎都是腺管。
4. 纤维腺瘤（发生在小叶）　①管内型，纤维增生，推挤腺管；②管外型。
5. 巨大纤维腺瘤（发生在小叶）　5cm 以上，纤维多于腺体。
6. 分叶状纤维腺瘤（发生在小叶）　5cm 以下，纤维多于腺体。
7. 很少见的良性肿瘤还有　肌上皮瘤、多形性腺瘤。

乳腺的纤维腺瘤都有包膜。

特殊改变：
- ①间质出现钙化、透明变、骨化
- ②间质中出现多核巨细胞（像破骨细胞）
- ③间质可出现其他间叶成分（如脂肪、平滑肌组织）
- ④间质的黏液变
- ⑤间质出血性梗死
- ⑥偶尔可无小叶轮廓
- ⑦大汗腺化生
- ⑧整个乳腺硬化
- ⑨鳞化
- ⑩分泌

纤维腺瘤很少恶变，但文献有恶变记载。

导管内乳头状瘤：①囊内乳头瘤；②腺性乳头瘤；③纤维化性乳头瘤。

四、乳腺的恶性肿瘤

1. 鳞状上皮细胞癌（皮肤，大导管的一半也被覆鳞状上皮）。

2. 乳头状癌（大导管）。

3. Paget 病（交界处，又称湿疹样癌），是一种表皮内扩散性癌，来源于柱状上皮，有分泌物。

4. 管内癌（发生于中导管，分为①非浸润性：a. 实性；b. 筛状；c. 粉刺样；d. 低乳头；②微小浸润性），管腔大，在小叶外。

5. 浸润性导管癌（发生于小导管）

（1）经典的（classic）：单纯癌、硬癌、不典型髓样癌、混合性癌。

（2）低度恶性：小管癌、髓样癌、黏液癌、筛状癌、分泌癌（印戒细胞）、汗腺和涎腺的癌、浸润性的乳头状癌（其他部位也一样）。

（3）少见类型

1）化生性：大汗腺癌、鳞状细胞癌、梭形细胞肉瘤伴有破骨细胞的巨细胞癌等。

2）富于脂质的癌。

3）富于糖原的癌。

4）伴有神经内分泌的癌。

（4）特殊形式扩散的癌：①炎症性癌（乳腺实质内弥漫性毛细淋巴管癌栓形成）；②Paget 病（乳头处皮肤）。

小叶原位癌和小叶浸润性癌预后都相对较好（与浸润性导管癌相比，一般浸润性小叶癌定为中分化）。

五、注意点

1. 乳腺癌与激素受体的问题　雌孕激素受体阳性，应考虑用内分泌治疗（用三苯氧胺治疗）。

2. 影响乳腺癌预后因素　年龄、部位、分型、分期、基因表达（CerBb-2）等。

3. 乳腺基本良性血管瘤很少见，大都是恶性的血管肉瘤，有的分化特别好，形态上容易被误诊为良性血管瘤。

4. 导管内乳头状瘤的细胞形态差异大，若出现一致性细胞或内部出现坏死，都要考虑癌的可能性。

5. 乳腺导管内乳头状瘤在导管内的结构并非一定是乳头状结构，发生在大导管、中导管各占 50%。

6. 小导管、小叶来源　纤维腺瘤、腺瘤（主体是腺体）、分叶状纤维腺瘤（也叫腺纤维瘤）。

7. 中导管　导管癌分非浸润型、浸润型。

8. 小导管和小叶内导管为绝大多数乳腺癌的来源。

9. 乳腺的导管内癌（5 ~6 型）　最常见粉刺癌、筛状癌、低乳头状癌、实性癌。

10. 浸润型：
- 常见类型
  - 单纯癌（纤维、上皮差不多）
  - 髓样癌（基本都为上皮）
  - 硬癌（基本都为纤维）
- 化生型
  - 大汗腺癌
  - 鳞癌、黏液癌（胶样癌）→ 预后好
  - 肉瘤成分
- 少见类型
  - 分泌脂质
  - 富于糖原、涎腺样癌
  - 神经内分泌癌、腺癌
  - 分泌型癌：预后好，好发于年轻人，高峰 28 ~29 岁，组织中易见嗜酸性分泌小球

11. 小叶来源　小叶癌 {非浸润型 / 浸润型}
↓
预后好，细胞都小，异型性不明显。

12. 对应于分叶状纤维腺瘤的恶性病变为叶状囊肉瘤。

13. 乳腺的肌上皮存在于小导管及小叶内导管外。

14. 乳腺可有混合瘤　也起源于肌上皮，少见。

六、乳腺小叶肿瘤（lobular neoplasia of breast）

（一）含义

终末导管小叶单位（TDLU）的腺泡内出现形态一致的特征性细胞群伴轻度不典型增生（ALH）⟶小叶原位癌；前者将来发生浸润性小叶癌的概率比普通人大 4 倍，后者则大 10 倍。

绝经前后出现，一般无明显自觉症状，常多灶发生。

小叶原位癌组织学：小细胞（small size）+一致性（uniforiny）+圆形（roundness）。

（二）浸润性小叶癌

1. 经典型（classical）　细胞小，不规则，围绕中央小导管呈同心圆排列或呈线性排

列，背景为纤维性。

2．腺泡型

（1）实片状（solid）：约占10%，细胞一致。

（2）小管小叶型（tubulolobular）：约占5%，classical+microtubular。

3．混合型（mixed） 以上2个以上亚型的组合。

当肿瘤细胞成分90%为小叶癌时方可直接诊断小叶癌不足90%，应将浸润性导管癌罗列出来，并注明比例和分化。

七、经验谈

（一）乳腺癌冷冻诊断的注意点

1．避免“过诊断”，年轻女性尤其应注意。

2．学会用低倍镜观察。

3．乳头状瘤和乳头状癌鉴别困难，冷冻时得留余地（建议等石蜡及免疫组化进一步明确诊断）。

（二）乳腺易误诊的疾病

1．多形性纤维腺瘤。

2．乳头状囊腺瘤。

3．硬化性腺病。

4．泌乳结节。

5．腺瘤。

6．慢性炎症。

（三）易漏诊的乳腺疾病

1．小管癌。

2．小叶癌。

乳腺导管上皮不典型增生与低级别导管内癌在细胞形态是一致的，其免疫组化表达也相同（都不表达CK5/6、CK34βE12等高分子量角蛋白），主要看结构和累及的导管数（两个以上的完全性导管累及即可诊断导管内癌）。导管周肌上皮（表达SMA、S-100、P63等）可以不完整性存在。

低级别导管内癌与小叶肿瘤在形态上有时非常相似，仅靠形态难以鉴别，应用免疫组化起到非常关键的作用（表10-1）。

表10-1 导管内癌和小叶性肿瘤免疫组化

肿瘤类型	E-Cadherin	CK34βE12
导管内癌	+	−
小叶性肿瘤	−	+

第 11 章　骨关节疾病

第 1 节　骨关节疾病总论

一、骨组织的特殊结构决定病理诊断中的处理方法

1. 是结缔组织中的一种，有专项分化特征并伴有矿化。

2. 还包括有其他结缔组织成分——神经、血管、脂肪、胶原。

3. 做出准确病理诊断需要的特殊处理

（1）准确诊断必须依靠临床、放射影像、病理三结合。

（2）切除骨组织病理锯切方向的选择、组织块的选择都有相应要求。

（3）需要恰当脱钙（以下三种均可，选择其一），骨块脱钙后需要修切，充分水洗。①HNO_3（5%～10%）：骨松质用 5%，皮质骨用 10%；②甲酸或乙酸等弱酸（80%）+10%～20% 福尔马林；③EDTA（乙烯二胺四醋酸）：配方：4% NaOH 100ml+四乙酸 9.5g 调至 pH 7 即成。使用时每克 EDTA+20ml 福尔马林液。要注意脱钙时间，以“能切即可”为原则，脱钙不足或过头均不妥。

二、骨组织肿瘤的特点

1. 疼痛　部位难明确，钝痛（间歇、夜间→频繁→持续）。

2. 肿块　早期无法摸到（X 线像检查对发现病变很重要）。

3. 发热　恶性肿瘤的晚期。

4. 运动障碍　晚期出现或伴病理性骨折。

5. 实验室检查特点　①常规血象改变多在晚期出现；②血液生化改变：免疫球蛋白、ALK、Ca、P；③尿液：本周蛋白（凝溶蛋白，针对浆细胞性骨髓瘤）。

三、X 线像的特点

（一）骨组织的破坏

透光度增强，正常纹理消失，囊性，穿破骨皮质。对软骨的破坏：一般来说，肿瘤不过“关”——指不过关节面；软骨缺乏血管，若关节软骨破坏，说明肿瘤发展较慢。

骨组织的破坏、炎症和肿瘤均可表现为囊状、不规则形状。

1. 炎症也可有骨母细胞增多，破坏、增生相互平衡。

2. 炎症经抗炎治疗后，破坏的反应得到控制；恶性经抗炎治疗，破坏的反应得不到控制，而进行性发展。

（二）骨组织的再生

透光度降低，无正常纹理，絮状、针状、象牙样骨壳形成、骨膜反应。

1. 反应性成骨 骨壳——骨破坏越慢，越易形成，过快则不形成。

骨膜也可反应成骨：①葱皮样；②放射状：撑开骨膜，血管变直，成骨沿血管生长。

2. 瘤性成骨 ①絮状透光：透光不完全，正常骨小梁破坏后有新生骨小梁，但内含大量肿瘤成分；②象牙状（致密度高）：骨形成多、密；③骨膜呈放射状成骨。

3. 瘤性软骨钙化（不透光） ①环状；②半环状；③点状。

四、基本组织学

长骨：骨皮质（骨膜形成）、骨松质（骨骺板处生成）。

扁平骨：骺板、骨松质、骨外板。

骨细胞与纤维母细胞成分相同，直径15～20μm。

作用：①分泌胶原，骨组织是骨母细胞分泌的胶原；②分泌蛋白；③分泌酶（碱性磷酸酶ALK）有利于钙、镁离子的沉积，骨内65%为钙、磷，35%为蛋白、胶原等。软骨细胞与纤维母细胞相似。血液缺乏时，就发育成软骨细胞。软骨母细胞：①分泌胶原；②分泌蛋白——软骨基质：主要成分硫酸软骨素，有柔韧性。

成骨：①膜内成骨：胎胚间叶细胞—纤维母细胞—骨母细胞（肿瘤内大多为膜内成骨）；②软骨成骨：间叶细胞—纤维母细胞—软骨—血管增生退变（体积大，核不变）—钙化退变；则骨母细胞增生（附近）+血管+骨巨细胞——骨细胞组织发生在长骨内。

1. 骨、软骨、纤维组织三种主要成分呈不同比例的混杂，并保持间叶组织的多分化潜能。

2. 长骨 骨骺、骨骺板（线）、干骺端、骨干、骨皮质、骨松质。

3. 扁平骨 外板、内板、板障（骨松质）。

4. 骨组织中存在 骨母细胞、骨细胞、骨陷窝。

5. 破骨细胞 起修饰作用（吸收、改建骨组织）。

6. 骨基质 $\begin{cases}\text{无机成分占65\%：}GaPO_4\text{、}GaCO_3\text{、}MgCO_3 \\ \text{有机成分占35\%：胶原纤维、糖蛋白}\end{cases}$

7. 哈佛系统及骨板结构。

8. 软骨组织中存在 软骨母细胞、软骨细胞、软骨陷窝。

9. 软骨基质：胶原纤维、含硫酸软骨素的软骨黏液。

10. 骨的形成

（1）膜内成骨：扁平骨、长骨、骨膜下成骨。

（2）软骨成骨：长骨骨骺成骨。

注意点：碱性磷酸酶上升：骨肉瘤；酸性磷酸酶上升：前列腺癌转移。溶骨改变：血磷上升，血钙上升；尿本周蛋白（凝溶蛋白）阳性：骨髓瘤。甲状旁腺功能亢进：血钙上升，血磷也可增高。本周蛋白：加热到40～60℃出现凝固，>60℃出现溶解，骨髓瘤病人的尿中出现。

五、基本病变

1. 骨坏死 ①骨陷窝空虚，骨细胞消失；②骨小梁被溶解吸收（骨边缘呈虫蚀状）；③脱钙（很不均匀）。

骨坏死的结局：①吸收；②纤维化：钙化，血管不丰富；③周围组织发生纤维化、骨化包裹死骨形成骨柩——→冲破瘘道；④骨赘：不成熟的骨，靠边缘部，邻近骨的软组织炎症（轻）持续炎症刺激可形成骨赘。

2．不同肿瘤有不同的好发部位和年龄段。

3．骨肿瘤的良恶性不完全依赖于细胞形态学。

4．溶骨性病变　骨小梁缺失、死骨、破骨巨细胞。骨在酶的作用下溶解，酶从破骨细胞分泌（骨巨细胞）而来，巨细胞瘤有大量破骨细胞：破骨细胞常出现，有破骨细胞不一定为巨细胞瘤。

5．成骨性病变　有各种性质的成骨，应注意鉴别。瘤性成骨：是诊断骨肿瘤的关键成分。成骨性肿瘤有骨母细胞，并形成骨样基质；肿瘤周围可有反应性成骨。瘤性成骨、反应性成骨、残存骨的鉴别对诊断非常关键（表11-1）。

6．成软骨性病变　成巢或成簇瘤细胞，有小叶结构，并见软骨样基质。

表11-1　瘤性成骨、反应性成骨、残存骨的鉴别

	部 位	基　质	骨 细 胞	基质周细胞
肿瘤性成骨	中央、周边	骨样组织	少、似瘤细胞	瘤性骨母细胞
反应性新生骨	周边	成熟骨小梁	正常	正常骨母细胞
残存骨	中央	不规则骨小梁	大多消失	无
软骨成骨	不定	有软骨基质背景	残留有软骨细胞	化生性骨母细胞

第2节　骨的瘤样病变及肿瘤性病变

一、骨之瘤样病变

（一）孤立性骨囊肿（单纯性骨囊肿）

青少年多发，好发于长骨干骺端及颌骨。因骨骺局灶性无骨化（过早停止骨化），而骺软骨仍退化，故形成囊肿。一般无症状，当体检时或发生病理性骨折时才被发现。X线像呈圆形透亮影。病理：无内皮衬覆的单房或多房性囊肿，衬覆的纤维组织膜内有不等量的炎细胞、多核巨细胞浸润，囊内常含清亮液体，偶尔含血性液体。

（二）动脉瘤样骨囊肿（aneurysmal bone cyst，ABC）

儿童至成年均可发生，多见于长骨骨干上下端及脊柱，发展较快。X线像呈膨胀性骨透光区。病变：不规则形状、含血性液体的囊肿，内有不完全或呈飘带状间隔，囊壁无内皮细胞，囊壁细胞以纤维母细胞、未分化间叶细胞为主（且细胞丰富），也可见到炎症细胞、多核巨细胞，偶可见少量反应性新生骨；囊内压力高，囊壁内多可见充血的毛细血管、囊内有大量似具有动脉压的积血。

性质：1．骨巨细胞瘤的一种。

2. 局灶血流动力学异常；静脉血压持续增高。

3. 受伤的后果。

诊断该病首先应排除其他肿瘤继发出现该病变形态，如各种骨肿瘤或瘤样病变中的血管高度增生、扩张。

ABC 按起源形式可分为：

1. 原发性。

2. 继发性 继发于巨细胞瘤、骨母细胞瘤、软骨母细胞瘤、纤维异常增殖症、骨肉瘤等。

（三）纤维异常增殖症

幼年至老年均可发生，但以二三十岁多发，女性多于男性，以颅面骨、肋骨、四肢长骨多发。病变：幼稚纤维组织+极不规则形状的“编织状”未成熟骨小梁→骨质变软，膨大变形，病理骨折，畸形。X 线像：呈毛玻璃样改变。临床多为单发病变，少数病例呈多发性病变（又可分为同侧多发及双侧多发病例），但单发与多发病变无发生学上的联系。

性质：1. 遗传 机制尚待研究。

2. 骨的局部生长发育障碍。幼稚纤维组织 ALK 染色（+），但不能发育成正常骨母细胞，最终发育成为编织状骨小梁，周边多无骨母细胞。

3. 少数病例可见一些成熟骨，应注意鉴别：①分化好的骨肉瘤；②骨纤维异常增殖症（可发展成为骨化性纤维瘤）；③韧带样纤维瘤。

4. 少数重症病例可伴发一些内分泌功能失调的表现。

预后：注意恶变（多与病情长期拖延、放疗有关）。

＊ Albright 综合征—①同侧多发病变，表现为多发性纤维异常增殖症；②同侧色素沉着；③女性性早熟。

（四）畸形性骨炎（骨 Paget 病）

好发：约 40 岁，男性多于女性，颅面骨及四肢骨多发。

性质：骨代谢不正常：骨质异常增生与骨质的吸收并存

改建不正常、不平衡，X 线像多见到后期的硬化骨现象。

临床：畸形后果——狮面、驼背、小腿前弯、头围增大。

病理：原骨质呈虫蚀状改变，骨基质呈不规则增生伴炎症细胞，破骨细胞存在，异常钙化。不规则骨板形成，骨密实，骨板呈现虫蚀状及不规则镶嵌状结构。

鉴别：①放射反应；②慢性骨髓炎；③转移性癌周的反应性新生骨。

可疑病因：20 世纪 70～80 年代在病变的巨细胞中即已发现有数种病毒（Paramyxovirous，Respiratory syncytial virus，Measle virus），但发病机制仍待探讨。

预后：40 岁以上患者容易伴发骨肉瘤。

（五）骨嗜酸性肉芽肿

好发：男性多于女性，儿童、青少年常见。部位包括头颅、躯干及四肢骨。

性质：组织细胞增生症 X 中的最轻型。

临床：疼痛，或有压痛区，嗜酸性粒细胞升高可达 10%。X 线像呈现透亮区、边界清、无骨壳形成。

病理：以组织细胞为主，合并有嗜酸、淋巴、多核细胞、Langerhans 细胞（肉芽肿样区）及泡沫细胞（脂性肉芽肿区）。骨外软组织病变一般与骨的病变无关。若有淋巴结病变时应考虑有无骨转移。肿瘤细胞为 Langerhans 细胞，有核沟，S-100 和 CD1a 阳性。

预后：进一步发展或自行吸收痊愈。

二、成骨性肿瘤

（一）骨瘤

好发：25 岁前的头面骨、颌骨、椎体及四肢长骨。

临床：生长缓慢，症状不明显或偶然在受按压时被发现。

性质：骨膜性成骨过度增殖所致的良性肿瘤，成年后可自行停止增长，故又被认为是骨的错构瘤。按肿瘤生长的部位可分为三类：①寻常型骨瘤，多生长于颅面骨的表面或骨内板内面；②骨旁型骨瘤，一般生长在四肢长骨的表面，症状轻微；③骨髓型骨瘤，又名内生性骨瘤，亦称骨岛（bone island），一般无症状。有关形成机制的看法有：①可能由纤维异常增殖症逐渐演变为成熟骨所致；②可能为与遗传因素有关的病变，如 Gardner syndrome（骨瘤合并有家族性肠息肉及皮下软组织肿瘤：表皮囊肿、纤维瘤病）的部分表现。

鉴别：

1. 创伤，感染，侵袭性肿瘤→邻近骨组织的过度反应性增生。
2. 骨软骨瘤演变成的外生性骨疣。
3. 牙骨质瘤中的牙骨质呈过度的瘤状增生。

* 骨瘤对应着颌骨的牙骨质瘤，其实质是骨的一种错构瘤；而牙骨质母细胞瘤对应着骨母细胞瘤。

（二）骨样骨瘤

好发：10 岁 ~25 岁 ~50 岁，男性多于女性。好发于长骨骨干的骨皮质。

临床：局部疼痛，夜间疼痛，服阿司匹林可缓解，局部皮温可增高，邻近可出现渗出性关节炎。X 线片见增厚的骨皮质中出现病变直径<1. 5cm 的透光区，伴有骨壳形成，原部位骨组织增大不明显。

病理：瘤巢形成，巢周见出血带，瘤巢内为成骨性结缔组织（骨母细胞+骨样组织+血管丰富的纤维组织），掺杂着一些多核巨细胞周边钙化、骨质形成。

推论骨样骨瘤（osteoid osteoma）的起因，可能是由于骨皮质中局灶性膜内成骨的不成熟所致。

（三）骨母细胞瘤

好发：10 ~ 35 岁，男性多于女性。好发于脊柱、扁平骨和四肢长骨。

临床：疼痛轻，逐渐加重，无夜间更疼痛现象，服阿司匹林不能缓解与骨样骨瘤不同。X 线片见骨髓质中病变区呈混浊斑驳状的透光影，直径>1. 5cm。

病理：刮出标本均为具有砂砾感样的碎组织，多呈灰红色。

光镜下见大量无异型性的骨母细胞和排列较规则的骨样组织，混杂着一些钙化灶、骨质、软骨、多核巨细胞及纤维母细胞。周边区可见到一些反应性新生骨增生。

鉴别：

1. 骨样骨瘤（<1.5cm）——→中间状态——→骨母细胞瘤（osteoblastoma）（>1.5cm 又名巨大骨样骨瘤）可继续发展增大。

2. 骨巨细胞瘤。

3. 侵袭性骨母细胞瘤（恶性骨母细胞瘤） 可见多形性及异型性骨母细胞，核分裂象多见，骨母细胞成片排列，骨样组织→骨小梁的排列不规则或呈奇异形。瘤组织内可出现坏死灶及局部现侵袭性生长，无远处转移。

4. 骨肉瘤 ①有恶性成骨、成软骨、成纤维区；②有坏死灶；③有转移。

5. ABC 为继发性 ABC。

6. 牙根部的牙骨质母细胞瘤（cementoblastoma） 与该肿瘤形态相似，但发生部位不同。

（四）骨肉瘤

骨肉瘤（osteosarcoma）为发生在骨组织内最常见的恶性骨肿瘤（约20%）。

好发：儿童、青少年（75%）的长骨干骺端及躯干骨，男性多于女性。

临床：疼痛、发展迅速、软组织肿胀——→肿块，病理性骨折。

血清 ALK 明显升高。

X 线像：部分原骨影呈不规则形消失——→致密瘤骨影、浑浊影、透亮影，骨膜反应，Codman 三角及软组织肿块影。

病理：瘤组织呈现出多形性——成骨、成软骨、成纤维、出血、坏死以及囊腔形成。50%的病例侵及骺板，甚至关节软骨也受侵犯。瘤组织及瘤细胞的多形性，瘤性成骨，核异质及瘤性核分裂象常见，瘤性多核巨细胞及破骨细胞，坏死组织等，ALK 染色呈阳性。

以上所述是最常见的骨肉瘤类型，即所谓中心性骨肉瘤，若按其中最多成分的瘤细胞作为分类标准，通常可分为：

1. 骨母细胞型骨肉瘤。

2. 软骨母细胞型骨肉瘤。

3. 纤维母细胞型骨肉瘤。

其他比较少见的类型还有：

1. 低度恶性中心型（髓内型）骨肉瘤 此型瘤组织仅在髓内生长，分化好，发展慢，转移晚，患者年龄偏大。

2. 毛细血管扩张型骨肉瘤（telangiectatic osteo-sarcoma） 瘤组织内毛细血管丰富，易出血，常形成血窦及一些多核巨细胞，易被误诊为动脉瘤样骨囊肿。诊断要点：应在瘤组织内找到肿瘤性成骨及核异质细胞或不典型核分裂象。

3. 小圆细胞型骨肉瘤（small round cell osteosarcoma） 诊断要点在于注意与 Ewing sar-

coma/PNET、Lymphoma 等肿瘤相鉴别，此外还应寻找到常呈现“纤细状”的肿瘤性骨样基质。

4. 高恶性表面型骨肉瘤（high grade surface osteosarcoma） 组织形态同中心型骨肉瘤，但只在骨表面生长，大多发生于青少年的长骨骨干（股骨、肱骨），预后很不好。

5. 骨旁骨肉瘤即皮质旁骨肉瘤（parosteal or Juxtacorti-cal osteosarcoma） 该瘤发生自骨膜外的结缔组织，好发于早期成年人的股骨干下端后部（腘窝部）及肱骨上端。组织学特点——肿瘤细胞为缺少多形性的梭形细胞、分裂象少、分化较高，病人预后也较好，但有时也可见到灶性低分化病灶区（退分化），病程可长达 10 ~ 15 年。

6. 骨膜骨肉瘤（periosteal osteosarcoma） 多见于青少年的长骨骨干（股骨、胫骨），瘤组织呈中高度分化。光镜下：主要见边界不甚清楚相当于 2 ~ 3 级软骨肉瘤的软骨分化区，其间隔以原始的肉瘤样细胞带，带中可见到直接形成的瘤性骨样基质或不成熟骨小梁。

鉴别：骨膜之软骨肉瘤——此瘤不应出现瘤性骨样组织或瘤性成骨。

7. 多中心性骨肉瘤 可在一骨或多骨同时发生或相继发生，很少见，预后极差。

8. 骨外软组织骨肉瘤 很少见，恶性度很高，也易转移，因此诊断时应严格鉴别：

（1）骨原发性骨肉瘤衍生的骨外扩展或转移。

（2）一些肉瘤（Ch-sa、Fi-sa、Lip-sa、Syno-sa、MFH）中有化生性骨或非肿瘤性骨的形成者。

（3）MFH 及骨巨细胞瘤的边缘部有时可出现少量似瘤性成骨的反应性成骨。

（4）骨化性肌炎（创伤性骨化性肌炎）。

关于骨肉瘤的免疫组化诊断问题，近年来认为有一定诊断意义的有：

（1）骨形态形成蛋白（bone morphogenetic protein，BMP）抗体。对前成骨细胞、成骨细胞、成软骨细胞以及新生骨组织均显（+）。

（2）骨连接蛋白（osteonectin）抗体。对成骨细胞及肿瘤细胞均显（+）。

（3）骨钙素（osteocalcin）抗体。对前成骨细胞、成骨细胞、幼稚软骨细胞及新生骨基质均显（+）。

存在的问题：

（1）上述这些呈阳性反应的细胞不一定都是瘤细胞。所谓对骨肉瘤的单克隆抗体的研究产品，其特异性不强，尚无作诊断用的价值。

（2）上述三种抗体均未商品化。

（3）对瘤性骨样基质的辨认靠多做切片、周密观察和个人经验。

三、成软骨性肿瘤

1. 骨软骨瘤（部分具遗传性）

发生：不在小关节发生，扁平骨少见；发生在长骨：多见于膝关节上下、肘关节上下。

年龄：好发于青少年、儿童，随骨生长停止而停止。在骨骺区有一异位生长中心，软骨朝正常软骨生长的反方向生长。三种成分：①软骨纤维帽；②软骨；③骨松质。

外生性骨软骨瘤：随长骨生长停止后瘤也停止生长，软骨帽完全骨化而成为外生性骨疣。又称遗传性骨骺连续症或遗传性畸形性软骨发育不良。

临床：单/多发（多发可在一个骨或多个骨），出现压迫症或骨折而就医。

治疗：切除。

病理形态：注意软骨部分及软骨/骨交界处；年轻人交界处生长活跃，但软骨帽<1cm（>1cm 时可能有恶变）。

（异型）软骨细胞成分：细胞数目增生（出现钙化、黏液变），异型性增加，软骨帽增厚，交界面整齐（正常），不整齐（异型）。

年轻人上述改变可放宽，25～30 岁以上上述改变应特别注意。成年人切除后易复发。

鉴别诊断：①骨刺：足、脊柱因退行性关节炎刺激形成关节附近骨的增生，可见于踝、足等处；②甲下骨疣：手上，第一指骨附近，有骨质增生，无软骨；③Nora 病：手、足处小长骨的两端、中段发生，表面有软骨，中年人软骨生长旺盛，异型，易复发，但不恶变、转移。

2．软骨瘤

发生：①从有软骨的部位发生（异常生长中心发生形成肿瘤）；②骨膜或软骨膜发生（内骨膜：向内长，形成内生性软骨瘤；外骨膜：向外长，形成外生性软骨瘤）。

好发于四肢小骨头。

临床：发生部位：手足、颅面、脊椎；常多发。早期无症状，晚期疼痛、肿胀。X 线片：病变区为透光区（骨组织被破坏），有点状、环形、圆形钙化成分，边界清，骨壳不明显。

病理形态：光镜下呈明显结节状、分叶状，小叶边缘部位细胞小（是生发中心），边缘有纤维母细胞，到小叶中心部位，细胞变大形成软骨母细胞，逐步变成软骨细胞及软骨基质，软骨细胞变大、核缩小、退变（可完全黏液变性）。

恶变与年龄有关，年龄越大，条件越严。恶变条件：①大骨者多；②破坏骨皮质易恶变；③软骨瘤直径>8cm 易恶变；④软骨细胞出现：成分多，核异质，核分裂象，多核细胞等易恶变；⑤钙化形态不规则、紊乱，易恶变；⑥年龄大；⑦多发；⑧放疗、复发后易恶变。EM：恶性者细胞无绒毛、核不规则、核周无纤维，细胞器减少。

（1）多发，都在同侧，又名 Ollior 病。

（2）Ollior 病+多发同侧的血管瘤叫 Moffose 病。

（3）软组织发生的软骨瘤：细胞有异型（不用放疗）。

3．软骨母细胞瘤（早期叫软骨瘤样巨细胞瘤）（多见）

临床：好发于年轻人，四肢、躯干、脊柱、肩胛骨，生长慢。早期无症状，晚期，骨组织破坏后出现症状，表现为疼痛。

X 线片：有透光区，有斑点状钙化，骨壳不明显。

可能：①骨母细胞──→软骨母细胞──→瘤；②原始间叶细胞──→软骨母细胞瘤。

病理形态：光镜下瘤细胞成片，呈分叶状（比前者大）；钙沉淀出现在退变细胞的周边部叫“窗格样钙化”；可出现正常的软骨组织；可出现少量软骨基质。幼稚软骨母细胞（圆、小核）无软骨基质，瘤细胞有核沟，S-100 阳性；小叶周边也有大量骨巨细胞。

4．软骨黏液样纤维瘤（软黏纤） 与软骨母瘤相似，常与软骨瘤合并发生。

X 线片：透光区，有点斑影子，骨壳不清。

大体：与软骨母瘤相似，有软骨钙化，黏液样物。

光镜：大的分叶状分布，有软骨母细胞、黏液及纤维成分。

预后：易复发，放疗后更易复发。

鉴别：①巨细胞瘤（无软骨母细胞和黏液）；②出现黏液后，误诊黏液瘤（黏液瘤无软骨母细胞）；③软骨母细胞瘤（无黏液、纤维）；④黏液型软骨肉瘤（软骨肉瘤黏液变性）。

5. 软骨肉瘤　常发生在骨骺已闭合的成年人，但间叶性软骨肉瘤可以发生在未成年人。发生于软骨、骨；可原发、继发（继发于软骨瘤）。

大体：无包膜，向周围骨组织侵袭性生长；可黏液样变，鱼肉样——对应瘤细胞生长旺盛；可有纤维化、钙化、骨化生（表 11-2）。

表 11-2　软骨肉瘤分级的镜下表现

	Ⅰ级	Ⅱ级	Ⅲ级
镜下	基质：多、均匀	少、均、黏液变	更少见
	细胞：细胞多，异型性小	见核异质细胞	明确多见的核异质细胞

鉴别诊断：①骨肉瘤：见骨样组织，且周边附有骨母细胞。

②脊索瘤：表达 CK、EMA。

软骨肉瘤复发率高。

几种特殊软骨肉瘤：①手、足小骨的软骨肉瘤：多发，切除后易复发，但转移率很低；②滑膜的软骨瘤病：大关节，成簇生长，部分为软骨瘤改变，部分为软骨肉瘤改变；③喉部的软骨性肿瘤，同一瘤的不同部位形态差异大，易复发，不易转移；④透明细胞软骨肉瘤（clear cell chondrosarcoma），恶性度低。

特殊类型的软骨肉瘤：

（1）皮质旁软骨肉瘤（chondrosarcoma of paracortex）：生长慢，恶性低，主要为软骨肉瘤，中间出现骨化生；骨膜骨肉瘤，骨肉瘤中出现软骨，有人认为二者是一回事。

（2）间叶性软骨肉瘤（恶性度高）：1/3 生长在软骨组织，脏器也可发生，中青年人好发。镜下：肉瘤形态，间杂有软骨性结构，未分化小细胞之中存在软骨岛——有时形态类似血管外皮瘤，但存在分化良好的软骨岛（为 1 ~ 2 级的软骨肉瘤成分，且为主要成分，CD99 阳性，还可表达 bcl-2）。

（3）退分化性软骨肉瘤：与间叶性软骨肉瘤有相似之处，发生于大骨头部位，低分化肉瘤 2 ~ 3 级。

四、骨髓源性肿瘤

1. Ewing 肉瘤　起源：①有人认为是发生骨的特殊类型的原始神经外胚瘤（PNET）；②也有人认为是原发于幼稚造血细胞、骨髓的未分化间叶细胞。

临床：①发生在幼儿、儿童，好发于长骨，其他部位也可发生。

②生长快，病程短，骨组织破坏，透光度增加，葱皮样骨膜反应和骨肉瘤很相似。症状上与骨髓炎很相似，还可有一定程度的肿胀。

③从单发到多发皆可。

病理：小圆细胞（核仁不大，有时可见）占绝大多数（成片，结缔组织分格，但网织纤维不多，其间可见从少到多的灶性退变、坏死细胞），其他奇异细胞占少数，胞浆（70%~80%）中可含糖原，故特殊染色PAS阳性有一诊断价值，有时可见假菊形团结构（中央坏死）。菊形团是神经母细胞瘤的特征之一。

电镜下的改变：两种细胞（明细胞；暗细胞，局部坏死、挤压、退变）；细胞器少，主要为粗面内质网（RER）和一些糖原颗粒，并可见丝状伪足。而神经母细胞形成的菊形团则表现为神经纤维网排列整齐，微管蛋白排列整齐。电镜下可清楚显示糖原（glycogen）颗粒。

特殊类型Ewing肉瘤：①大细胞性Ewing肉瘤：仅细胞形态大，其他特征与小圆细胞一样；②软组织的Ewing肉瘤：首先排除骨原发，特别是附近骨，其细胞形态与发生在骨的完全一致。

鉴别：①神经母细胞：临床尿液中儿茶酚胺上升（瘤细胞分泌），PAS（-），电镜下可见神经内分泌颗粒；②小细胞肺癌转移到骨，一般不发生在儿童，80%在肺中发现阴影；③淋巴瘤：网织纤维网状细胞增多，PAS（-）、LCA（+），淋巴瘤细胞更弥漫，无Ewing肉瘤的纤维分格；④白血病（leukemia）弥漫浸润骨髓组织，无骨膜反应。

Ewing肉瘤：发展快，易发生肺、肝的转移；治疗主要是放疗之后加化疗。

2. 淋巴瘤（lymphoma） 比较少见，首先除外继发，主要发生在长骨，年龄青少年多见（但比Ewing肉瘤的发病年龄大10岁左右），主要发生在骨髓中，生长慢，没有很明确的骨鞘形成。

主要为：组织细胞型，形态多样，胞浆丰富，可有吞噬现象；淋巴母型，形态一致，富于分裂象。

鉴别：①Ewing瘤；②嗜酸性肉芽肿；③白血病，特别是急性淋巴细胞性白血病。

3. 骨髓瘤（myeloma） 多发生于40岁以后，认为是骨髓中不同成熟程度的浆细胞克隆性增生。主要局限于头颅骨、躯干骨，而一般不发生在四肢。多发常见，如果为单发，且比较成熟，一般诊断为浆细胞瘤——→可发展为骨髓瘤。

临床：骨组织（脊柱、颅骨）破坏，呈边界清楚的透光区；瘤细胞进入血液循环，可进入肝、脾，导致贫血、血钙升高，红细胞成串，尿中本周蛋白（70%~80%）阳性。

骨穿能定性。

产生免疫球蛋白：只产生5种之1种，单克隆，多为IgA、IgD，免疫功能差，称作异型免疫球蛋白。按轻链分为κ、λ，产生的链不配套，多余轻链排入尿，极少数不产生Ig（免疫球蛋白）。

Ig+淀粉样物——类（副）淀粉样变沉积于：

（1）舌肌、心肌、骨、肌肉。

（2）结肠黏膜。

（3）肾脏间质，出现肾小管萎缩，蛋白管型—骨髓瘤肾。

类淀粉样变性，碘染色：5% H_2SO_4 浸泡几分钟后，放入碘液呈蓝色。

鉴别诊断：

（1）浆细胞肉芽肿：软组织及骨髓中多，浆细胞成熟，肉芽肿改变，见其他炎细胞。

（2）骨髓中浆细胞上升：风湿性关节炎等变态反应疾病，浆细胞分化好。

（3）慢性骨髓炎：炎症，还有其他细胞，抗生素治疗有效。

预后：病程长，病人多死于并发症。①红骨髓功能下降⟶贫血；②肾功下降；③感染：多见于呼吸道感染。

五、骨巨细胞瘤

向巨噬细胞分化，常发生在长骨，最多发生在大的长骨；成年人多见；常偏心生长；多为（X 线片）泡沫状，有骨膜反应，骨鞘不明显。

病理方面：鱼肉状，坏死和出血很常见。镜下：基质细胞（单核基质细胞）与多核巨细胞（类似于破骨细胞）的核形态是一致的，因此有人又将其称为破骨细胞瘤（osteoclastoma）。

单核基质细胞分三种：①纤维母细胞样；②组织细胞样；③淋巴细胞样。以上三种细胞均可融合成巨细胞（特别是组织细胞样细胞）。巨噬细胞随着核的增多，其吞噬功能下降（5 个以上，基本无吞噬功能）。

结论：①单核基质细胞为主；②巨细胞是单核基质细胞来源；③本质为组织细胞（表 11-3）。

以前骨巨细胞瘤分为：1、2、3 级。

表 11-3　骨巨细胞瘤分级

1 级	2 级	3 级
临床：生长慢，病程长，骨质破坏少，侵犯软组织少		快，病程短，骨质破坏多，侵犯软组织多
镜下：多为纤维母细胞样细胞	2 级的形态介于 1 级与 3 级之间	淋巴样细胞
瘤巨细胞少		瘤巨细胞多
核异质小		核异质多
巨细胞（细胞核多）多		少（巨细胞核少）

巨细胞瘤复发率很高，即便是 1 级仍为潜在恶性。所以现在大多主张对骨巨细胞瘤不分级，因其形态学并不能完全反映其生物学行为。

巨细胞瘤之间确实有骨样组织的存在，可能：①从骨膜细胞产生；②由单核基质细胞转化。

鉴别：①下颌骨巨细胞修复性肉芽肿：在牙龈及其他周围组织，下颌骨基本不长巨细胞瘤；②骨肉瘤；③软组织的巨细胞瘤（大多发生在腹后壁、盆腔），现在多数归为恶性纤维组织细胞瘤；④纤维囊性骨炎：形态同巨细胞修复性肉芽肿，但有甲状旁腺功能亢进的病史。

六、长骨之造釉细胞瘤（adamantinoma of long bone）

多发生于上、下肢长骨，最常见于下肢胫骨；多发生于40岁以后，位于骨干，偏心，可破坏骨皮质，形态与牙釉质瘤一致。

来源假说：①血管源性；②上皮（鳞状）；③滑膜来源（认为是滑膜瘤的一类）。

七、脊索瘤

40岁左右为其发病高峰，50%发生于骶骨，其次为颅底斜坡部位。脊索瘤（chordoma）病程1~5年，病理上1/3发生转移，临床上的转移率约10%。

病理：黏液样，软骨样结构；主要看黏液样基质的细胞（单个；多少有点器官样结构，大大小小的囊腔形成，细胞排列成片、成行；可见囊泡状细胞）；若出现少量软骨组织可以忽略不计，但≥20%（良性，又称软骨瘤样脊索瘤，往往比软骨肉瘤的成活率高）则要加以记录。

电镜：见较多大小不等的囊泡结构。

鉴别诊断：①黏液腺癌（直肠）；②软骨肉瘤；③黏液性肉瘤（皮下、软组织多见）少见。

八、恶性纤维组织病

主要发生在长骨，发病年龄20~25岁、65~75岁，骨质破坏快，骨膜反应不明显。

镜下：轮辐状（storiform）结构。

电镜：纤维母细胞和组织细胞两种超微结构。

鉴别：硬化性纤维瘤、韧带样纤维瘤。

九、其他

1. 腱鞘巨细胞瘤　巨细胞、组织细胞，部分单核细胞Desmin阳性。
2. 滑膜肉瘤。
3. 色素性绒毛结节性滑膜炎。
4. 腱鞘的鞘膜透明细胞肉瘤　恶性程度高；主要成分为组织细胞样瘤细胞，明显的分叶状，Hoffman发现EM中的细胞内有黑色素小体，但黑色素细胞并不普遍；原始间叶细胞来源。

十、类风湿关节炎（rheumtoid arthritis）

包括增生性关节炎、萎缩性关节炎和畸形性关节炎三种。可有滑膜增生，炎细胞、淋巴滤泡形成，积液，纤维素样坏死。覆盖软骨的炎性肉芽组织叫（新生）血管翳。

十一、痛风性关节炎

发病年龄在40岁以后，主要发生在男病人，尿酸代谢异常（原发、继发）。

主要是尿酸盐沉积在关节囊、关节滑膜、耳郭的软骨膜。

针状、成束排列（偏光下双折光），周围有异物肉芽肿改变；表面皮肤在尿酸沉积过多时可溃破。

十二、骨表面反应性病变

1. 旺炽性反应性骨膜炎（florid reactive periostitis）

常见手的小短管状骨。

病变下骨膜完整──→不同于骨软骨瘤。

2. 奇异性皮质旁骨软骨瘤，多见于手、足的短管状骨。

3. 获得性骨软骨瘤。

4. 甲下外生骨疣（80%足拇趾）。

以上均与外伤有关，是一种修复性改变，以上病变可能是同一种病变的不同发展阶段。

第12章 妇产科病理

第1节 妇科正常解剖与相关组织学

一、取材解剖学标志

1. 卵巢在输卵管系膜的后面。

2. 圆韧带在输卵管系膜前面。

3. 子宫-膀胱陷凹的腹膜反折高于子宫-直肠陷凹（最可靠）——看粗糙面（前面高）。

二、组织学

胚外结构：①绒毛膜；②卵黄囊。

胚内则形成胎儿。

精壶是苗勒管（Muller duct）的残留。

男性：中肾管发育，苗勒管退化。

肾、性腺在最里面，中肾管靠外侧，苗勒管在最外侧（表12-1）。

表12-1 中肾管和苗勒管上皮细胞形态比较

	苗勒管	中肾管
被覆上皮	柱状	立方
胞浆	淡粉染	透亮（基膜清楚）
胞核	核长、卵圆	圆形
纤毛	+	-（少数例外）
钉子细胞	+	-

子宫内膜腺体有四种细胞（柱状、纤毛、透明、钉子细胞），腺体有基膜。

宫颈外口被覆的是鳞状上皮黏膜，宫颈内口被覆柱状上皮黏膜。临床常说的宫颈糜烂往往是鳞状上皮黏膜被柱状上皮黏膜替代，并伴发炎性细胞浸润。该处也是宫颈癌的好发部位。

卵巢表面被覆的一层上皮是间皮细胞，可内陷形成包涵囊肿。卵巢间质细胞往往比较致密。卵巢组织中除了血管平滑肌外无任何平滑肌成分。卵巢还含有卵泡和门细胞（门细胞与男性睾丸的间质细胞形态完全一致）。卵泡发育以后会出现内层的粒层细胞和外层的卵泡膜细胞，而卵子出现在卵丘的中央。卵泡膜细胞：稀疏，含大量毛细血管；而粒层细胞实际是颗粒细胞，细胞较小。

第2节 卵巢肿瘤病理

一、卵巢囊肿（非肿瘤性）

1. 滤泡囊肿（以大小为计，以2.5cm为准，直径在2.5cm以下为囊性滤泡，否则为滤泡囊肿）。

2. 黄体囊肿（直径在3cm以上为囊肿，以下为囊性黄体）。

3. 生发上皮囊肿　生发上皮包涵囊肿要与子宫内膜异位鉴别，后者存在子宫内膜间质细胞。

4. 胚胎残留囊肿。

5. 子宫内膜异位囊肿。

6. 输卵管-卵巢囊肿

（1）多囊卵巢（主要为卵泡膜细胞增多）：可表现（临床：男性化，月经稀少；支持细胞瘤也可有此表现）多个，但都不超过2cm。被膜下纤维组织增生，囊性滤泡增多，黄体及白体很少见（排卵障碍）。

颗粒细胞产生雌激素，而卵泡膜细胞可产生一定量的雄激素，临床对多囊卵巢采取楔形部分切除卵巢表面治疗。

（2）生理情况下可有囊性黄体，但其直径一般小于3cm，黄体细胞由颗粒细胞变来。黄体囊肿可出现大细胞，核深染（退变的），囊肿内含金黄色液体（孕酮），内壁为颗粒细胞；当年轻人的卵巢组织中有异型梭形细胞伴坏死时，应想到有黄体的可能，这时看看大体组织对诊断帮助很大——卵巢黄体的大体很有特点。

（3）子宫内膜异位囊肿：①按部位分类：子宫壁内型，子宫外型；②按腺体、间质分类：间质型，间质+腺体型；③光有宫内膜腺体不能诊断子宫内膜异位，而光有宫内膜间质则可以诊断。

（4）输卵管系膜囊肿：特殊的有马氏囊肿、卵巢冠囊肿。

7. 卵巢瘤样病变

（1）与卵泡有关的囊肿：
- 孤立性卵泡囊肿
- 黄体囊肿
- 高反应黄体
- 妊娠/产褥期孤立性黄素化卵泡囊肿
- 妊娠黄体瘤

（2）与卵泡无关的囊肿：如单纯性囊肿（无被覆上皮或者是被覆上皮难以归入已知的良性上皮性囊肿）、浆液性囊肿、子宫内膜异位囊肿等。

巧克力囊肿是一临床诊断，可能为滤泡囊肿，也可能是子宫内膜异位囊肿。

（3）卵巢冠位于卵巢与输卵管之间的系膜；诊断卵巢冠囊肿首先确定以下内容：

①有正常卵巢存在。

②囊壁可有平滑肌（而正常卵巢没有，除非血管周）。

③内壁可有粗乳头。在阔韧带时则叫阔韧带囊肿，在阴道壁叫格氏囊肿。

④输卵管卵巢囊肿：输卵管伞端消失与卵巢融合。

二、上皮性肿瘤

1. 浆液性囊腺瘤和囊腺癌

（1）浆液性囊腺瘤与浆液性囊肿的区别是后者直径小于2.5cm，囊腺瘤有单房（多见），也有多房。

卵巢有表面浆液性乳头状瘤（大多为交界性）：可有腹腔积液（曾被称种植性乳头状瘤）。

组织学：Müllers上皮（四种细胞）+乳头状结构。

纤毛上皮很少发生肿瘤。

浆液性的液体仍有黏液成分（像蛋清），定性主要根据上皮。

（2）对于浆液性乳头状癌：砂粒体对确诊很有意义。卵巢的浆液性乳头状癌可伴发子宫内膜样癌，80%~90%可见沙粒体。而子宫内膜样腺癌则出现桑葚状鳞化具有形态学特征性。

（3）沙砾体癌（psamoma carcoioma），属于浆液性乳头状癌的一种，沙粒体（psamoma body）占3/4以上，并有desmoplastic reaction（癌性间质反应：间质有玻璃样变性），看到沙粒体就可大胆地诊断浆液性。

（4）浆液性囊腺瘤中出现上皮簇，细胞有一定异型性，但没有浸润时称为浆液性交界瘤。交界瘤可以伴发腹膜的非浸润性种植，在极少见的情况下可以出现浸润性肿瘤（后者预后较差）。微乳头型浆液性乳头状癌（目前大家一致认为是一种交界性病变的亚型）：无典型多极乳头状分支，往往呈大乳头周边无数细小乳头，形状类似“电击后的脑袋上无数直立的头发”。

在卵巢出现3mm以内的浸润仍归入交界瘤，但要单独注明。

2. 黏液性囊腺瘤和囊腺癌

（1）黏液性囊腺瘤比浆液性大，多房的更多见。一些囊壁内有附壁结节（可能为交界，也可能为癌、肉瘤，也可以为良性组织细胞性）。

（2）组织

1）宫颈型上皮：间质为卵巢间质。

2）肠型上皮（下有嗜银颗粒、杯状细胞、潘氏细胞）：预后差，容易转移，部分黏液性囊腺瘤的间质中可以出现卵泡膜细胞的增生（区别于子宫内膜间质细胞：每个细胞周有网织纤维，间质细胞均为卵圆形，无多边形）。

区别颗粒细胞瘤与卵泡膜细胞瘤：前者网织纤维少，后者每个细胞周均有网织纤维。前者表达CD99，后者不表达。

（3）阑尾和卵巢经常合并存在黏液性肿瘤，且常出现腹膜假黏液瘤。目前的研究认为大部分的腹膜假黏液瘤来自于阑尾的黏液性腺癌或黏液型交界性囊腺瘤，用免疫组化可证实［CEA（+），CK20（+），CK7（-）］，而卵巢来源的黏液性病变则CK7（+）、CK20

(-)、CEA(+/-)。阑尾良性黏液性囊肿非常少见。

(4)黏液性囊腺癌:腺体共壁,上皮复层参差不齐、筛状,浸润性生长,间质少(薄),黏液上皮“该空不空”(红染)。当黏液性肿瘤无上皮的浸润现象,但上皮异型性特别大时则诊断上皮内癌;虽无浸润,但直径在4mm内出现无间质的腺体(腺体背靠背现象)称为一种特殊的浸润——“膨胀性浸润”。

(5)宫颈黏液腺癌转移到卵巢时与卵巢原发黏液性腺癌鉴别困难,用P16进行免疫标记有一定价值:宫颈者P16(+),而卵巢者P16(-)。

(6)浆液性,囊壁常有乳头;而黏液性,良性无乳头,恶性见有乳头。浆液恶变率约50%,黏液恶变率约15%。

(7)黏液性交界性囊腺瘤的诊断(表12-2)。

表12-2 卵巢交界型浆液、黏液性囊腺瘤诊断标准

	浆液性	黏液性
乳头	分支细(呈锯齿状)	有乳头结构
上皮层次	复层或者说参差不齐	复层或者说参差不齐
细胞异型性	+	+
核分裂象	+	+
上皮簇形成(核的集中,无纤维血管轴心)	+	+
胞浆红染	-	+
间质浸润	-	-

交界型肿瘤——局部切除为主,生育期年龄妇女可保留生育能力;对于中老年人可适量化疗,但不需要大剂量化疗,对于有浸润性种植者应另外考虑。

3. 良性、恶性腺纤维瘤和囊腺纤维瘤

卵巢腺纤维瘤分类:

良性腺纤维瘤:①浆液性;②黏液性;③子宫内膜性。

上皮和间质(间质为胶原纤维,不同于正常卵巢的间质)之间有无细胞区(腺纤维瘤的诊断所必须)。对于实性者,类似乳腺的纤维腺瘤。

恶性腺纤维瘤、囊腺纤维瘤:①浆液性腺癌;②黏液性腺癌;③子宫内膜样癌。

4. 良性和恶性纤维上皮瘤(Brenner瘤)。

5. 实性腺癌。

6. 子宫内膜样癌 细胞核的异型性相对小,其高中低分化主要看实性成分在癌成分中所在的比例。同时免疫组化表达ER、PR、Vimentin、AE1/AE3,不表达P53。

7. 透明细胞癌 不同于人体其他部位的透明细胞癌,该部位的癌核异型性很大(俗语称看着很“凶”),核仁突出。可呈乳头状、实片状、单层鞋钉样细胞衬覆的囊肿(易误诊为良性,如子宫内膜异位囊肿),胞浆可嗜酸性、透明(仅出现在部分细胞)。可表达CK7、

CA125、CD15、EMA 等。

8．移行细胞癌　组织学特点是细胞排列呈带状，形成腔隙，而腔缘是平滑的，瘤细胞的异型性不是很大。多与其他类型上皮来源的癌合并存在，特别是浆液性乳头状癌。

9．转移癌（Krukenberg 瘤），中胚叶混合瘤（Müllerian 混合瘤、癌、肉瘤）。

10．表面上皮性肿瘤诊断中的注意点

（1）免疫组化在区分低分化浆液性癌、黏液性癌、透明细胞及子宫内膜样癌具有一定意义（表 12-3）。

表 12-3　免疫组化用于区分卵巢肿瘤

类　型	CK7	CK20	WT1	Vim	CEA	EMA	CD15	CA125	P53
浆液性癌	+	−	+	+/−	−	+	−	+	+
肠型黏液癌	+	+	−	−	+	+			
宫颈型黏液癌	+	−	−	+	−	−			
透明细胞癌	+	−	−	−	−	+	+	+	+/−
子宫内膜样癌	+	+/−	−	+	+/−	+			

（2）当卵巢肿瘤出现核异型性特别大，很难区分出是高级别浆液性癌还是透明细胞癌时，可诊断高级别苗勒上皮癌（低分化）。

桑椹状鳞化——有助于子宫内膜来源的诊断。桑椹状鳞化：桥粒连接不明显。

Müllers 上皮+鳞化⟶子宫内膜来源

	子宫内膜	浆液性
鳞化	+	−
沙砾体	−	+

（3）妊娠晚期，卵巢间质、大网膜、腹膜可受激素的影响，出现蜕膜样变，当出现退行性变时，核可出现偏心，类似印戒细胞。因此要慎重：一般出现在卵巢的皮质层（特点是胞核不规则，有拉丝现象，细胞偏大，多呈典型的蜕膜样，胞浆多不空亮）。

（4）Krukenberg 瘤（先为卵巢转移灶，后发现胃或肠道原发灶）：大体呈脑回状，可引起间质纤维肉瘤样改变（漩涡状，细胞密，之间夹杂少量的印戒细胞或其他低分化癌细胞）。

印戒癌：经典的为胃来源，还可来自肠道、胰腺、乳腺癌、肺等器官。

三、性索来源肿瘤

性索是特殊化的组织成分（有内分泌功能，细胞来源于表面上皮），原始性索不分男女。

女性性索主要指：颗粒细胞、卵泡膜细胞。

男性性索是指支持细胞、间质细胞。

常见的性索来源的肿瘤包括：①颗粒细胞瘤；②卵泡膜细胞瘤；③支持间质细胞瘤；

④性腺母细胞瘤；⑤两性母细胞瘤（性索间质混合瘤）。

1. 颗粒细胞瘤（发生在两个年龄段：青少年和绝经后的老年妇女——绝经后出血）

肉眼：实性，可出现囊腔。大体“很硬”的常见于腺纤维瘤、Brenner 瘤、卵泡膜细胞瘤、硬化性间质瘤等。

镜下要点：

（1）认准颗粒细胞：多边形、有核沟、胞浆少。

（2）排列结构：像石榴籽样，嵌合状。

（3）出现卵泡膜细胞成分，辅助诊断，与淋巴瘤鉴别。

（4）类型多，有如下亚型：

1）滤泡型（大，小——→Call-Exner body，假菊形团），潜在恶性。

2）小梁型、胰岛型、脑回型：中度分化。

3）弥漫型（也叫肉瘤型）：高度恶性。

颗粒细胞瘤的生物学特性：不同类型预后不同，且与合并存在的卵泡膜细胞成分比例有关，后者越多预后越好。

颗粒细胞黄素化—黄体细胞（大）。

卵泡膜细胞黄素化—黄素化细胞伴黄体细胞。

幼年颗粒细胞瘤（juvenile granulosa tumor，JGCT）的特点：

（1）发生在 30 岁以下的年轻人。

（2）临床表现性早熟，剖腹时有腹腔积液占 10%，双侧肿瘤占 2%。

（3）肿瘤相对较大，平均直径 12.5cm；大体标本：实性与囊性，偶有出血，很少坏死。

（4）镜下

1）滤泡形状大小不等，很少有大滤泡，有的内衬细胞类似鞋钉样细胞。

2）颗粒细胞明显多于卵泡膜细胞。

3）颗粒细胞核常无核沟，核异型较明显，核分裂象多于幼年型，常常超过 5～10 个/10HP，胞浆常有嗜酸性或空泡状（黄素化）。网织染色：可区分颗粒细胞与卵泡膜细胞、颗粒细胞瘤和淋巴瘤。

2. 卵泡膜瘤　大体：有包膜、硬，切开成黄色。

3. 硬化性间质瘤　大体上可实性，可囊性，切面有黄点，临床易扭转；组织学上易出现坏死，呈分叶结节状，上皮细胞样密集区、稀疏区，有大量大小不等的腔隙，有的区域像纤维母细胞，有的地方玻璃样变性明显。该肿瘤的实质：来源于卵泡膜细胞和纤维细胞，SMA 阳性。

4. 支持间质细胞瘤　同睾丸。

5. 性腺母细胞瘤　性腺母细胞瘤是由 Scully 于 1953 年首先描述，该肿瘤由生殖细胞、类似于颗粒或支持细胞的性索成分构成，有时间质成分类似于黄体细胞或间质细胞。因该瘤在诊断时约有一半已进展到浸润性的生殖细胞瘤（精原细胞瘤或无性细胞瘤），或者是其他形式的生殖细胞肿瘤如胚胎性癌、卵黄囊瘤、畸胎瘤，所以一些作者认为该瘤实际上是生殖细胞肿瘤的原位存在形式。该瘤几乎无例外发生在有性腺发育不良并有 Y 染色体的性别异常的个体，细胞遗传检查患该病变的患者染色体为 45, X/46, XY 嵌合体，或者 46, XY，不论表型为男还是女，所有病人都带有 Y 染色体。大约 40% 为双侧性。

在卵巢肿瘤中，出现异源成分（多为黏液性上皮）的肿瘤常见于支持-间质细胞肿瘤及小细胞癌，当支持-间质细胞肿瘤低分化时，形态与小细胞癌非常相似，用免疫组化进行鉴别非常重要（表 12-4）。

表 12-4 免疫组化鉴别卵巢低分化支持-间质肿瘤与小细胞癌

肿瘤类型	α-Inhibin	CD99	AE1/AE3	EMA	Syn	CgA
低分化支持-间质细胞肿瘤	+	+	+	−	−	−
小细胞癌	−	−	+	+	+	+

四、生殖细胞来源肿瘤

包括卵黄囊瘤、无性细胞瘤、胚胎性癌、成熟与非成熟性畸胎瘤、绒癌等。

卵黄囊瘤的形态多样，有时与透明细胞癌、无性细胞瘤、胚胎性癌难以鉴别，免疫组化有一定帮助（表 12-5）。

表 12-5 卵黄囊瘤、透明细胞癌、胚胎性癌、无性细胞癌来源肿瘤免疫组化

免疫组化	卵黄囊瘤	透明细胞癌	胚胎性癌	无性细胞瘤
AFP	+		+	灶性+
α-ATT	+			
PLAP	+			+
CK	+			
EMA	−	+	+	
CK7	−	+		
CK20		−		
OCT4	−		+	+
CD117	−		−	+
CD30	−		+	

第 3 节 宫 颈

一、有关宫颈的一些常识问题

1.（解剖学内、外口，组织学内、外口）临床的宫颈糜烂多为颈管内膜外移所致。宫颈糜烂：宫颈内膜腺体多，开口大，表面呈乳头状。

2．宫颈鳞状上皮表面细胞胞浆空亮为含糖原所致。

3．宫颈间质的蜕膜样变，形态似黄瘤细胞，宫颈息肉是三面被覆上皮。

4．宫颈小腺增生（普通形：腺体扩大潴留，似蜂窝；不典型增生：微腺性增生）。

5．腺病（adenosis） 腺体增生，并有鳞状上皮化生，常伴有慢性炎细胞，无蒂（与吃避孕药有关）。

二、宫颈上皮内肿瘤

是目前最受关注的疾病，一是因为发病率高，诊断的不一致性问题突出；二是对发病机制的研究，HPV是重要病因；三是不同的诊断不同的治疗很关键（CIN 1抗病毒和随诊；CIN 2 Leep手术并随诊；CIN 3宫颈锥切并随诊；伴有浸润需子宫全切；累及周围脏器，宫颈固定则做放疗，有条件再考虑手术）。

1．上皮内肿瘤分级的问题 强调肿瘤性鳞状上皮细胞（瘤细胞核增大，核/浆比例高，染色质空，细胞无极向，排列紊乱——在基底层无栅栏状排列，在棘层及其以上部位无水平分布）达全层的下1/3为CIN 1，达2/3为CIN 2，达2/3以上为CIN 3/CIS。CIN 1多为HPV所致，大部分可逆转，CIN 2和CIN 3为肿瘤性。

2．宫颈的CIN 3与宫颈表面腺上皮的鳞状上皮化生有时鉴别诊断非常困难，免疫组化有时对诊断帮助挺大（表12-6）。

表12-6 宫颈鳞状上皮化生与CIN 3鉴别诊断

类型	CK7	CK20	Ki-67	P53	P63	P16
鳞状上皮化生	-	-	基底部更多	-	+/-	-
CIN 3	+	-	均高	+/-	+	+

宫颈的CIN 2和CIN 3均可出现累及腺体，只要不出现浸润不影响预后。宫颈早期浸润性癌的标准：深度小于5mm（3～5mm常见），宽度小于7mm；仍按原位癌进行临床处理。

宫颈的鳞状细胞癌：目前分为角化型（高分化，对放、化疗不敏感）和非角化型（中低分化，对放、化疗相对敏感）。

宫颈的乳头状鳞状/移行细胞癌与膀胱的移行细胞癌从形态上鉴别非常困难，免疫组化对区分二者有一定帮助（表12-7）。

表12-7 膀胱移行细胞癌和宫颈乳头状鳞状/移行细胞癌免疫组化鉴别诊断

类　型	CK7	CK20	P16
膀胱移行细胞癌	+	+	-
宫颈乳头状鳞状/移行细胞癌	+	-	+

三、宫颈腺癌的起源细胞

分类如下：

1. 宫颈柱状细胞来源　①腺癌：宫颈内膜柱状细胞型；②透明细胞癌（clear cell carcinoma）；③髓样癌（癌细胞多）；④乳头状腺癌，浆液型；⑤黏液腺癌；⑥子宫内膜样癌；⑦硬癌。

2. 宫颈柱状细胞下细胞起源　①不分化的储备细胞癌；②腺鳞癌（预后不好）；③ground-glass like cell 癌（毛玻璃样细胞癌目前认为是腺鳞癌的亚型）；④黏液表皮样癌；⑤腺样囊性癌；⑥类癌（嗜银细胞瘤）。

3. 中肾管残留细胞起源的透明细胞癌　有鞋钉样细胞，常与母亲吃避孕药有关。

宫颈腺癌的诊断方面应注意：

1. 区分宫颈内膜和子宫内膜腺体来源很重要，后者常常 ER、PR 阳性，前者阴性，另外表 12-8 的一些特征也有助于我们鉴别。

表 12-8　宫颈内膜腺癌和子宫内膜腺癌的来源区别

区别	宫颈内膜腺癌	子宫内膜腺癌
上皮	立方，中等柱状	立方，苗勒管型
细胞	胞浆多数较空亮	胞浆大部分粉染，少数较空亮
奥辛蓝染色	+	−
CEA	80% 阳性	80% 阴性
Vimentin	−	+

2. 宫颈管的腺体在宫颈壁内侧 1/3，最多不超过 1/2，绝不可能到达宫颈管外膜下（紧贴），否则为浸润，颜色（说空不空，出现粉染异常）。

3. 宫颈原位腺癌（AIS）　宫颈表面上皮和/或腺体保留原有结构，但具有恶性细胞学特征（目前在宫颈的腺体不发“不典型增生”的诊断，具有非炎症刺激的不典型增生均归入原位腺癌）。表现为上皮复层，核异型显著，但基底膜完整；结构表现为：复层、假复层、筛状。原位腺癌的亚型：宫颈内膜型（黏液型）、肠型（含杯状细胞）、子宫内膜样型、腺鳞型、卵管型（有纤毛），可混合存在。其治疗原则：全切子宫，选择性病例锥切治疗是可能的（锥高至少 2.5cm），术后密切随诊。

四、女阴假性湿疣与尖锐湿疣的鉴别诊断

性传播疾病（sexually transmitted disease）　包括尖锐湿疣、生殖器疱疹、生殖器念珠菌病、传染性软疣、非淋菌性尿道炎、滴虫病、疥疮。

角化不全（parakeratosis）：角化的细胞中存在细胞核。

角化不良（dyskeratosis）：在不该角化的地方出现角化，对尖锐湿疣的诊断更有意义（表 12-9）。

表 12-9 尖锐湿疣与女阴假性湿疣的鉴别诊断

鉴别诊断	尖锐湿疣	女阴假性湿疣
乳头状增生	尖乳头，游离面少见	圆乳头，游离面多见
棘细胞层增生	明显	不明显
基底细胞	厚	薄
凹空细胞	常见，胞核边缘不齐似“毛毛虫样”，胞核大，有的见双核	没有，或不典型，胞核偏心似印戒细胞
上皮脚	向间质延伸，较钝圆	见基底部较平或呈波浪状

尖锐湿疣常合并中性粒细胞浸润，非化脓性。多在鳞状上皮发生，即使在宫颈，也常通过鳞化后感染。内翻、平坦型尖锐湿疣的病理诊断有时很困难。

第 4 节　子宫性病变

一、子宫内膜增殖症与化生

增生（hyperplasia）有过度之意，间质与实质同时增生，增殖（proliferation）主要指实质增生。

301 医院	北京协和医院
腺性增生	单纯性增生
囊性增生	
腺囊性增生	复合性增生
腺瘤样增生	

非典型增生：主要指细胞核出现异型性

腺瘤样增生在大体上和镜下都有实性的肿块，镜下还可以见到有挤压周围组织的现象，一般不轻易下此诊断。

宫内膜增殖引起的出血无规律性，月经紊乱，这与无排卵月经不同，后者月经仍规则。

腺性增生：腺体小，很圆，上皮假复层，与增生期内膜较难区别（表 12-10）。

表 12-10 子宫内膜非典型增生和高分化腺癌鉴别诊断

鉴别诊断	子宫内膜非典型增生	高分化腺癌
发病年龄	多见于绝经前或生育年龄	绝经后多见
大体	内膜普遍增厚，光滑无溃疡，有的呈息肉状突起	内膜增厚形成，瘤块表面粗糙，常伴出血坏死，肌层浸润
腺体分布	增生腺体常正常分布，腺上皮乳头状增生，具有腺体、囊腺体现象	腺体排列紊乱而紧密，腺体背靠背，有的呈片状、实性或筛状
腺管形态	圆而规则，基膜完整，与周围间质界限清楚	腺管不规则，大小不一，基膜不完整，与周围间质界限不清楚
腺上皮	高柱状假复层，有的胞核参差不齐，有核分裂象	细胞排列不整齐，细胞异型性明显，但核分裂很少见

正常子宫内膜厚度 1～8mm，绝经后期<1mm。

妊娠期内膜：
- 蜕膜形成
- 扁平、裂隙状腺体
- A-S 现象

月经期：
- 内膜剥脱、出血
- 腺体破碎，间质变性
- 中性粒细胞浸润

判断有无排卵：“见血”第一天诊刮（判断周期是否正常，有无分泌期改变）。

无排卵：
- 没有雌激素　闭经
- 雌激素不足　月经稀发
- 雌激素过高　子宫内膜增生症：①子宫内膜癌；②功能性子宫出血（简称“功血”）

子宫内膜异位症：①子宫内子宫内膜异位症：腺体深入肌层 1.6mm 以上（相当于一个低倍视野：目镜 10×物镜 10）；②子宫外子宫内膜异位症。

功血：
- 1. 无排卵型
- 2. 排卵型
  - ①排卵型月经过多
  - ②黄体不健
  - ③黄体萎缩不全（持续黄体）
  - ④中期出血（排卵期出血）：雌激素波动性出血，排卵期出血，量少（3～4 天）

子宫内膜过度增生：
- ①单纯性增生（腺性增生）：似增生期子宫内膜，腺体小而多
- ②腺囊性增生
- ③腺瘤性增生：腺增生显著，核轻度异型，核分裂象常见
- ④不典型增生

子宫内膜增生用孕激素进行治疗，间质中常出现一些泡沫细胞。

子宫内膜化生：①纤毛化生；②嗜酸性化生；③桑椹样鳞化；④黏液化生；⑤表面乳头状合体性化生；⑥透明细胞化生；⑦在间质内出现异源性成分，如软骨、骨、脂肪。

二、子宫内膜样癌

子宫内膜样癌包括①原位癌；②典型内膜腺癌；③腺棘癌、腺鳞癌；④黏液腺癌；⑤鳞癌（极少，多为腺鳞癌）；⑥混合型癌；⑦未分化癌；⑧子宫内膜腺癌；⑨类似性索瘤样型。

子宫内膜癌有乳头结构和沙砾体时，应高度怀疑浆液性腺癌。

肌层浸润：腺体在肌层内的深度超过一个 10 倍视野的距离。

三、宫内膜间质细胞

子宫内膜间质细胞细胞形态为卵圆形、梭形，细胞浆内可出现含铁血黄素；易受激素影响；可以没有胞浆，没有结缔组织易出现的波浪状改变（因不产生胶原的原因）。

子宫内膜间质细胞肿瘤：

良性：间质结节与低度恶性间质肉瘤的最重要区别是后者边界不清，呈浸润性，常见脉管内肿瘤浸润；前者则界限清楚。

恶性：间质肉瘤，好发于年轻女性；分为高度恶性和低度恶性两种。

潜在恶性：有侵入淋巴管内生长的特点（淋巴管内的肿瘤）。

当间质肉瘤发生在卵巢时，往往形态有改变：无螺旋动脉，呈黏液性及梭形细胞形态。

子宫内膜间质肿瘤分类：

良性：间质结节（过去的间质性子宫内膜异位），周边界限清楚，无浸润，无脉管瘤栓。

低度恶性：肿瘤细胞（卵圆）似增殖期间质细胞，含有小管网状结构，核分裂象0～3个/10HP，可以出现大量平滑肌分化和性索间质分化，常见周边浸润现象和脉管内瘤栓形成。螺旋小动脉的出现对诊断很重要，有时是光镜下唯一的提示征象。而厚壁大血管则为血管平滑肌瘤的特征。

当90%以上均为性索分化时，直接诊断类似卵巢性索肿瘤的子宫肿瘤，大部分为良性，治疗手段是直接切除子宫，当基底部有浸润时为低度恶性。

高度恶性：细胞由梭形或多边形细胞组成，异型性明显，核分裂象>20个/10HP。

近年发现一些间质细胞肿瘤伴有腺样或性索样（sex cord-like）分化。

IHC：Vimentin（+），Desmin（+），muscle-specific actin（+），CD_{10}。

恶性潜能：间质结节——无；低度间质肉瘤（淋巴管内间质腺肌病）——低～中；间质肉瘤——恶性。

恶性度：腔内——轻度；壁间——中度；弥漫型——重度。

CD10和h-Caldesmon对于鉴别富于细胞的平滑肌瘤和低级别子宫内膜间质肉瘤具有重要意义。

平滑肌：细胞胞浆红，核两端钝圆，呈腊肠状。

纤维细胞：细胞两端尖，但纤维母核两端可钝圆，中部肥胖（大肚子）。

神经纤维：核介于纤维与平滑肌瘤细胞核之间，且有波浪状改变。

平滑肌肿瘤可侵到静脉血管内，而间质肿瘤可到淋巴管内。

子宫腺瘤样瘤（adenomatoid tumor）无编织结构，见鹿角状腔隙，认为来源于间皮（一种良性间皮瘤），一部分细胞呈上皮样条索（该瘤在附睾多发）。

四、子宫体混合性上皮——非上皮肿瘤

良性：腺纤维瘤。

　　　腺肌瘤，包括非典型息肉样腺肌瘤。

恶性：腺肉瘤（腺为良性，非上皮为恶性），形态类似于乳腺的叶状肿瘤。

　　　癌纤维瘤（上皮为恶性，非上皮为良性）。

　　　癌肉瘤（malignant muller mixture tumorr，MMMT）。

癌肉瘤：非上皮成分包括纤维、血管、平滑肌、横纹肌、软骨、骨。同源即卵巢、子宫、输卵管有（如纤维、血管、平滑肌等成分）叫癌肉瘤；而异源（卵巢、子宫、输卵管都没有，如横纹肌、软骨、骨）叫MMMT（恶性苗勒管混合瘤）（表12-11）。

表 12-11　子宫上皮成分与间叶成分鉴别

上皮成分	间叶成分	疾病名称
恶性	同源	癌肉瘤
恶性	异源	中胚叶混合瘤
良性	恶性	腺肉瘤（adeno-sarcoma），预后好
恶性	良性	癌，间叶为其间质

五、子宫平滑肌肿瘤

1. 普通型平滑肌肿瘤　可以有富于细胞型、多型性、富于分裂象型——归入不典型平滑肌瘤，应随诊。但其恶性（平滑肌肉瘤）的诊断需要有凝固性坏死+异型性细胞（或富于细胞或富于分裂象的细胞），做出没有坏死的恶性诊断必须非常慎重。而凝固性肿瘤坏死必须要与因平滑肌瘤巨大缺血引起的梗死相鉴别（后者常见于妊娠时发生平滑肌瘤，细胞无异型性）。

2. 上皮样平滑肌肿瘤　一旦出现分裂象首先想到上皮样平滑肌肉瘤。

3. 黏液性平滑肌肿瘤　一旦出现每个瘤细胞周有黏液成分，首先怀疑黏液性平滑肌肉瘤，但在平滑肌细胞团间见少量黏液变成分则不能算在此列。

富于细胞的平滑肌瘤一定要和低度恶性的子宫内膜间质肉瘤伴肌源性分化进行鉴别：CD10 和 h-Caldesmon 可帮助诊断，但更重要的要看到螺旋小动脉支持间质肿瘤，而看到厚壁大血管则考虑平滑肌瘤。

平滑肌瘤切开呈外翻，表明富于细胞，其包膜是挤压平滑肌形成的假包膜。

六、血管周上皮样肿瘤（PEComa）

起源于血管周的间叶细胞，呈上皮样围绕血管排列。瘤细胞可呈透明的立方状，也可为梭形、脂肪样空泡形和胞浆嗜酸性，且核大，并有轻度异型的嗜酸性细胞。血管壁厚，伴玻璃样变性，缺乏弹力纤维；也可见窦性的薄壁血管存在。免疫组化表达 HMB45，梭形者表达 SMA，空泡形细胞表达 S-100，立方形细胞和嗜酸性细胞表达 HMB45（阳性强度和阳性比例均高）。

七、滋养叶相关病变

1. 胎盘部位滋养叶细胞肿瘤（placental site trophoblastic tumor）

（1）又称不典型的滋养叶上皮瘤、合体细胞瘤、滋养叶细胞假瘤、合体性子宫内膜炎。

（2）是单一形态的滋养叶细胞增生形成瘤块，浸润至浆膜或子宫组织及肌肉中，是“插入”而不是真正浸润。HCG（弱+），HpL（++）。

（3）HCG 略升高。

（4）生物行为：分为良性、潜在恶性、恶性。≤2 个分裂象/10HP 为良性，≥5 个/10HP 为恶性，二者间为潜在恶性。

（5）可有出血、坏死，但不如绒癌明显。

（6）本病见于产后出血的病人。

2．绒癌　细胞异型性大，肿瘤组织中见不到血管，出血、坏死明显。HCG（+），β-HCG（+）。

葡萄胎：许多绒毛水肿，滋养叶细胞增生明显。

水泡变性：少许绒毛水肿，滋养叶细胞增生不明显。

对于绒毛水肿的出现，应考虑：

（1）完全性葡萄胎：看不到正常绒毛和胚胎成分（仅有双父亲精子的染色体，为二倍体：46，XY 或 46，XX）；P57（-）。

（2）不完全性葡萄胎：可以看到部分正常绒毛和胚胎成分（单个卵子染色体+双精子的染色体，为三倍体：69，XXY 或 69，XXX）；P57（+）。

（3）水肿型绒毛——流产：可以看到部分正常绒毛和胚胎成分（一父一母染色体，为二倍体：46，XY 或 46，XX）；P57（+）。

染色体检查结合 P57 的表达即可将以上三种情况区分开，P57 表达在正常胎盘绒毛和不完全性葡萄胎，中间型滋养叶细胞是良好的阳性内对照。

第 5 节　外阴病变

1．外阴营养不良

病理分型：
- 鳞状上皮增生症（增生性营养不良）：此概念不包括不典型增生
- 硬化性苔藓（萎缩性营养不良）：可伴有不典型增生（外阴白斑，原位癌：浸润性鳞癌）（轻≤1/3，中≥1/2，高≥2/3）
- 混合型

2．外阴湿疣同宫颈。

3．外阴癌前病变和外阴癌　基本同宫颈的鳞状上皮肿瘤。

4．外阴佩吉特（旧称派杰）病　在鳞状上皮中出现胞浆空亮、泡状核细胞，要与恶性黑色素瘤进行鉴别（后者 HMB45、S-100 阳性，而前者 CEA 和 PAS 阳性），目前认为来源于汗腺。

第 13 章 肝胆胰疾病

第 1 节 肝脏疾病及胆囊疾病

一、肝脏占位性病变

肝脏占位性病变：
- 局灶炎性病变：如肉芽肿性炎、梅毒、结核等
- 寄生虫性病变：包虫、吸虫等
- 瘤样病变
- 良性肿瘤
- 恶性肿瘤

肝细胞增生为主体的占位性病变：

1. 肝硬化结节（cirrhosis nodular） 见异常肝小叶形成，小叶周见纤维化。

2. 巨大再生结节 为巨大的肝硬化结节，但细胞具有不典型性；周边常有肝硬化背景。

3. 局灶结节性增生 无肝硬化，纤维分隔中见显著增生的小胆管，结节中有畸形（厚壁）血管，不同于肝硬化。

4. 结节再生性增生 肝组织以小的增生结节和无纤维化为特征，肝细胞正常，肝功能正常；病变可弥漫累及整个肝脏，也可局限于肝门周围，结节以汇管区为中心，周围肝细胞萎缩排列成纤细的细胞条索。与肝门脉硬化和不完全分隔型肝硬化形态上和发病机制方面可能有相似之处，可能均为肝血流供应异常所致。

5. 肝细胞腺瘤 临床与服用避孕药有关，肿瘤中央有出血，纤维化。

6. 大肝癌和小肝癌（3cm 以下为小肝癌）。

7. 肝母细胞瘤。

（一）肝梅毒

1. 原因 梅毒螺旋体经外生殖器到肝脏。

2. 形态 ①梅毒性肉芽肿：纤维母细胞、上皮样细胞、炎细胞浸润（以浆细胞为著）；②树胶样肉芽肿，中央坏死；③纤维化；④血管内膜炎：闭塞，均匀红染物。

（二）肝细胞腺瘤

1. 青年女性多见。

2. 肿瘤可大可小，直径 1～20cm，平均 15cm。

3. 细胞稍比正常肝细胞大，缺乏异型性。

4. 胞浆嗜酸性。

5. 四无 无小叶结构、无汇管区、无毛细胆管、无细胆管。

肝细胞腺瘤：可以有结节，往往看不到包膜。

1. 肝细胞排列方式 一个肝细胞厚度，肝板与肝板之间是肝窦。
2. 血管多，血管周围绕以结缔组织，无胆管。
3. 呈多灶性，肝窦扩张，可以有出血、紫癜，没有坏死，可有脂肪变。
4. 有的伴发肉芽肿。
5. 没有包膜，与周边分界常常是紫癜或肉芽肿。
6. 小胆管在肿瘤与非肿瘤之间聚集。
7. 畸形血管。
8. 网织纤维紊乱，而正常肝组织则是网织纤维围绕中央静脉，呈放射状排列。

（三）肝内胆管腺瘤

1. 多数单发（80%）。
2. 切面灰白，中央有凹陷，发生于肝被膜下。
3. 形态 胆小管结构，腔小，间质少，少量炎细胞。

（四）肝内胆管错构瘤（肝缺血所致）

1. 100% 多发。
2. 直径从几个毫米到几个厘米。
3. 胆小管排列紊乱，小管周围纤维化。

（五）肝内血管内皮瘤

1. 往往伴有其他部位血管瘤改变。
2. 内皮细胞增生构成。
3. 体积大，往往致肝破裂。

相对常见的有上皮样血管内皮瘤，其特征如下：

1. 青年女性多见。
2. 形态 内皮呈乳头状增生，血窦很丰富，出现大量泡沫细胞。

（六）肝软斑症

1. 病因不清，多与感染有关。
2. 大体所见，可单发，可多发，临床医师往往认为是转移癌。
3. 形态 组织细胞，纤维细胞，炎细胞，软斑小体（细胞胞浆内外均可见到，形状呈圆形、卵圆形、同心圆状，嗜碱性）。组织化学染色显示：钙、铁染色均为阳性。

（七）肝炎性假瘤

浆细胞肉芽肿型、纤维增生型、血管内膜炎型、坏死型。

（八）肝的血管平滑肌脂肪瘤

好发于中青年女性。细胞形态常以嗜酸性细胞为主，核大，有一定异型性，胞浆丰富，嗜酸性；梭形细胞较少，可见空泡状细胞和血管周上皮样细胞，厚壁血管较少，而薄壁血管较多。容易误诊为肝细胞癌。免疫组化：HMB45 阳性，SMA 局灶阳性对诊断有很大帮助。

（九）肝细胞癌

组织学：①间质成分少；②胞浆红；③嗜酸性，有颗粒；④有透明小体；⑤有胆管成分；⑥有核内包涵体。

分型：

1．腺管型。

2．肝细胞型。

3．腺泡型　血窦丰富，基本不见腔。

4．肝透明细胞癌（与板层癌一样预后均好）　①胞浆透明；②可见透明小体；③核内包涵体。

5．硬化型（纤维成分多）　中等分化。

6．巨细胞型（未分化型）　低分化，多核、巨核，单核者大，胞浆丰富，胞浆可见胆汁、血窦少。

7．小细胞型肝癌　核仁不明显，细胞小，核染色深，核内包涵体多，排列密。

8．神经内分泌癌　同其他部位，核一致，染色质颗粒状，无核仁，胞浆粉染。

9．板层癌：胞浆红，嗜酸性颗粒状；癌细胞之间有大片层状胶原纤维，电镜下见大量肌纤维母细胞；细胞核的分裂象少见，可双核，可单核；淡染小体；大体，中央凹陷，周围放射状改变；电镜下：线粒体非常丰富，大小一致，可有密体。

肝纤维板层癌的其他名称有：
- 伴有板层纤维化嗜酸性肝细胞癌
- 嗜酸性毛玻璃肝细胞癌
- 纤维板层嗜酸细胞腺瘤
- 硬化性肝细胞瘤
- 伴有纤维间质多形细胞型
- 肝细胞癌
- 嗜酸性肝细胞瘤
- 肝细胞板层癌

板层癌的临床特征：

（1）年龄和性别：男少于女，比例约3：4；25岁以下占86%，病程比普通型肝癌长。生化检查：AFP和HBsAg均阴性，血清B_{12}结合能力显著增高。

（2）病理改变：有假包膜或完整包膜，平均直径13cm，绝大多数细胞呈多边形，少数呈梭形或两种形态混合存在。癌细胞胞浆丰富，含有嗜酸性颗粒，癌细胞胞浆可见透明小体、淡染小体。具有诊断价值的改变是癌巢中均见有宽窄不一、程度不等的纤维板。

绝大多数病例无肝硬化；癌组织的预后与粗面内质网有关：越多，预后越好。预后：2年生存率80%，5年生存率63%。

高分化肝癌：

1．高分化肝癌的六个形态学特征　①肝硬化背景；②细胞数增加；③肝窦扩张和不规则；④小梁结构明显；⑤腺样结构及灶性脂肪变（与血供转换造成的暂时性缺氧有关）；⑥胞浆嗜酸性或嗜碱性增强。

在高分化肝癌中，细胞异细胞型不是主要的，诊断要结合病人的临床资料。

2．高分化肝细胞癌的鉴别诊断（well-differentiated HCC’s differential diagnosis）病毒性

肝炎、肝硬化：发展为早期高分化肝癌，中间环节是异型增生结节（分高、低度两种）。

肝硬化结节　　异型增生结节（DN）是癌前病变

{大细胞性　　low-grade
{小细胞性　　high-grade　细胞一致，常出现结节套结节的现象

在肝癌中可出现明确的不伴有胆管的血管样结构，此现象称为肝窦的毛细血管化（capillarization）。免疫组化：CD34 在肝正常窦内皮阴性，癌中血管内皮阳性，可用来帮助诊断肝癌。

3. 其他鉴别

非硬化基础上：
- ①肝腺瘤（无汇管区，血管增多）
- ②局灶性结节性增生，中央放射状纤维化，小胆管增生
- ③血管平滑肌脂肪瘤，无汇管区，嗜酸细胞为主，HMB45（+）。

（十）胆管癌

诊断要点：①胶原纤维相对丰富；②类型多；③细胞产生黏液，胞浆不含胆色素；④首先排除转移性。

类型：
- ①黏液型腺癌
- ②乳头状型（细胞立方状）腺癌
- ③腺管型（细胞柱状）腺癌
- ④囊腺癌
- ⑤腺鳞癌

高分化胆管腺癌：
- ①腺管分散，大小不等，有断裂现象。
- ②细胞异形，极度紊乱。
- ③腔内套腔，有坏死物。

肝外胆管癌最易侵犯神经。

肝内胆管性印戒细胞癌非常罕见。

（十一）混合型肝细胞癌（既有胆管又有肝细胞）。

（十二）肝母细胞瘤

分为上皮与间叶混合型，上皮型；其中上皮型又分为未分化型，胎儿型、胚胎型。细胞小，圆，向上皮样分化，向骨分化，有条索状，腺管样结构。肝母细胞瘤患者极少大于18 岁，一般小于 5 岁。

（十三）肝原发性血管肉瘤

网织纤维染色对诊断有帮助，沿肝窦面生长。瘤细胞有异型性，并见一个瘤细胞形成一个腔，内含一个红细胞的现象。当 HIV 患者或器官移植患者，出现梭形细胞血管肿瘤时，要高度怀疑卡波西肉瘤。

（十四）内胚窦瘤

肝内肿瘤呈疏松网状结构，出现以下形态特征：

1. 肾小球样结构。

2. 血管套。

3．透明小体。

只要有其中之一就应该想到该诊断。

（十五）黏液型脂肪肉瘤光镜下形态特征

1．分支状血管。

2．黏液样基质。

3．有脂母细胞。

二、肝脏非占位性病变

（一）硬化性胆管炎

质硬，管壁厚，胆管呈簇样分布，大小一致。当肝内广泛胆小管淤胆，胆小管内伴中性粒细胞，但大胆管无淤胆时应想到是败血症或腹腔感染所致的亚急性非化脓性胆管炎。

（二）肝静脉阻塞综合征（布–加综合征）

肝内血池样改变，位于门脉区。

（三）先天性胆红素障碍性疾病

	Dubin-Johnson	Rator
肝活检	胆色素（+）	胆色素（–）

（四）肝脏遗传性疾病

1．α_1-抗胰蛋白酶缺乏症　为常染色体隐性遗传性疾病。

（1）一缺：血清中缺α_1-抗胰蛋白。

（2）二阳：PAS（+），胞浆透亮，有红染小体；抗α_1-抗胰蛋白（+）。

（3）三改变：
①肝细胞透明（不能诊断 clear cancer）
②红染小体（与周围有透亮区）+且有核
③胆管增生，炎细胞（单核细胞浸润）

2．肝脏戈谢（旧称高雪）病

（1）多数病人有家族史。

（2）脑脂代谢障碍。

（3）组织细胞溶酶体内缺乏葡萄糖脑苷酯酶，致葡萄糖脑苷酯在组织细胞和网状内皮细胞内大量沉积。

（4）分型：①急性：相对少见，一般1岁以内，很少超过4岁；②慢性：多见，占80%以上，青年人。

（5）形态：大体，弥漫性肿大，多在5000g左右（成人正常肝重1500g左右）。

肝窦：内皮细胞增生。

戈谢细胞为特征性诊断细胞。

胞浆：很丰富，细纤维状，葱皮样，空。

胞核：常偏位。

细胞大小悬殊。

3. 肝糖原沉积病（糖原沉积病分13型） 发生在肝脏者分（Ⅰ~Ⅳ型）。

Ⅰ型：
①原因，葡萄-6-磷酸酶缺乏
②症状：肝大明显
③组织形态：细胞肿胀，染色淡（粉红），肝窦变小
④组化PAS（+）

Ⅱ型：
①原因：酸性麦芽糖酶缺乏
②症状：肝轻度肿大
③形态：局灶性透明区，部分胞浆内有粉染物
④PAS（+）
⑤EM：大量糖原

Ⅲ型：
①原因：异淀粉酶缺乏
②主要发生于儿童
③症状：肝肿大特别明显
④形态：与Ⅰ型基本相似，但肝脏纤维化明显

Ⅳ型：
①原因：分支酶缺乏
②症状：肝肿大，4岁以内
③形态：有包涵物，PAS（+）

4. 含铁血黄素沉着症（血色病）

（1）原因：①原发性血色病（遗传）；②大量反复输血；③大量口服铁剂；④体内红细胞破坏：缺铁性贫血、地中海贫血，胆红素升高，造血增强。

（2）形态改变：肝细胞或偶尔胆管细胞胞浆出现大量铁颗粒。

（3）可引起结节性肝硬化。

（五）营养不良性肝病

肝细胞液化：散在、呈局灶性；核不清，细胞内可见大小不等空泡。

肝脏原发的嗜酸性细胞增多症（良性），但见不到组织细胞。

肝脏硬化：

1. 淤血性肝硬化。
2. 胆汁性肝硬化 ①胆管增生；②胆栓；③纤维组织增生。
3. 门脉性肝硬化。
4. 结节性肝硬化。
5. 坏死性肝硬化。
6. 酒精性肝硬化。
7. 寄生虫性肝硬化。

（六）病毒性肝炎

基本病变：

1. 炎性变化

（1）炎性成分：单核细胞、淋巴细胞、浆细胞、库普弗细胞（中性粒细胞，嗜酸性细胞一般不出现）。

（2）部位：
- 间质性炎
  - 汇管区
  - 新形成间隔
- 实质性炎
  - 坏死灶
  - 肝细胞（吞噬）

2. 坏死性

（1）单个细胞坏死（凝固性）：嗜酸性小体形成，在慢性迁延性肝炎常见。

（2）灶性坏死：小群肝细胞发生液化性坏死⟶形态上呈库普弗细胞增生。

（3）碎屑状坏死：只有在慢性活动性肝炎才有，肝细胞坏死发生在肝实质与间质交界处：①汇管区伴肝界板破坏，又称小叶周围性碎屑状坏死；②坏死发生于新形成的间隔与肝实质交界处，称间隔性碎屑状坏死。

（4）桥形坏死：多个碎屑状坏死相互融合使两个汇管区相连（形成架桥），慢性迁延性肝炎不可见，仅在中度以上慢性活动性肝炎可见。

（5）多小叶坏死：多个小叶同时受累，出现汇管区集中现象，主要见于重型慢性活动性肝炎。

3. 其他肝实质变化

（1）肝细胞水肿：①疏松、水肿；②气球样变；③嗜酸性变；④羽毛状改变（往往肝细胞内有淤胆）。

（2）玻璃样变（多见于乙肝）：胞浆呈均质淡染。

（3）肝细胞再生，大小略不等，双核，出现核分裂象。

（4）肝细胞内胆栓（有时为主要变化）。

4. 胆管　上皮增生、肿胀，胆栓。

5. 纤维化　间隔形成。

附　慢性肝炎及新生儿肝炎组织学的诊断标准

一、慢性迁延性肝炎

可逆，一般不会硬化，只出现单个细胞坏死、小灶性坏死；是慢性肝炎（病程半年以上）中最轻的，分以下四个阶段：

1. 慢性小叶性肝炎：
   - ①肝小叶内有炎症
   - ②肝细胞变性、坏死
   - ③汇管区炎症不明显

2. 慢性间隔性肝炎：
   - ①汇管区的纤维细胞向肝实质伸展，形成间隔
   - ②小叶变性，炎细胞浸润、坏死
   - ③间隔内炎症少

3．慢性门脉性肝炎：①门脉区大量炎细胞，使门脉区增大；②肝细胞变性、坏死轻，可出现点状坏死

4．慢性灶性肝炎：①小灶性肝细胞发生变性、坏死；②小灶性炎细胞浸润；③汇管区病变轻

二、慢性活动性肝炎

1．轻型慢性活动性肝炎：①出现灶性碎屑状坏死；②小叶内可出现小灶性坏死；③肝细胞有变性，或炎细胞浸润

2．中型慢性活动肝炎：①广泛性碎屑状坏死；②可有桥形坏死；③肝细胞变性严重

3．重型慢性活动肝炎：①广泛性坏死，可出现多小叶坏死；②小叶结构不清楚

三、慢性重型肝炎

1．具有重型慢性活动性肝炎改变。

2．具有活动性肝硬化改变。

四、新生儿肝炎

又称巨细胞型肝炎，容易诊断肝癌，多数母亲有乙肝。

1．大量多核巨肝细胞。

2．汇管区炎细胞少。

3．巨肝细胞胞浆丰富红染，常含有胆色素。

第2节 胆　　囊

1．原发性结核病。

2．肉芽肿性胆囊炎（胆汁外溢形成肉芽肿）。

3．胆固醇沉积性胆囊炎（未形成息肉），又称黄色瘤样胆囊炎。

4．异位性息肉（胃体型黏膜、十二指肠黏膜、支气管黏膜、胰腺等）。

5．增生纤维息肉。

6．增生性息肉（下面是增生的纤维，表面为腺体增生）。

7．腺肌病（大量腺体出现在肌层中，平滑肌，腺体增生）。

8．腺瘤（腺体多，间质少，腺体核染色深，异型性小；可为管状，乳头状结构）。

9．胆囊癌（预后差，一般在1年左右死亡）　管状，乳头状，印戒细胞，腺鳞癌，未分化癌，癌肉瘤，绒癌（胚胎残余），神经内分泌癌，小细胞癌，恶纤组（细胞大小不等，胞内可有空泡，多核，巨核，炎细胞）等。

10. 颗粒肌母细胞瘤（胞浆红，颗粒状，嗜酸性，核无异型性）；若发生在胰腺，叫大嗜酸性颗粒细胞癌。

11. 胚胎性横纹肌肉瘤。

第3节 胰腺疾病

一、胰腺读片

1. 胰腺炎——急性出血胰腺炎　出血、炎症、坏死、结晶物质。

2. 慢性胰腺炎　炎细胞，腺体增生，纤维组织多，腺体萎缩。

3. 胰腺隐球菌病（印片效果好）。

4. 胰腺假性囊肿　无上皮，周围纤维组织多。

5. 潴留性囊肿　有鳞化上皮，往往与寄生虫感染有关。

6. 先天性囊肿。

7. 黏液性囊腺瘤（产生黏液）、浆液性囊腺瘤　一般不发生癌变。

8. 囊腺癌　以上皮极性乱为重要特点——胃肠道为腺体背靠背，而胆囊和胰腺表现为腺管断裂。

9. 表皮样癌，纤毛细胞腺癌。

10. 腺泡细胞癌。

11. 巨细胞癌（多核聚在中央）　来源有分歧。

12. 大嗜酸性颗粒细胞癌。

13. 类癌。

14. 神经内分泌癌。

15. 小胰头癌　直径小于1.5cm，而小肝癌直径小于3cm。

16. 胰母细胞瘤　往往有鳞化的细胞巢。

17. 胞浆内透明小体　胰岛来源（细胞小、圆），胰岛细胞瘤的恶性主要看浸润、转移。

18. 神经鞘瘤。

19. 恶性血管外皮细胞瘤。

20. 乳头状形胰岛细胞瘤，细胞胞浆红。

21. 呈巢状，小腺管样结构，鳞状细胞结构——胰母细胞瘤，有上皮。

22. 胰腺穿刺涂片时，“癌”强调细胞的黏附性差、核仁明显，有异型性。

二、实性假乳头肿瘤

又称低度恶性乳头状瘤、实性及乳头状上皮肿瘤、囊性实性肿瘤等；多发生于年轻女性；有别于胰腺腺泡、导管发生的癌，有别于胰岛发生的神经内分泌肿瘤。

病理形态：大体上包膜完整，较厚，可有钙化；镜下：实性区细胞大小一致，圆形，形成集团、梁索和弥漫片状，间质常有小灶黏液变性；瘤细胞界限不清，胞浆中等量，嗜酸性，透亮，细胞核圆形、卵圆形，深染，隐约可见小核仁；囊性区以假乳头状结构为主

（上皮无基底膜），中间有纤维血管轴心，后者可黏液变性；实性区和囊性区两种成分交替出现。

免疫组化：Vimentin 强阳性。

起源：胰腺多潜能干细胞（小导管、腺泡、神经内分泌）。

治疗：切除效果好，可复发、转移（低度恶性）——转移灶切除后患者仍可长期存活。

第14章 间 皮 瘤

一、间皮细胞的分布、功能和正常组织学

间皮位于胸腔、腹腔、盆腔、心包、睾丸的鞘膜等处，因此间皮瘤也主要发生在这些部位。间皮的功能是被覆在脏器的外表面，同时产生少量分泌物以起到润滑的作用，减少脏器之间的摩擦和粘连。

组织学：分为表面的上皮和其下的纤维结缔组织两种成分，上皮与纤维组织直接相连。上皮为单层、扁平或矮立方状，对EMA、AE1/AE3呈阳性表达，而不表达CEA，电镜下能看到大量的紧密连接和胞浆内的张力微丝，一侧表面有大量微绒毛（长径：短径>10：1）。上皮下细胞具有纤维母细胞的结构特点，具有多项分化潜能，包括分化为表面的上皮细胞，在盆腔还具有对性激素的反应能力，可能是异位蜕膜反应、异位子宫内膜、播散性腹膜平滑肌瘤病、腹膜原发卵巢或子宫肿瘤的细胞来源。

二、间皮瘤的可能细胞起源与分类

间皮肿瘤起源于多潜能的干细胞。

分类：

（一）良性间皮瘤（基本无核异型，无核分裂）

- 乳头状型
- 腺管状型
- 印戒样型
- 纤维瘤型
- 血管母细胞型

腺瘤样瘤是一种良性间皮瘤，可发生在子宫、附睾，也可发生在腹膜后，肾上腺等部位。

（二）腹膜囊性间皮瘤和乳头状间皮瘤

介于良、恶性之间，有人认为低度恶性，呈侵袭性生长，核有轻度异型性。

囊性间皮瘤：

- 局限性
- 弥漫性
- 多结节性

大小不等的囊腔，腔缘被覆矮立方状或扁平上皮细胞，无基底膜

乳头状间皮瘤形态类似卵巢的外生性交界性乳头状瘤，只是被覆上皮标记间皮标志物（如MC，Calretinin）阳性，而CA125可阴可阳。

（三）恶性间皮瘤

类型多，鉴别难。

恶性间皮瘤：
- 乳头状
- 腺管状
- 未分化型
- 血管母细胞型
- 印戒样型
- 淋巴组织细胞样型
- 小细胞型、淋巴母细胞型
- 肌纤维母细胞型
- 骨母细胞型
- 软骨母细胞型
- 鳞状细胞样，混合细胞型

间皮瘤的大体改变：

1. 呈棉被样、盔甲样弥漫增厚　被覆在正常间皮所在部位，常见于弥漫型恶性间皮瘤。

2. 囊肿型　多发性或单个囊腔形成，常见于囊性间皮瘤。

3. 肿块型　呈结节状，常见于良性间皮瘤，也可见于恶性间皮瘤。

4. 弥漫散在型　类似于增生、炎症性病变，罕见，可出现于乳头状间皮瘤等。

光镜诊断：

1. 部位　睾丸鞘膜、卵巢表面、精索周围、腹膜、胸膜；特殊部位包括腹膜后、颈动脉周围、阴道等部位。

2. 双相分化特点，与滑膜肉瘤有相似之处。

3. 类型多，往往混合存在。

4. 核分裂少见。

5. 瘤细胞胞浆丰富，细胞核染色淡，染色质比较细

特殊染色：PAS染色：中性黏多糖，多数（-），少数（+）者用淀粉酶消化后再染PAS为（-）；胶体铁（++），用透明质酸酶消化，再染胶质铁（-）。

机体中只有间皮和滑膜产生透明质酸，AB（奥辛蓝染色，方法同胶体铁，效果差一点）阳性。

免疫组化：抗间皮细胞特异性抗原100%阳性（MC、Calretinin等），CEA出现一般可排除间皮瘤，但个别呈弱阳性，β_1-特异性妊娠糖蛋白（阳性可排除诊断）。

Vimentin、S-100均可呈阳性，个别类型CD68可阳性。

电镜：微绒毛：蓬发样（细、长、多）。

张力微丝：非常丰富（鳞癌和间皮瘤最多见）。

桥粒：多（鳞癌也如此）。

内腔（胞浆），腔内也可形成微绒毛（表14-1）。

表14-1　间皮瘤与腺癌的电镜鉴别诊断

	间皮瘤	腺癌
绒毛	细、长、蓬发状	短、粗
桥粒	多、长	少或基本无
张力微丝	丰富	少
纤毛	无	可有
微绒毛根	无	有
板层小体	无	可有（肺泡细胞癌100%有）
糖腭小体	无	有（肠道癌100%）
黏液分泌颗粒	无	有

囊性间皮瘤：腺样，不规则腔，网状、乳头状，鳞化，核分裂象偶见，局部呈浸润，偶尔转移，局部复发。

鉴别诊断：

1．囊性淋巴管瘤　被覆内皮细胞，管壁有平滑肌，囊壁淋巴组织多，可形成滤泡。

2．恶性腹膜间皮瘤　无明确囊肿形成，核异型大，有腹腔积液（多，血性，可反复出现）。

3．假黏液瘤　大量黏液，结节，不是囊性。

4．腺瘤样瘤　实际上是良性间皮瘤，好发于盆腔，女性多见。

5．转移癌　非囊性，结合形态和免疫组化确定类型。

胸腔间皮瘤，多发生在单侧，脏层和壁层不同时受累；两侧都有时，多考虑转移癌。

间皮瘤印戒细胞型时往往有大的血管腔隙，被覆内皮细胞。

梭形细胞间皮瘤往往呈实性团。

间皮瘤可骨化、淀粉样变、脂肪化生。

石棉小体呈钉子形、长骨样、长方形等形态。

恶性淋巴组织细胞样型间皮瘤：1988年Henderson描述，到1995年已有8例报道。形态：瘤细胞弥漫分布，形态圆形、卵圆形，类似淋巴组织细胞。

三、恶性间皮瘤与滑膜肉瘤的鉴别

胸、腹腔内恶性间皮瘤与滑膜肉瘤均为双相分化的恶性肿瘤，形态上相似性很多，对二者的鉴别很困难，表14-2是二者的鉴别点。

表 14-2　恶性间皮瘤与滑膜肉瘤的鉴别诊断

种类	恶性间皮瘤	滑膜肉瘤
年龄	65（40～80）岁	25（9～50）岁
大体表现	弥漫性生长多见	局限性肿块多见
组织相	很少束状，很少有血管瘤形态，核仁明显	梭形，编织状、束状，存在血管瘤形态，细胞核染色质细，核仁不明显
CEA	-	上皮（+）
bcl-2	-	+
CD99	-	+
MC	+	-
Calretinin	+	-

四、腹腔内促纤维增生性小圆形细胞性肿瘤

1989 年 Gerald 和 Rosai 首次报道 1 例 8 岁女孩患腹内硬化性小圆形细胞性肿瘤（intra-abdominal desmoplastic small round cell tumor）：

性别：M：F=5：1。

年龄：常见于青少年，8～38 岁，平均 18.6 岁，大多数 30 岁以下，预后极差，诊断后生存 4～6 年。

间质：细胞团之间大量纤维化间质、胶原化、黏液变性，纤维母细胞，肌纤维母细胞，灶状坏死。

生物学行为：浸润性生长，亦可膨胀性生长。

免疫组化：Keratin（+）(11/12)，EMA（+）(4/8)，NSE（+）(4/8)，Vimentin（+）(7/8)，Desmin（+）(8/11)。

电镜：浆少，缺少细胞器。

染色体：t（11，12）(p13^{+}，q12)，PNET、肾外 Wilm 瘤均有此变化。

诊断：
- ①好发于青少年，男性多于女性
- ②腹腔内结节性病变，质硬，浸润性生长
- ③瘤细胞小而圆，呈大小不一的团状、索状
- ④团状瘤细胞间大量硬化反应之纤维间质
- ⑤免疫组化：EMA、NSE、Vimentin、Desmin 均阳性
- ⑥电镜（EM）：可见桥粒连接

鉴别：与淋巴瘤、各类型小细胞癌、恶性黑色素瘤、横纹肌肉瘤（胚胎性、腺泡状）、神经母细胞瘤、尤因肉瘤/PNET、Askin tumor、恶性间皮瘤、生殖细胞肿瘤。

恶性间皮瘤：儿童少见，常见于中年以上的人。

几种学说：

- ①组织起源与间皮有关，认为是间皮母细胞瘤（mesothelioblastoma）——因间皮在胚胎发育的过程中表达 Desmin，只是成熟间皮细胞不表达了
- ②来源于间皮下间质，类似于苗勒系统，既有肌的成分，又有纤维成分
- ③间质反应：长期不断地对化学性刺激的一种反应

第15章 神经病理

第1节 神经系统的基本成分和基本病变

一、神经系统的基本成分

从结构上看，神经系统分为中枢神经系统和周围神经系统。中枢神经系统由脑组织和脊髓构成，而周围神经系统则由传入（感觉神经）、传出（运动神经）、神经节及分布于全身各处的神经末梢、感受器和肌梭中的神经纤维成分构成。

从细胞成分上看：中枢神经系统包括髓内细胞成分和髓外细胞成分，髓内细胞成分有各种形态的神经元、星形胶质细胞、少突胶质细胞、室管膜细胞、脉络丛细胞；髓外细胞成分主要是脑膜上皮细胞、纤维细胞，血管的内皮细胞、外皮细胞及血管平滑肌细胞等；外周神经系统的细胞成分主要是施万细胞、神经束衣细胞、神经纤维细胞和神经节中的神经元等。

二、神经系统的主要成分及其基本病理改变

（一）神经元

包括胞体和胞突（树突、轴突）；神经元都可见核和核仁、尼氏体（Nissl染色），根据其突起神经元分为：①假单极神经元（多为感觉神经元）；②双极神经元（视神经元和嗅神经元多见）；③多极神经元（运动神经元多见）。中枢神经系统的神经元胞突周围是由少突胶质细胞的胞浆包绕，而周围神经则大部分是由施万细胞的胞浆包绕（但嗅神经和视神经例外，它们的神经外包裹的是少突胶质细胞的胞浆，此处可以发生胶质瘤）。

基本病变：

1. 尼氏体溶解（具有可逆性） 分为：①周围性（任何可致神经元轻微损害的原因）；②中央性（见于轴索断裂后）。

局部缺血性改变（不可逆改变）：缺血、缺氧所致，尼氏体完全消失，胞浆红染、核固缩，又称为红色神经元（注：大脑3～4层的神经元及小脑的普肯耶细胞耐缺氧差，而脑干的神经元则耐缺氧能力较强）。

2. 单纯性萎缩，细胞变小、变得纤细（常见于侧索性硬化）。

3. 色素沉积 脂褐素沉积，脂质类沉积。

4. 蛋白沉积 Lorfora小体［见于肌阵挛性癫痫，在肌肉及皮肤的汗腺中能见到，位于小汗腺核旁胞浆中，类似淀粉样小体，可呈圆形、短梭形，PAS（+）］；Lewy小体（原发性帕金森病，在中脑的黑质、脑桥的蓝斑等部位多见）。

5. 神经元变性（缠结）是一种变性，与老年斑一起多见于老年性痴呆，于皮层、海马等处多见；神经细胞内颗粒空泡变性常见于海马的锥体细胞内；Pick小体常见于叶性痴呆

（有人格改变，可见 Pick 细胞和 Pick 小体）。

嗜神经现象：小胶质细胞形成的巨噬细胞包围、浸润、吞噬坏死神经元的现象。

6. 退变坏死神经元被小胶质细胞吞噬、破坏的现象。

7. 巨大神经元　是一种发育不良的特殊神经元，首先是细胞个头大，相当于神经节细胞，其次是核染色质丰富、HE 下着色深、核形不规则，胞浆嗜碱性。

8. 气球样神经元　常见于皮层发育不良的病变中，表现为中等大小的神经元，核偏位，胞浆嗜酸性，看似含有胞浆包涵体，像气球样膨胀，故得此名。

9. 发育不良的神经元（dysplastic neuron）　是一种特殊的发育欠成熟的神经元，表现为少突胶质细胞样，核较规则，核仁不明显，胞浆少，细胞器少，细胞突起少。

（二）胶质细胞

1. 星形细胞（血脑屏障的一部分）①原浆型星形细胞（主要位于灰质，无核仁）；② 纤维型（主要位于白质，起支撑作用）　正常的星形细胞中没有肥胖型星形细胞，它只出现在反应性病变和肿瘤性病变中。

星形细胞的变化：

（1）退行性改变：病变严重，缺血；主要见于梗死性病变，星形细胞退变坏死，局部脑组织呈筛网状改变，往往伴有格子细胞的浸润。

（2）进行性增生（肥胖、纤维型）：Alzheimer Ⅰ细胞（胞核增大，胞浆明显增宽，常见于肝豆状核变性），Alzheimer Ⅱ细胞（GFAP 转阴，细胞核增大，核浆空，核膜厚，呈典型的空泡核改变，常见于肝性脑病）。

（3）瘤性增生：细胞突起减少，随着肿瘤级别的增高，核异型性增大，Vimentin 表达增多，而 GFAP 表达减弱。

（4）Rosenthal 纤维和颗粒小球：前者是一种杆状或胡萝卜样的粉染小体，后者是一种球形、粉染小体；二者均被认为是一种退变的胶质纤维。该病变常见于毛细胞星形细胞瘤、黄色瘤型星形细胞瘤、节细胞胶质瘤等低级别肿瘤中，也见于一些反应性增生性病变中。

（5）黄瘤变：星形细胞核大并有异型性，胞浆宽，其中可见脂质空泡；该细胞常见于多形性黄色瘤型星形细胞瘤和富于脂质的胶质母细胞瘤。

2. 少突胶质细胞　在中枢神经元胞突周围形成髓鞘；该细胞在 HE 染色的切片上光镜下表现为细胞圆、胞浆空亮、细胞核圆。少突胶质细胞其对缺氧的敏感性仅次于神经元。

病变：

（1）卫星现象：5 个以上少突胶质细胞围绕神经元的现象。

（2）核内包涵体：少突胶质细胞核有变大、变空（核内包涵体）的现象，常见于病毒感染，如进行性多灶性白质脑病。

（3）微肥胖细胞：是一种少突胶质细胞的变异型，细胞比肥胖型星形细胞小，核规则偏位，形态同少突胶质细胞，胞浆红染同肥胖型星形细胞，见于少突胶质细胞瘤。

3. 小胶质细胞　来源于中胚层，起清道夫作用（吞噬），可形成格子细胞、小杆状细胞、小椭圆形细胞，对应于血液中的单核细胞、组织中的组织细胞和吞噬细胞。将其称为胶质细胞是当时对其认识不清所致。

病变：

（1）格子细胞：小胶质细胞吞噬磷脂形成泡沫状细胞，常聚集成片，称为格子细胞。

（2）胶质结节：小胶质细胞局灶增生形成胶质结节，常见于病毒感染的病变部位。

（3）杆状细胞：是一种小胶质细胞在慢性损害时形成双极杆状形态。

4. 室管膜（可特化成脉络丛细胞） 由室管膜细胞、纤维层和星形细胞构成，室管膜细胞呈立方体形，有一定极向，分为腔缘侧（面对脑室或脊髓腔）和脑脊髓组织侧。而脉络丛细胞则是一种具有脑脊液分泌功能的特化室管膜细胞，它们往往被覆在小血管表面形成乳头状。

病变：

（1）室管膜结节（颗粒）。

（2）室管膜菊形团：室管膜细胞围绕在血管周围，在室管膜细胞核与血管壁之间有较长细胞突起（围绕血管周一圈），血管壁无明显硬化，常见于室管膜瘤。

（三）脑膜细胞

脑膜成分主要包括硬脑膜（纤维细胞构成）、蛛网膜（主要为纤维、血管和蛛网膜颗粒）、软脑膜（薄层纤维细胞），其中最值得关注的是蛛网膜颗粒（是脑膜瘤细胞的来源）：位于蛛网膜下腔中，细胞呈上皮样，细胞之间界限欠清，环绕小血管排列呈小球状。

病变：

（1）漩涡状排列：增生的蛛网膜上皮细胞排列呈漩涡状，常见于上皮型脑膜瘤。

（2）开窗核：细胞核空，中央区域缺乏染色质，类似于糖原核，称为核的开窗现象，常见于脑膜瘤细胞。

（3）沙砾体：是一种特殊的钙化小体，钙化呈同心圆样排列，常见于脑膜瘤，有人认为与血管钙化有关。

（4）分泌现象：在脑膜上皮中形成腺腔结构，腺腔中见粉染球状小体，且该小体 PAS 和 CEA 阳性，是分泌型脑膜瘤的特点，其血清 CEA 可升高，临床容易考虑腺癌转移。

第 2 节　脑出血性疾病（脑软化和脑出血）

一、基本知识

（一）大脑出血性疾病的基础病

1. 高血压（常见于中老年人，部位多在基底节窦纹动脉区域）。

2. 是血管瘤（破裂，可见于各个部位）。

（二）缺血性疾病

多有动脉硬化的病史，特别是有颈内动脉、Willis 环和大脑中动脉的粥样硬化斑块，尤其是存在非稳定性斑块或伴有血栓形成者。

（三）大脑出血性疾病病变部位与血管的分布直接相关

大脑供血：颈内动脉［大脑前动脉，大脑中动脉，后交通支动脉：皮层支供应大脑皮层，穿通支（深穿支）供应大脑深部核团］。

锁骨下动脉—椎动脉—基底动脉—(两支大脑后动脉)—Willis 环

↓ 小脑前下动脉：小脑中间，桥脑背面

小脑上动脉：小脑背面，中脑

↓ 小脑后下动脉：小脑后下部，延髓外侧

二、脑软化的病理

（一）脑软化的定义

各种原因所致的血运丧失，造成脑组织各种成分的坏死。常见原因是动脉的栓塞或血栓形成所致。

大软化灶：大动脉（大脑前、中、后动脉皮层支）的梗阻导致灰、白质的损害。

小软化灶：穿通支的梗阻导致深部灰质核团的梗死（面积小）——→又称腔隙性梗死。

（二）常见原因

1. 栓塞（50%~60%）　附壁血栓形成。
2. 动脉血栓形成　动脉粥样硬化。
3. 动脉痉挛（很少发生）　蛛网膜下腔出血、脑膜炎、脑血管造影。
4. 循环机制障碍　各种原因的休克、心跳骤停、自主神经功能紊乱。
5. 特殊梗死　分水岭性梗死——血压降低、血供不足所致。

（三）梗死的病理类型

1. 贫血性梗死（动脉梗死）。
2. 出血性梗死（静脉系统阻塞形成的出血性梗死、脂肪栓塞、细菌性栓塞）。

（四）梗塞分期

1. 坏死期。
2. 软化期（清除期）。
3. 修复期。

24 小时之内死亡，无明显变化，部分缕空现象；

24 ~48 小时，病变区脑肿胀，灰、白质界限不清，触之发软；

2 ~3 天，白细胞达高峰，1 周消失（最早梗死后 6 小时出现）；

一周以后出现格子细胞，叫软化期；

格子细胞减少，出现肥胖型星形细胞——→纤维性星形细胞——→中风囊。

三、脑出血的病理

（一）定义

脑组织中血细胞（主要是红细胞）出现在血管外称为脑出血。

颅内出血：

1. 硬膜外和硬膜下出血　外伤造成。
2. 脑内出血　高血压。
3. 蛛网膜下腔出血　动脉瘤、血管畸形。
4. 脑室出血　原发性少见（多为脉络丛血管破坏），继发性多见（蛛网膜下腔出血，累及脑室）。

（二）大片状出血

病因为血管变性——高血压性脑出血（最常见基底节区）。

1. 微动脉病学说。

2. 血管淀粉样变性，常与老年性痴呆伴发。

3. 脑血管畸形，脑外伤。

4. 动脉瘤破裂。

血液病易导致叶性出血。

大片出血病理：大脑半球：基底节，脑干（脑桥多见，中脑少见）。

小脑：蚓部出血多见，有出血性坏死。

（三）脑疝

脑疝是脑出血性疾病的重要并发症，是由脑组织从颅压高的地方疝入到压力低的地方，从而引起局部脑组织受压缺血、坏死。分为小脑扁桃体疝、海马沟回疝、扣带回疝，各自引起不同的临床表现，并导致不同的后果。

脑出血死亡的直接原因：脑疝——导致继发性中脑出血。

（四）血管性疾病引起意识障碍的原因

1. 弥漫脑皮质缺血。

2. 网状上行激活系统缺血（中脑中线出血）。

（五）小片状出血

点片状出血，出现在毛细血管周围。常单独发生，可因下列原因引起：①急性感染；② 中毒（砷、汞等）；③循环紊乱（中暑、烧伤）；④血液病：再生障碍性贫血、白血病等；⑤阻塞血管。

小片状出血可伴发于大出血。病理上表现为以血管为中心的出血。

第3节 中枢神经系统感染性疾病

一、基本知识

（一）病毒感染的部位

不同的病毒感染都有一定的部位，如单纯疱疹性脑炎多发生在颞叶。

（二）中枢神经系统感染性疾病病理

1. 变质突出

（1）神经细胞的变性坏死。

（2）继发性脱髓鞘改变。

（3）病变的范围不同。

2. 渗出

（1）血管周套袖形成。

（2）浆液性渗出，引起脑水肿。

3. 增生过程不突出

(1) 主要为小胶质细胞增多（慢性时为棒状细胞，急性时为格子细胞）。

(2) 星形细胞增多。

4. 在免疫力低下的患者可出现隐球菌、组织胞浆菌、弓形虫感染等。

5. 大脑细菌性感染常以脑脓肿的形式出现，但很少合并脑膜急性炎症。

二、病毒性感染

(一) 急性病毒感染

急性病毒感染包括乙型脑炎、脊髓灰质炎、单纯疱疹性脑炎、狂犬病。

1. 狂犬病毒感染　神经细胞（海马锥体细胞）内 Negri 小体。

2. 肠道病毒感染　脊髓灰质炎。

3. 虫媒病毒　乙型脑炎。

病理改变（共性）：

部位：
- ①单纯疱疹：大脑颞叶、扣带回、岛叶；乙脑：皮质、皮层下白质
- ②狂犬病：颞叶海马锥体细胞、小脑普肯耶细胞
- ③脊髓灰质炎：脊髓前角运动神经元

病变：
- ①神经细胞的变性坏死，嗜节现象
- ②胶质结节形成（小胶质细胞，单核细胞，星形细胞，少树突）
- ③血管周套袖形成：主要为淋巴细胞，伴有浆细胞
- ④核内包涵体（A 型：单个，核内，周围有晕；B 型：多个，核内，无晕）
- ⑤常有小灶性出血、坏死

单纯疱疹性脑炎：又称急性坏死性、出血性脑炎，由单纯疱疹病毒沿三叉神经到颞叶。可发生在任何年龄的患者。Ⅰ型单纯疱疹病毒感染可形成海马沟回疝，胶质结节少，可见 A 型核内包涵体，临床可测抗体。

狂犬病：潜伏期 2～3 个月，离大脑越近，发病越早，特征性改变为 Negri 小体。

乙型脑炎：首发于日本，夏季（7、8、9 三个月），常见于10岁以下的儿童。肉眼：血管高度充血；镜下：小片状软化灶，可见卫星现象，额叶皮层最重，其次为顶叶、颞叶，最轻是枕叶。

脊髓灰质炎：神经组织出血，上可达延髓；早期：中性粒细胞；晚期：淋巴细胞、浆细胞。

(二) 亚急性病毒感染

亚急性病毒感染包括亚急性硬化性全脑炎、进行性多灶性白质脑病。

1. 亚急性硬化性全脑炎（subacute sclerosing panencephalitis，SSPE）是一种少见的亚急性非化脓性、由麻疹病毒感染引起的脑炎。

症状：
- ①进行性痴呆
- ②共济失调
- ③肌阵挛
- ④癫痫
- ⑤儿童好发，发展快，十几岁死亡

病理：①大体方面阳性发现少，扪之硬；冠状切面显示白质颗粒状、半透明
②镜下：蛛网膜下腔、灰白质淋巴（浆）细胞浸润，神经细胞减少，星形细胞及小胶质细胞增生、嗜节现象，A型核内包涵体

2. 进行性多灶白质脑病（progressive multifocal leukoencephalophathy）是一种少见的、由乳多空瘤病毒引起的机会性感染（见于免疫力低下和恶性肿瘤者）。病理方面表现为亚急性脱髓鞘改变，病变融合成片，虫噬样，少突胶质细胞的核特别大（病毒包涵体）。

（三）慢性病毒感染

慢性病毒感染包括：克-雅病、皮质纹状体脊髓变性、Kuru病、脊髓小脑共济失调伴痴呆。

潜伏期长，数月到数年。Prion病，是一种可传递的海绵状脑病，病原体不明，包括（CJD、Kuru、GSS等病）；无炎细胞，无包涵体，电镜下无病毒颗粒，可能是一种蛋白，无核酸。

1. 克-雅病（CJD）

（1）神经元变性、消失。

（2）广泛海绵状变性。

（3）星形细胞增生、肥大；脑萎缩：皮质变薄，脑室扩大；1~2年死亡。

2. Kuru病　潜伏4~20年，主要在小脑，共济失调，舞蹈症，肌张力低，可见Kuru斑，小脑灰质严重变性，大脑边缘系统。

3. 脊髓性小脑共济失调伴痴呆　是CJD的亚型：小脑齿状核和小脑上臂的变性。

三、真菌性感染

近年来真菌感染发病率显著升高，主要发生在免疫受抑制的患者。

1. 隐球菌是中枢神经系统最常见的真菌感染之一，常表现为弥漫性软脑膜炎，偶尔可浸润局灶脑实质和脉络丛。隐球菌表现为卵圆形或球形，直径2~15μm，HE下不见核（区别于组织胞浆菌），墨汁染色夹膜不着色，且在镜下反光，黏液卡红染色显示红色，六鞍银染色显示夹膜。以芽生方式繁殖。

2. 曲菌、毛霉菌、念珠菌等。

3. 皮炎芽生菌、夹膜组织胞浆菌、球孢子菌、类球孢子菌等也可感染中枢神经系统，并形成肉芽肿性脑膜炎。

四、寄生虫感染

常见猪囊虫病（可见角质层、肌纤维和吸盘）和弓浆虫病（见于免疫力低下患者：可出现占位效应，有亲神经的倾向，故常在大脑皮层、基底节、脑干等部位形成特征性的弓形虫脓肿，影像学MRI显示多发结节、环形强化、周围水肿。病理上表现为大量坏死性细胞碎屑，其中可见大量弓形虫——1μm左右，还可见到增殖体——像一组织细胞：无核，其内为大量“小黑点”——病原体）。

五、细菌性感染

常为化脓性，引起脑脓肿。病原体为各类细菌感染。

第4节　神经系统的脱鞘病

一、定义

中枢神经系统出现大小不一的髓鞘脱失区，但无轴索的损伤，不包括有髓鞘形成障碍及髓鞘缺失等先天性疾病及水肿、炎症等引起的继发性髓鞘病。

二、分类

（一）多发性硬化

多时相（不经治疗可复发、缓解反复出现），大片状髓鞘脱失，胶质细胞增生，原因不明。

1. 经典型　又分为急性型和嗜神经脊髓炎（Divic 病）。发病原因不明，病毒所致的变态反应可能大，80%有家族史。

病理：

大体：早期增厚，晚期萎缩形成瘢痕，冠状切面见脑室扩大，白质有灰色斑块。

镜下：急性期可有坏死，格子细胞，灰质和白质之间的弓状纤维可以保存。

2. 弥漫硬化（弥漫轴周性脑炎）　婴幼儿和少年多见，与酶的缺乏有关，从枕叶开始发病⟶失明：直接对光反射消失，间接对光反射可存在。

3. 同心圆性硬化　髓鞘脱失区与髓鞘保留区呈同心圆性层状交互排列。

（二）弥漫性脑脊髓炎

单时相，神经周髓鞘脱失，多发生在疫苗接种以后的变态反应。

急性起病：①与疫苗接种有关；②感染后；③动物的脑组织注射后。

肉眼：大脑充血水肿，脑内较多软化灶，脑呈牛皮样改变。

镜下：静脉血管周少量淋巴细胞、浆细胞浸润。

急性出血性白质脑病：是一种超急性病变。

（三）脱鞘性假瘤

形成肿瘤样改变，可有占位效应。

目前认为脱髓鞘性假瘤是一组介于多发性硬化与急性弥散性脑脊髓炎之间的独立中间型。其临床特点为急性或亚急性起病，症状包括头痛、视盘水肿、偏瘫、局灶性癫痫、语言障碍、双下肢截瘫及尿失禁等。CT 及 MRI 上表现为单个或多发病灶，常有占位效应，病灶周围有水肿，并破坏血脑屏障，表现为注药后出现弥漫性或环状增强，部分还表现为囊腔状，常误诊为肿瘤性病变。该病变的脱髓鞘主要发生在脑白质及脑室周围的组织，但也可发生在中枢神经系统的任何区域，病灶多为多发，但也有单个或弥漫性的。依照发病的时间及是否为活动期，显微镜下可有多种组织学形态改变。急性期病灶多为散在的小病灶，以静脉周围为主，总有炎细胞浸润；亚急性病变可见大小不等、以肥胖型星形细胞及多量的泡沫细胞为主的病灶，这一时期炎细胞主要在病灶周边，但有时也可缺乏。慢性期的病灶主要为纤维性星形胶质组织，周围边缘也可见炎细胞浸润。病理上见慢性炎细胞浸润，大部分为泡沫状吞噬细胞、淋巴细胞及浆细胞，血管周可见淋巴细胞套袖形成。巨噬细胞大多胞质丰富，呈红染颗粒状，与许多胞质同样丰富红染的肥胖型星形细胞混杂存在，易被误诊为肥胖型星形细胞瘤，而冷冻切片二者鉴别极为困难。免疫组化 HAM256 及 CD68 能很好地显示单核巨噬细胞，并使其与星形细胞及少突胶质细胞区别。有报道所有病例均有星形细胞增生，有些增生非常显著，类似肿瘤性的星形细胞，部分可见有核分裂的星形细胞，局部可见 Creutzfeldt 细胞。免疫组化 GFAP 能很好地区别反应性星形细胞，并确定星形细胞中的核分裂象。该病多为单时相，对激素治疗敏感，预后良好。

第 5 节　系统性变性

一、定义及共同特征

系统性变性的定义：原因不明的某一系统的神经元萎缩。

系统性变性的共同特征：

1. 选择性地波及一个或多个神经元。
2. 病灶往往对称。
3. 发病缓慢，逐渐发展。
4. 死于其他疾病。
5. 临床病理多样化，不同病重叠交叉。

二、分类

1. 皮层性变性（老年性痴呆；叶性痴呆，又称 Pick 病）。
2. 基底节区变性［帕金森病，大舞蹈症，进行性核上性麻痹（只能直看）］。
3. 脊髓-小脑性变性。
4. 运动神经元变性（肌萎缩侧索硬化，婴儿型有遗传；脊髓性肌萎缩）。

三、共同的病理改变

1. 局灶性、系统性神经元消失和萎缩，伴胶质细胞增生。
2. 逆行性死亡现象。
3. 跨越式神经元变性　帕金森病-中脑黑质与基底节的纹状体。
4. 无炎细胞，无格子细胞。

四、老年性痴呆的系统性变性疾病

1. 临床表现　老年人多见，表现为进行性记忆力下降、性格改变等。

2. 影像学　MRI 显示良好，表现为大脑萎缩，体现在脑回变窄、脑沟变深、脑室扩大等。

3. 病理组织学　神经元数量减少，皮层中可见老年斑，神经原纤维缠结等。

第6节 中枢神经系统肿瘤

一、神经系统肿瘤诊断的注意点

1. 熟悉影像学 我们通过肿瘤在影像上的定位可以了解肿瘤的具体部位、大小，通过其影像结构特征大致了解肿瘤的良、恶性。瘤周水肿是恶性的表现，但炎症性非肿瘤病变却同样可以出现水肿；MRI图像示髓内肿瘤病变强化是血脑屏障受破坏或血脑屏障形成不完整的表现，恶性肿瘤如间变性少突胶质细胞瘤和室管膜细胞、胶质母细胞瘤、淋巴瘤等都会出现强化，但毛细胞星形细胞瘤、血管母细胞瘤等良性肿瘤也会出现强化；CT图像强化则是富于血管的表现；大囊和囊内小结节是良性肿瘤的表现，而大瘤及瘤内小囊则是恶性肿瘤的特征之一，但不绝对。儿童或青少年中线部位的实性强化占位或大囊小实性囊内结节，瘤周无水肿，首先考虑毛细胞星形细胞瘤；实性强化结节伴瘤周水肿，首先要怀疑淋巴瘤；老年人伴有水肿的囊实性占位，有花环状强化，要考虑胶质母细胞瘤。脑膜瘤在影像上有鼠尾征，而MRI常表现为实性强化。

2. 注意组织学上的特征性改变 Rosenthal纤维和嗜酸性颗粒小球常见于一级的良性病变（如毛细胞星形细胞瘤和节细胞瘤等），而二级的多形性黄色瘤型星形细胞也可出现；肾小球样血管增生常见于胶质母细胞瘤和间变性少突胶质细胞瘤、间变性室管膜瘤等，但该改变也见于毛细胞星形细胞瘤和缺血、缺氧性病变。

3. 颞叶常发生相对良性的肿瘤 大脑皮层的表浅部位和紧邻室管膜内外发生低度恶性或良性肿瘤的概率较大，浸润颅骨但非浸润脑组织的颅内病变恶性度低（转移性病变除外）。

4. 异型性特别大的颅内肿瘤 包括多形性胶质母细胞瘤、多形性黄色瘤型星形细胞瘤、节细胞胶质瘤、大细胞性髓母细胞瘤等；细胞特别一致的肿瘤常见小细胞性胶质母细胞瘤、普通型髓母细胞瘤、少突胶质细胞瘤、室管膜母细胞瘤、神经母细胞瘤、PNET和淋巴瘤等。

5. 儿童70%的肿瘤在幕下；而成人70%的肿瘤在幕上；部位：一定要分清髓内（多为神经胶质源性肿瘤）和髓外（多为脑脊膜源性肿瘤，形态非常多样）；中枢神经系统的肿瘤误诊率在1.5%~10%（应结合影像）。

6. 神经细胞胚胎发育

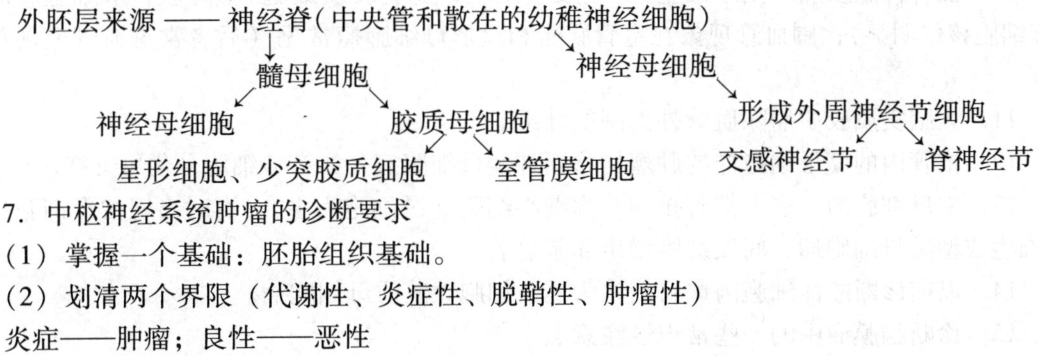

7. 中枢神经系统肿瘤的诊断要求

(1) 掌握一个基础：胚胎组织基础。

(2) 划清两个界限（代谢性、炎症性、脱鞘性、肿瘤性）

炎症——肿瘤；良性——恶性

（3）抓住三个重点：
①胶质瘤的分类和鉴别
②脑膜瘤的分类及良、恶性
③鞍区肿瘤：脑膜瘤、生殖细胞瘤、垂体瘤、听神经瘤、颅咽管瘤等

8. 诊断胶质瘤中的常识性注意点

（1）动静脉畸形（A-V），局部可有胶质细胞增生（大小形状规则）。

（2）星形细胞瘤一般不会有格子细胞，转移癌旁可有胶质细胞增生。

（3）低级别星形细胞瘤常有微囊形成。

（4）肥胖型星形细胞：核偏位，胞浆宽，嗜酸性。在肥胖的大细胞中常可见到淋巴样、缺乏胞浆的小细胞。

（5）星形细胞也可出现梭形，注意与纤维成分区分：PTH 染色显示细胞之间为胶质纤维，且缺乏网织纤维。

（6）Rosenthal fiber 是退变的胶质纤维，毛细胞型星形细胞瘤等偏良性的肿瘤多见。

（7）沙砾体在脑膜瘤常见，但在胶质瘤中也可出现，电镜下观察星形细胞的胞浆中充满胶质微丝。

（8）多形胶母细胞一般都有瘤巨细胞；星形细胞 3 级：细胞密度大，异型性明显，但最重要的是能见到核分裂象。

（9）室管膜下巨细胞星形细胞瘤：瘤细胞成团，细胞核仁明显，细胞浆丰富，部分轻度嗜酸性（WHO Ⅰ级），联合强表达 GFAP 和 Vimentin；如在新生儿中发现此类病变，只能叫胶质增生。

（10）少突胶质细胞瘤（有时可完全排列成栅栏状）：瘤细胞形态一致、呈盒子状铺砖样排列，特别是细胞核异型性小，即使是间变性肿瘤也是如此，富于纤细的血管（呈鸡爪样），偶尔细胞可呈印戒样或短梭形。GFAP 常阴性，电镜下细胞突起多，胶质丝少。室管膜瘤，常可见围血管的假菊形团，也可见肥大细胞，电镜下细胞表面可有纤毛、微绒毛，有上皮特征，有桥粒；恶性室管膜瘤，富于细胞，异型性明显，复层，有分裂象。脉络丛乳头状瘤：完全呈乳头状，细胞呈柱状、立方状（比室管膜细胞高一些），大小形状一致。

9. 看到坏死，要想到恶性的可能性，但并非全是恶性，如在脑膜瘤见到坏死，并不提示是恶性脑膜瘤。

10. 混合性胶质瘤　星形细胞+少突胶质细胞，少突胶质细胞+室管膜，节细胞胶质瘤（节细胞核仁明显）；围血管现象在室管膜瘤和星形母细胞瘤常见（后者常见血管壁硬化现象）。

11. 大脑实质胶质瘤除血管外无网织纤维。

12. 椎管内的髓母细胞样的肿瘤均诊断神经母细胞瘤，如有节细胞分化更支持。

13. 髓母细胞瘤　多少都有排列，弥漫小细胞（圆细胞为主），有时出现梭形细胞；促纤维生成型髓母细胞瘤：间质纤维增生非常显著。

14. 以前诊断的怪细胞肉瘤目前认为是巨细胞性胶质母细胞瘤。

15. 诊断脑膜瘤中的一些常识性注意点

（1）脑脊膜瘤的形态非常多样，可细分为9+3+3共15个类型（即9个1级良性类型，3个2级交界类型，3个恶性类型）。

（2）脑膜瘤细胞可表达Keratin、EMA、Vimentin、S-100。

（3）乳头型脑膜瘤和横纹肌样脑膜瘤都是恶性的；若在髓外出现幼稚细胞，具有肉瘤的特征，若纤维成分明确，可直接诊断脑膜肉瘤。

（4）脑膜瘤具有“吃硬、不吃软”的特征，即使瘤组织穿过颅骨到颞肌，也不能作为恶性指针；但明确浸润脑组织则为恶性的表现。

（5）分泌型脑膜瘤细胞CEA（+），PAS（+）。

（6）脑膜瘤组织可化生成脂肪细胞、软骨细胞等。

16. 鞍区肿瘤诊断中的常识性注意点

（1）若垂体组织中出现大量节细胞（细胞大，核仁清楚），可称节细胞性错构瘤。

（2）颅咽管瘤和造釉细胞瘤结构一样，瘤巢周边像基底细胞，呈栅栏状排列，中间可形成囊，可有星芒状细胞，松散状；极少数可合并胶质瘤。

（3）在神经垂体部位出现GFAP阳性的胶质肿瘤首先要想到垂体细胞瘤。

（4）在腺垂体可出现各种类型的垂体腺瘤，免疫组化可帮助确定腺瘤的免疫分型，影像学和术中所见可帮助判断肿瘤有无侵袭性，只有肿瘤组织出现转移或脑脊液播散方可诊断垂体癌。

17. 脊索瘤　发生于脊柱的两端；细胞象透明软骨，可有囊泡状细胞，基质可均匀一致，PAS可局部阳性；但软骨瘤和软骨肉瘤细胞单个、散在、常分叶，也可发生于斜坡；鉴别二者有时必须靠免疫组化，前者CK（+）、EMA（+）。

18. 神经上皮囊肿　可有神经节细胞，被覆上皮可单层立方，也可复层、假复层，囊壁内可有炎细胞、节细胞、黄瘤细胞、胆固醇结晶、异物巨细胞等。

19. 脑室的炎性假瘤　淋巴细胞，滤泡形成，浆细胞，纤维细胞。

20. 脑膜的浆细胞肉芽肿实际是一种炎性假瘤。

21. 近年出现的一些特殊肿瘤

（1）脑室内外的中枢神经细胞瘤：好发于透明隔、侧脑室和第三脑室等靠中线部位，肿瘤生长缓慢；瘤细胞小、圆，染色质细，分化好者相当于1级，分化差者相当于2级；是由神经干细胞发展而来。

1）小圆细胞，形态较为一致，部分有核周空晕，或透明胞浆。

2）岛状无细胞神经毡区域。

3）血管纤维部分透明变性。

4）显著钙化，但仅凭形态与少突胶质细胞Ⅱ级、透明型室管膜瘤Ⅱ级鉴别困难。

5）瘤细胞NF（+），Syn（+），CgA（+）。

（2）血管中心性胶质瘤：是一种与癫痫相关的良性胶质肿瘤，具有浸润性星形细胞瘤和室管膜瘤的特点。

1）常发病于儿童或青年人，平均手术年龄17岁；临床表现为顽固性癫痫。

2）影像学：MRI显示肿块边界不清，T_2加权像为高信号，FLAIR显示病变界限清楚，通常不增强。肿瘤部位表浅（皮层或杏仁核），可延伸到白质，有时通过一柄样结构延伸到邻近脑室。肿瘤常位于额顶叶、颞叶和海马区域。

3）肿瘤病变长期稳定或缓慢生长，组织学特征性地表现为双极细胞以血管为中心生长。有室管膜分化的特点。

4）免疫组化：表达 GFAP、EMA、S-100 和 Vimentin，不表达神经元的标记。

5）预后：手术切除可治愈，WHO Ⅰ级。

（3）毛粘型星形细胞：细胞（WHO Ⅱ级）为梭形、星形，很少有恶变。1999 年被正式命名。

1）发病年龄：婴幼儿和儿童好发，报道病例平均年龄 10 个月。

2）典型部位是下丘脑和视交叉，但可发生在其他经典毛细胞星形细胞瘤发生的部位。

3）特征性的改变是明显的黏液性基质和肿瘤细胞围血管排列，瘤细胞形态单一，呈双极性、毛发状改变，往往缺乏 Rosenthal 纤维和嗜酸性颗粒小球。

4）免疫组化：瘤细胞表达 GFAP。

5）较经典毛细胞星形细胞瘤容易局部复发和脑脊液播散，因此预后相对稍差，对应 WHO Ⅱ级。

（4）不典型脉络丛乳头状瘤：是一种介于良性脉络丛乳头状瘤与恶性脉络丛乳头状癌之间的肿瘤。发病部位和发病人群同普通脉络丛乳头状瘤，组织学较良性脉络丛乳头状瘤分裂象增多，缺乏脉络丛乳头状癌的坏死和浸润脑组织现象，手术切除治愈是可能的，但复发概率较高，分级为 WHO Ⅱ级。

（5）乳头状胶质神经元肿瘤：1998 年首次正式命名一种神经元和胶质细胞混合性肿瘤，以前类似病变被称为假乳头型节细胞胶质神经细胞瘤、假乳头型神经细胞瘤伴胶质分化。

1）具有很广的发病年龄谱，但平均发病年龄 27 岁。

2）影像学表现为界限清楚并有对比增强的肿块，偶尔表现为伴有附壁结节的囊性占位；常见部位是颞叶。

3）组织学表现：单层或假复层的扁平或立方状 GFAP 阳性的胶质细胞围绕在透明变的血管周围形成假乳头，Syn 阳性的神经元细胞成片在假乳头之间，偶见大的神经元和中间型的神经节样细胞。

4）免疫组化：乳头周细胞表达 GFAP，乳头间成片细胞表达 Syn。

5）预后良好，可切除治愈，分级为 WHO Ⅰ级。

（6）四脑室伴有菊形团形成的胶质神经元肿瘤：是 2002 年首次命名的一种特殊肿瘤，以前被认为是小脑的胚发育不良性神经上皮性肿瘤，目前已有 10 余例报道。

1）好发于年轻人，发病年龄平均 33 岁，肿瘤在四脑室区域缓慢生长，常导致梗阻性脑积水，运动失调是最常见的临床症状。

2）影像学：MRI 显示 T_2 加权肿瘤呈高信号，界限清楚，T_1 加权为低信号。肿瘤发生在中线部位，可原发性累及小脑、四脑室的壁和底部。

3）组织学表现：双相结构，Syn 阳性的神经元细胞围绕嗜酸性均匀无结构物（芯），形成神经细胞性菊形团或围绕血管形成假菊形团；而胶质成分为毛细胞星形细胞瘤的形态。

4）免疫组化：胶质成分 GFAP 和 S-100 阳性，神经毡芯的菊形团则 Syn 阳性。

5）良性生物学行为，手术可切除治愈，分级为 WHO Ⅰ级。

（7）松果体区的乳头状肿瘤：是最近才命名的一种少见的松果体区神经上皮性肿瘤，可能起源于该部位神经连合下方的特化的室管膜细胞。

1）发生在儿童和年轻人，平均发病年龄 32 岁。

2）影像学：MRI 显示 T_1 低信号，T_2 高信号，并对比增强明显，肿瘤界限清楚。

3）组织学表现：乳头状结构，上皮样的瘤细胞围绕血管，可呈复层或假复层排列，瘤细胞大呈柱状或立方形。

4）免疫组化：AE1/AE3 阳性，局灶 GFAP 阳性。

5）该肿瘤的生物学行为变化很大，准确的分级标准有待进一步明确，WHO Ⅱ或Ⅲ级。

（8）垂体细胞瘤：是一罕见的实性、低级别、梭形细胞胶质肿瘤，起源于成人神经垂体或漏斗，界限清楚。

1）发生于成年人，男女性别比为 1.6∶1，3/4 的男性患者在 40～60 岁之间，而在女性患者中则无年龄大高发期。

2）影像学：CT 及 MRI 中表现为性质均一、界限清楚的强化肿块。偶尔可表现为非均一的强化，极少数的病例有囊性结构。沿着神经垂体分布，包括垂体柄和神经垂体。因此，垂体细胞瘤可以发生在鞍内、鞍上或两处并发。

3）组织学表现：垂体细胞瘤结构紧密，几乎全部由伸长的双极梭形细胞构成，细胞束彼此交叉，或者排列成漩涡状结构，部分区域可表现为室管膜瘤样结构。

4）免疫组化：Vimentin、S-100 及 GFAP 阳性。

5）生长缓慢且局限，应通过手术治疗。次全切可能会在多年后肿瘤又慢慢长起来。目前，尚无恶变及远隔转移的报告。

（9）腺垂体的梭形细胞嗜酸性腺瘤：发生于腺垂体的非内分泌性肿瘤，瘤细胞呈梭形、上皮样和嗜酸性。目前认为其起源于腺垂体的滤泡卫星细胞，发生于成人，并呈良性临床过程。

1）平均发病年龄 56 岁（26～71 岁），没有性别差异。

2）影像学：MRI 显示蝶鞍内或蝶鞍上境界清楚的实性占位，伴有对比增强，无蝶鞍和颅底骨的破坏。

3）组织学表现：胞浆嗜酸性的梭形及上皮样细胞呈交错的束状排列，细胞核可出现轻度到中度不典型性，局灶可明显多形性，分裂象罕见（<1 个/10HP），背景中可见少量成熟淋巴细胞浸润。电镜下胞浆中见大量线粒体、缺乏分泌颗粒，有形成良好的桥粒连接。

4）免疫组化：Vimentin、EMA、S-100 和线粒体抗体 113-1 阳性。

5）良性，完整切除预后好。Ki-67 增殖指数较低，在 1%～8% 之间（平均 2.8%）。对于不完整切除者、Ki-67 指数增高者和伴有坏死者应密切随访，有复发和侵袭可能。

（10）间变性髓母细胞瘤：又称为大细胞性髓母细胞瘤，细胞异型性特别大，泡状核，核仁明显，分裂象很常见。

（11）伴有广泛结节形成的髓母细胞瘤：曾被称为小脑的神经母细胞瘤，含有大量结节，结节内网织纤维缺乏，结节内细胞类似中枢神经细胞瘤，经过放、化疗后，细胞可成熟为神经节细胞。结节间网织纤维丰富。该型髓母细胞瘤与促纤维增生/结节性髓母细胞瘤一样预后好于经典型髓母细胞瘤。

（12）小细胞性胶质母细胞瘤：表现为一致性的小圆或短梭细胞，核/浆比例高，特别类似于间变性少突胶质细胞瘤，但该瘤细胞常有 EGFR 的放大，p16INK4a 基因丢失，PTEN 基因突变和 10 号染色体短臂的杂合性丢失。

（13）胶质母细胞瘤伴有少突胶质细胞瘤成分：在普通多形性胶质母细胞瘤的基础上局灶出现有少突胶质细胞瘤成分，有研究认为伴有少突成分的胶质母细胞瘤预后比普通胶质母细胞瘤要好，有待进一步证实。

（14）伴有神经毡样岛状结构的胶质神经肿瘤：在非常罕见的浸润性胶质瘤中含有局灶性界限清楚的圆形或卵圆形岛状结构，岛状结构由纤细的神经毡基质构成，部分基质中含有神经元。其生物学行为与胶质成分对应的肿瘤级别一致，大部分为 WHO Ⅱ ~ Ⅲ级。

第 16 章　皮肤组织病理学总论

一、皮肤的胚胎学及组织学

皮肤胚胎学：

表皮、毛囊、皮脂腺、小汗腺、大汗腺、甲 → 外胚层

黑色素细胞、神经、感受器、Merkel 细胞 → 神经嵴

皮肤组织学：

表皮：表层的角化物呈渔网状，基底层下方有基膜，棘层及其以上细胞因含有糖原 PAS 染色呈均匀、纤细的淡紫红色。

真皮：含有较多的胶原纤维和散在的血管、皮脂腺、汗腺。

皮下组织（脂膜）：为分叶状脂肪组织。

皮肤附属器：毛囊、皮脂腺、小汗腺和甲等。

表皮四类细胞的分布、数量及功能：

（一）角朊细胞

产生角蛋白。

1. 基底层，1 层。
2. 棘细胞层，4～8 层。
3. 颗粒细胞层，1～3 层。
4. 角质层，网状。

（二）黑色素细胞

居基底层，核稍低；每 8～10 个基底细胞之间有一个；产生黑色素小体。

（三）Langerhans 细胞

居棘层细胞的中上层，细胞有核沟，免疫组化 S-100 和 CD1a 阳性，电镜下胞浆中含网球拍样（birbeck）颗粒；属单核吞噬系统。

（四）Merkel 细胞

位于光滑皮肤的基底层，有毛皮肤的毛盘；光镜不能辨认，电镜下胞浆中含有神经分泌颗粒；属于触觉感受器。

毛发与毛囊：

毛发的分布：除掌跖、指趾末节伸侧、唇、龟头、包皮内侧、阴唇内侧及阴蒂外均有

毛发；大部分为细软的毫毛，头发、胡须、腋毛、阴毛为终毛。

毛囊的分布及组成：

1. 毛囊漏斗部　与表皮相延续，杂居少量微生物（由基底层、棘层、粒层、角质层构成）。

2. 毛囊峡部　上界为皮脂腺导管开口部（基底层、棘层、角质层构成）。

3. 毛囊下部　上界为立毛肌附着部——毛球（毛母质细胞—内根鞘细胞，上至峡部消失；外根鞘—苍白细胞）。

皮脂腺：除掌跖、甲床外全身体表都有。组成：数个小叶，周围一层生发细胞，向中央渐分化成熟，顶浆分泌；一个导管：复层鳞状上皮，大多开口于毛囊漏斗部。

直接开口于皮肤黏膜表面的皮脂腺：颊黏膜、唇红缘 Fordyce 点、乳晕 Montgomery 腺、包皮的 Tyson 腺、眼睑的睑板腺（Meibomian 腺）。

大汗腺：

分布：腋窝、乳腺、脐周、肛周和外阴部，外耳道的耵聍腺，眼睑的 Moll 腺。

组成：

（1）腺体（盘曲在真皮与皮下组织交界部或皮下组织内）：含一层分泌细胞（长柱形，胞浆嗜酸性，顶浆分泌）、肌上皮细胞。

（2）导管：含导管细胞——小，立方形，胞浆嗜碱性；管腔内衬嗜酸性上皮，开口于毛囊漏斗部。

小汗腺：

分布：除唇红缘、包皮内侧、龟头、小阴唇、阴蒂及甲床外，遍布全身。

组成：

（1）盘曲的分泌部（居真皮与皮下组织交界部），含有分泌细胞（明细胞：锥底向周边；暗细胞：锥底向腔面）和肌上皮细胞。

（2）导管：形态同大汗腺导管（分为盘曲的真皮内导管、垂直的真皮内导管，螺旋状表皮内导管）。

二、组织学基本病变

（一）表皮改变

1. 角化异常

（1）角化过度（网篮型：花斑癣；致密型：神经性皮炎；板层型：寻常型鱼鳞病）。

（2）角化不全。

（3）毛囊角栓。

（4）角化不良。

（5）角珠（鳞珠、癌珠）。

（6）鳞状涡（单纯棘层构成）。

（7）角囊肿（角化物+基底层）。

2. 颗粒层异常

（1）粒层增厚。

（2）粒层减少。

3. 棘层异常

(1) 棘层肥厚：表皮增生（银屑病样型、不规则型、乳头状或疣状型、假上皮瘤型）。

(2) 棘层变薄：表皮萎缩。

(3) 棘层松解。

(4) 海绵状水肿（棘细胞间水肿）。

(5) 气球样变性（棘细胞内水肿）。

4. 基底细胞空泡变性（液化变性）。

5. 脓肿　①Kogoj 海绵状脓肿；②Munro 微脓肿；③Pautrier 微脓肿；④脓疱。

6. 裂隙。

7. 色素异常　①色素增加；②色素减少；③色素失禁。

8. 表皮松解性角化过度（颗粒变性）。

（二）真皮改变

1. 细胞浸润（单一形态细胞浸润，混合类型细胞浸润，淋巴组织浸润，苔藓样浸润，结节状，白细胞破裂性）。

2. 结缔组织改变　①胶原变性；②纤维素沉积；③垂直走行的胶原；④黏蛋白沉积。

三、皮肤损害的大体病理学

（一）原发性损害

1. 斑疹　不凹不凸，直径小于1cm。

2. 斑片　直径大于2cm的斑疹。

3. 丘疹　隆起、实性，直径小于0.5cm。

4. 斑块　扁平隆起、实性，直径大于2cm。

5. 风团　一过性，隆起，有伪足。

6. 结节　圆形，隆起，直径大于0.5cm。

7. 脓疱　限局性，含脓液。

8. 紫癜　皮内出血

(1) 瘀点：直径小于0.5cm的出血斑。

(2) 瘀斑：直径大于0.5cm的出血斑。

（二）继发性损害

①鳞屑；②痂；③糜烂；④溃疡；⑤皲裂；⑥瘢痕；⑦萎缩；⑧硬化；⑨苔藓样；⑩色素沉着；⑪隧道；⑫窦道；⑬脓肿。

表皮内水疱的发生机制：细胞间水肿、细胞内水肿、棘层松解。

四、皮肤肿瘤及瘤样病变

（一）表皮三种树突状细胞　黑色素细胞、Langerhans细胞、Merkel细胞。

（二）色素性肿瘤。

（三）皮肤附件肿瘤。

（四）间叶性肿瘤。

（五）其他

1．疣状病变　上皮增生，向表面突起。

（1）寻常疣：明显高出皮面。①基底与周围皮肤平，上皮脚向内包；②颗粒层有嗜酸性小体（位于胞浆内，形态不规则），表面角化过度、角化不全；③细胞分化好，无基底浸润。

（2）扁平疣：稍高出皮面。

（3）尖锐湿疣：病毒在核内。

（4）传染性软疣：胞浆中有红染的传染性软疣小体。

（5）疣状痣：生下来就有。

1）基底层色素增多。

2）表层角化过度。

（6）黑棘皮症：皮肤色素沉着，不光滑，常合并内脏器官的癌。

（7）老年疣（脂溢性角化病，又称基底细胞乳头状瘤）：①基底一定平坦，无寻常疣的“内包上皮脚”现象；②棘细胞增生；③角化过度。

分型：分为角化型（从上到下有大小不等的角囊肿）、激惹型（细胞生长活跃，炎症现象明显，可有明显分裂象）和腺样型。

（8）良性鳞状上皮角化病：角化过度，上皮角下延，局部表皮萎缩，大部分表皮增生。

（9）内翻性毛囊角化症：鳞状上皮角化明显。

（10）皮赘：又称软纤维瘤，真皮乳头顶出表皮形成的肿块，表皮可增生。

2．表皮肿瘤

（1）表皮内上皮瘤：又称克隆性老年疣，基底样型细胞局灶增生形成的肿块。

（2）Bowen 病：分裂象多见，核有异型性，真皮常有大量炎细胞。

（3）乳房外的 Paget 病［印戒状 Paget 病或呈腺管样排列者易发生侵袭和转移：细胞比棘细胞大，胞浆丰富、淡染，夹于棘细胞之间，可含有色素；PAS 染色：Paget 细胞阳性，而色素细胞阴性。Paget 细胞来源于汗腺（乳腺来源于导管，累及皮肤）］。

（4）皮肤鳞癌。

（5）角化棘皮瘤（又称自愈性鳞癌），很易误诊为高分化鳞癌。大体：1cm 左右，常小于 2cm，中央凹陷，像肚脐、火山口，好发于面部，极少部分可发生癌变。

（6）老年性角化病（又称日光性角化病，是公认的癌前病变）：角化过度、角化不全，表皮部分肥厚，部分萎缩，表皮有不典型增生。

（7）基底细胞癌：基本上不转移，呈侵袭性生长，细胞呈短梭、柱状，周边栅栏状排列。分为：①实性型；②腺样型；③纤维上皮型；④角化型；⑤硬化型；⑥色素型。

3．色素性肿瘤

表皮黑变病：表皮黑色素大量增加；分为幼年性雀斑和老年性雀斑（均有基底细胞的大量黑色素增加，后者还有胶原变性，特别是嗜碱性变）。

（1）皮内痣：痣细胞可深达真皮与脂膜交界处，其亚型有疣状痣：上皮有角栓呈花边状、疣状改变，有色素，痣细胞在真皮内。

（2）交界痣：包于表皮内，棘层与基底层之间，易恶变。

（3）混合痣。

（4）蓝痣：黑色素细胞在真皮深层，富于细胞，少见恶变（恶变时：色素少，分裂象多）；当黑色素特别多时，首先要考虑该病，特别是细胞为梭形。

（5）幼年性黑色素瘤：又称梭形细胞痣，发生在10岁以下儿童，生物学行为为良性。

（6）恶性黑色素瘤：细胞排列松散，多不呈巢。

（7）气球样细胞恶性黑色素瘤（良性细胞仍有气球样细胞）。

（8）雀斑性恶性黑色素瘤：足底、指甲、手掌等处好发，瘤细胞散在，位于基底部，向上、下浸润。

4. 皮肤附属器的肿瘤　汗腺、皮脂腺、毛囊。

汗腺分为：表皮内部分为汗管口，真皮浅层单一导管为外分泌部，真皮深层为内分泌部（有肌上皮和可呈黏液上皮改变的分泌上皮）。

（1）汗管口瘤：位于表皮内，浆透亮，细胞较一致；好发于手掌、足底，呈丘疹或结节状。

（2）小汗腺透明细胞汗腺瘤（汗腺的外分泌部）：周围间质透明变性，真皮浅层，细胞成团、一致。

（3）软骨样汗管瘤：呈巢，有软骨样区域，为良性。

（4）小汗腺螺旋腺瘤：多个结节，结缔组织分隔，主要为肌上皮构成，分泌上皮在里，核浅染，肌上皮核深染。

（5）乳头状汗腺瘤（小汗腺）。

（6）汗腺癌（诊断困难，首先要排除转移的可能）：分为导管癌（管口癌，实性及圆柱形导管癌，乳头状导管癌）和黏液性腺癌（化生而来）。

（7）大汗腺

乳头状汗腺瘤：乳头多见。

大汗腺肌上皮瘤可有基底细胞，因汗腺、皮脂腺、毛囊、表皮是同源。肌上皮可以说成是汗腺的生发上皮，可向分泌上皮分化，基底细胞分化，还可发生角化，皮脂腺分化。

（8）皮脂腺

皮脂腺增生：老年性皮脂腺增生（日光照射的地方，需结合年龄）。

皮脂腺痣：常见于头颅、面部，常常是生下来就有，大体上为稍高出皮面的黄斑，镜下皮脂腺增生，有时可合并基底细胞癌。

皮脂腺癌：常发生于眼睑周围，核分裂象多见；低分化时与鳞癌不易鉴别。睑板腺：Moll腺（其实质是皮脂腺）和莱氏腺。

（9）毛囊

1）内翻性毛囊角化病：鳞状涡多见。

2）毛发上皮瘤：青春期多见，从针尖大到豌豆大，多结节，角囊肿，可见流产毛囊，可合并基底细胞癌。

3）毛囊瘤：毛囊扩张，一个毛囊可含有多根毛发。

4）角质囊肿：又称表皮囊肿，囊壁可见颗粒层细胞。

5）毛鞘囊肿（旁边常有皮脂腺，临床上多诊断皮脂腺囊肿）：含油脂样物质，无颗粒层。

6）多发性脂囊瘤：多发性毛鞘囊肿。

7）毛母质瘤（可伴有钙化、骨化）：毛囊周围毛母质细胞形成：大量影细胞，部分嗜碱性细胞（细胞较小，可发生鳞化、异物巨细胞反应）。

结节性毛母细胞瘤与基底细胞癌形态非常相似，CK20对鉴别诊断有重要意义，CK20在毛母细胞瘤、毛发上皮瘤以及纤维上皮瘤中散在阳性，而在基底细胞癌中极少阳性，甚至完全阴性。

（10）瘢痕（高出皮面）：纤维母细胞增多，伴有透明细胞，纤维走向紊乱。

（11）真皮纤维瘤。

（12）纤维黄色瘤：有Touton巨细胞，是组织细胞瘤的一种，介于良、恶性之间的不典型纤维组织细胞瘤。

（13）黄色瘤：多发生在腹膜后，可见黄色肉芽肿（在纤维组织之间可见大量黄瘤细胞）。

（14）黄斑瘤：黄瘤细胞围绕皮肤附件周围，呈结节状。

（15）隆突性皮肤纤维肉瘤：高出皮面，呈浸润性生长，但不转移，可见分裂象，席纹状结构，越近皮肤细胞越平行，越近皮下组织席纹状结构越明显，CD_{34}强阳性。

（16）蕈样霉菌病（淋巴瘤）：T细胞来源，以血管为轴心，亲表皮（表皮中有大量淋巴细胞，可形成小脓肿样聚集），胞浆多透亮，常可见曲核，为单克隆性，分为三期（红斑期、斑块期、肿瘤期）；而B细胞来源者不亲表皮，与表皮带间有胶原带。

（17）毛细血管瘤：婴幼儿的该类肿瘤可以侵及神经束周围，但不能轻易诊断恶性；当表皮角化过度，棘细胞增生（表皮呈疣状），血管瘤位于表皮下（紧邻表皮），可有包于表皮之中的改变，又称血管皮角瘤。

（18）肉芽组织型血管瘤：又称化脓性肉芽肿，有炎症背景，呈分叶状改变；而肉芽组织为毛细血管和纤维母细胞，并且血管垂直于表皮生长。

（19）血管球瘤：常发生于指（趾）尖端，疼痛，组织中腔可大可小，球细胞可呈短梭形，一般为圆球状、卵圆形细胞，大小一致，胞浆可空、可红；电镜下细胞外有基膜，含微丝，密斑很多；其细胞本质是平滑肌，可有神经内分泌表达；区别于血管外皮细胞（细胞无基膜、无密体）。

（20）静脉性血管瘤：血管之间有大量平滑肌束散在，腔的大小不规则。

（21）血管内皮细胞瘤：好发于儿童鼻腔，可以异型性大，分裂象可见，介于良、恶性之间；而发生在深部软组织则多为血管肉瘤。

（22）海绵状淋巴管瘤：腔内可有瓣膜，内皮细胞FⅧ（-），没有红细胞。

（23）卡波西肉瘤：好发于四肢的远端，梭形细胞，有出血，小血管多，一定有分裂象，又称出血性肉瘤。

（24）Merkel瘤：细胞中等，似类癌，NSE阳性。

第17章　寄生虫病与真菌

第1节　寄 生 虫 病

一、总论

1. 原虫　常见疟原虫、溶组织阿米巴、黑热病原虫、阴道滴虫等。分为包囊期和滋养体期（致病期）。

2. 蠕虫　常见钩虫、蛔虫、蛲虫、鞭虫、血吸虫、肺吸虫等，体壁均有肌肉。分为成虫、虫卵、幼虫（但丝虫和旋毛虫不产卵，直接生幼虫）。

（1）成虫致病：蛔虫、肺吸虫、丝虫、旋毛虫等。

（2）虫卵致病：血吸虫、蛔虫（到组织）等。

（3）幼虫致病：猪囊虫、绦虫的幼虫、裂头蚴等。

（4）常见寄生部位：①血吸虫：主要在门静脉系统；②肺吸虫：成虫在肺，但可四处窜（胸壁皮下、肝、脑、腹腔等）；蛔虫：主要在肠道，可进入胆管。

（5）病史：①肺吸虫：吃石蟹的病史；②血吸虫：疫水接触史；③绦虫：牧区生活史，乙型脑炎的病人特容易合并猪囊虫病，其原因不明。

寄生虫有许多共同病变，确诊具体的寄生虫需看到虫体或虫卵，但肺吸虫例外。

二、寄生虫病的共性

1. 有大量嗜酸性粒细胞浸润（原虫少一点），但要除外嗜酸性肠炎。

2. 形成结核样的肉芽肿（上皮样细胞+多核巨细胞+淋巴细胞）。

3. 组织破坏形成腔隙，特别是“隧道样腔隙”具有提示意义。

4. 肉芽肿周围有慢性炎细胞浸润（淋巴细胞、浆细胞）。

5. 病程长，可致纤维组织增生。

6. 病变组织中看到虫体或虫卵可作为确诊的标准。

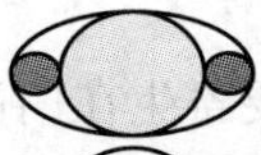
蛔虫模示图（横切面）

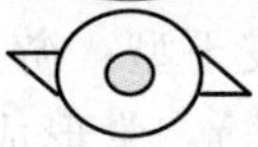
蛲虫模示图（横切面）

蛔虫：虫体的壁上有肌肉，两条对称的侧柱。

蛲虫：两侧有对称的侧鳍，周围全肌性。

鞭虫：全肌性，表面光滑，大小似蛲虫。

丝虫：在淋巴结、淋巴管、精索等处多见，无肌肉，有时在体内可见微丝蚴（夜晚可到外周血中）。

旋毛虫：主要在肌肉中（横纹肌），虫体小，症状为肌肉疼痛。

血吸虫：雌雄异体，环抱，主要在门静脉系统。

肺吸虫：常见于肺和皮下。虫体头端有口吸盘，体腔四周均匀散布的卵黄腺。一般在肺的病变处看不到虫体。肺吸虫卵与血吸虫卵相仿。

猪囊尾蚴：有体腔，表面形似波浪状，其下有钙化小体，头节上有两个吸盘。

包虫：可在全身任何部位。子孙三代同体。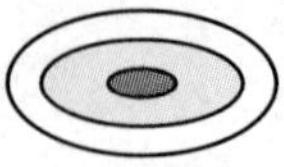 包虫模示图

泡状棘球蚴：小泡状

虫卵：

蛔虫卵：表面黄褐色，凸凹不平，到组织后其表面的黄褐色蛋白膜消失。

蛲虫卵：壳薄，欠对称。

血吸虫卵：见于肠道、肝脏、胰腺。

三、常见寄生虫的诊断

1. 原虫

（1）溶组织阿米巴（分泌溶组织蛋白溶解酶）：可吞噬红细胞和脂肪滴，滋养体比单核细胞大，PAS染色（++），周围常有空隙。

（2）自由生活阿米巴：发病者多为年轻人，有游泳史，发病急（1~2周死亡；感染脑膜、脑实质，表现为急性、出血性脑脊髓膜炎），滋养体核仁明显。

（3）弓浆虫（toxoplasmosis）：是一种组织原虫，形态与疟原虫和球孢子菌相似。人体内的弓浆虫呈卵圆形、圆形，直径2~7μm不等。大部分生长在单核组织细胞胞浆内。可出现在淋巴结、肺、脑等器官。

2. 蠕虫（又称为线虫）

（1）蛔虫：虫卵性肉芽肿为异物肉芽肿，伴有较多嗜酸性粒细胞和淋巴细胞。

（2）蛲虫：主要是成虫的机械刺激或毒性作用。

（3）鞭虫：其虫卵像腰鼓。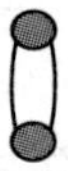

（4）丝虫：早期以淋巴管炎、淋巴结炎为主，晚期表现以淋巴回流障碍为主。

（5）旋毛虫（在肌肉中寄生的还有猪囊虫）：幼虫只能在横纹肌中才能生长，并形成包囊，以膈肌、肋间肌、舌肌、眼肌和喉肌为多见。

（6）钩虫：在食管多见。

3. 吸虫

（1）血吸虫：主要寄生在门静脉及肠系膜静脉系统。

（2）肺吸虫：①皮下型：游走性结节，很难发现虫体和很难发育成熟，不产卵；②内脏型（肝、脾、淋巴结）：常形成不规则腔隙，形成肉芽肿带。

夏科-雷登结晶（Charcot-Leyden crystal）对寄生虫的诊断有一定特异性，而猪囊虫则与宿主相安无事，无夏科-雷登结晶。

到淋巴结的寄生虫（丝虫，肺吸虫）：

猪囊虫（全身各处，肌肉、皮下多）：有体腔，呈乳头结构，虫体表面呈波浪状。

包虫病：
- 细粒棘球蚴：球形囊状，子囊为内生性
- 泡状棘球蚴：不形成大囊泡，而为许多小囊泡构成海绵状，子囊为外生性

第2节 真 菌 病

一、真菌的分类及基形态

1. 浅部真菌 又被称为癣，病理标本少，不需活检。

2. 深部真菌 一些在皮肤也好发（如隐球菌、链珠菌等）。

孢子：呈圆形、卵圆形，5~20μm

↓发育

菌丝：0.5~7~8μm

（1）放线菌类：放线菌发生于深部组织，属厌氧菌，有脓肿形成，常见病变处有硫磺颗粒。

（2）酵母菌类

新形隐球菌：有半透亮的荚膜，一般不形成菌丝，PAS（+）、AB（+），可出芽，为嗜神经性，肺组织中也易见。

白色念珠菌：常见于消化道、呼吸道，孢子和菌丝都可见，孢子出芽生长形成假菌丝。

（3）真菌：多细胞（又称Ⅱ型真菌），有孢子，也有菌丝。

1）曲菌（aspergillosis）：常在内脏中，包括肺等器官。

2）毛霉菌（mucormycosis）：烧伤患者常见。

3）着色芽生菌（chromoblastomycosis）：主要在皮肤。

4）组织胞浆菌（histoplasmosis）：主要在网状内皮系统。

5）孢子丝菌病（sporotrichosis）：主要在皮肤。

6）鼻孢子菌（rhinosporidosis）：主要在鼻腔。

7）卡氏肺孢子菌（Pneumocystis carinii）：过去被称为肺孢子虫，因其具有原生动物的生活史及虫体形态，而被认为属原虫孢子菌纲，但新近基于种系发生学的研究发现，其超微结构以及基因和编码的蛋白均与真菌相似，故将其归为真菌。主要在肺部。

二、真菌病的基本病变

1. 化脓性炎症（大量中性粒细胞） 有的可形成大小不等的脓肿。

2. 组织坏死（necrosis） 如肺的曲菌致坏死性肺炎，念珠菌可使心肌发生纤维素性坏死。

3. 结核样肉芽肿（tubercutoid granuloma） 隐球菌最明显，目前认为肉芽肿性炎都是一种免疫反应。

4. 慢性炎症过程（chronic inflammation）。

5. 发现真菌（fungus）。

三、具体常见深部真菌形态

1. 放线菌 粉红色，肉眼可见硫黄颗粒（菌丝形成团），周围为中性粒细胞附着，周围可出现嗜伊红的杆状体。

2．隐球菌 好发于皮肤、神经系统，周围空的假荚膜，大体有黏液感，多核巨细胞多，用两性霉素治疗可被巨噬细胞吞噬。在中枢神经系统形成隐球菌性脑膜炎。

3．曲菌 坏死，出血明显。

（1）曲菌丝呈锐角定向生长。

（2）菌丝粗细基本一致（菌丝不及毛霉菌粗）。

（3）菌丝分支（念珠菌无分支），呈锐角。

（4）分隔现象。

（5）侵犯血管。

若向四周生长，仍形成曲菌球。六胺银染色呈棕褐色；在培养基上，顶端孢子，烟熏色曲菌。

4．念珠菌（小孩口腔上的鹅口疮：表面一层白膜，下面为溃疡） 好发消化道。孢子（直径3μm）卵圆形，比淋巴细胞小，菌丝无分支但分节，粗细一致，仅比放线菌粗，染色淡，生长无方向性。

5．毛霉菌 烧伤病人易发生。毛霉菌最易侵犯血管，其次为曲菌、念珠菌。

（1）菌丝比曲菌粗，且粗细不等。

（2）菌丝不分隔。

（3）直角分支。

（4）菌量不比曲菌多，杂乱生长，可侵犯血管形成血栓。

6．着色芽生菌 一般只侵犯皮肤，表皮常有假上皮瘤样增生，且常有微脓肿形成，孢子黄褐色，常三五成群，大小与鳞状细胞的核大小差不多。

7．孢子丝菌病 在较深部的皮肤组织（真皮、皮下），在微脓肿中找孢子，其周围为嗜伊红杆状体，周围有炎症反应。

8．组织胞浆菌病 全都寄生在组织细胞中。在大部分急性病变中，HE染色见组织胞浆菌为小圆形或卵圆形体，直径在1～5μm，而非洲组织胞浆菌的直径在7～15μm，绝大多数直径为10μm；有明确的细胞壁，在固定后原浆收缩与细胞壁脱离，中央见小核。要与利士曼原虫、弓浆虫、粗球孢子菌等鉴别，光镜下最难与弓浆虫鉴别，用PAS和六胺银染色，弓浆虫均不着色，而组织胞浆菌均着色。

9．鼻孢子菌病（rhinosporidiosis） 分滋养体期和孢子期。

（1）化生（鳞化）。

（2）慢性炎细胞浸润。

（3）各种形态的病原体。

10．卡氏肺孢子菌：存在于肺泡腔中，小囊泡状。

第18章　病理诊断中的辅助技术

第1节　特殊染色在病理诊断上的意义

一、概述

1. 特殊染色　除常规HE染色外的其他基于组织化学的染色，简称特染。

常见特染：抗酸、PAS、AB、六胺银、网织纤维染色等。

组织化学：如铁染色。

2. 用途　有时对诊断起决定作用，如结核病、黑色素瘤。

(1) 用于鉴别某些常规染色可以看到的成分、又不能肯定时，如黑色素和含铁血黄素。

(2) 通过特染显示常规染色不能看到的成分：网织纤维、弹性纤维、神经纤维。

(3) 证明某些化学物质的存在与否，如糖原、黏液、黑色素、铁、胆色素等。

(4) 发现组织中的某些病原体，如细菌、病毒的包涵体、真菌等。

3. 应注意的问题

(1) 针对不同物质的特殊固定剂

糖原：酒精固定。

酶（enzyme）：冷丙酮固定。

嗜铬细胞瘤：重铬酸钾固定。

(2) 切片：一般的特殊染色用石蜡切片即可，但也有例外，如：

冷冻切片：脂肪染色（油红O染色）。

厚度：髓鞘染色需10~15μm厚度的切片。

肾穿：2~3μm厚度的切片。

(3) 器皿：清洁。

(4) 染液：一般均需立即配制。

二、常用特染的应用简介

(一) 识别组织成分

1. 胶原纤维

光镜（LM）：红染，粗细不等。

VG染色：胶原纤维（红色）、肌肉纤维（黄色）。

Masson三色染色：胶原纤维（蓝色），肌肉纤维、神经纤维（红色）。

最好用Bruin固定液或Zenkey固定液固定。

偶氮胭脂：胶原纤维（蓝色），肌纤维（红色），可用于证明基膜的存在。

2．PTAH　胶原纤维、骨基质、神经胶质纤维，还可显横纹肌的横纹。

3．显示髓鞘（用于脑软化和脱鞘性病变的证实）　Weil 法（深蓝色）、Luxol fast blue（天蓝色）、Loyez 法（蓝黑色）。

（二）识别常规切片看不见的成分

1．网织纤维　银染（镀银），Wilder Foot。

用于区分癌（carcinoma，癌巢内无网织纤维）和肉瘤（sarcoma，每个瘤细胞内均有网织纤维）、颅内胶质瘤（无网织纤维）和脑膜瘤（有网织纤维）及血管母细胞瘤（每个细胞之间均有网织纤维）。

早期癌：有无突破基膜（原位癌没有突破基底膜，网织纤维显示基膜完整）。

2．弹性纤维　皮肤，动脉血管有内外弹性层，弹性纤维瘤。

Weigert stain：紫黑色。

Verhoeff：黑色。

地依红法：深黑色。

维多利亚蓝：蓝色。

肩胛骨处常发生弹性纤维瘤。

3．基底膜　PAS 染色（用得最多）：红色。

过碘酸-六胺银染色：黑褐色（清楚）。

Masson 三色。

4．神经纤维染色（轴突）

Beilschowsky 法：鉴别神经纤维和神经鞘。

（5）心肌梗死早期

甲基绿酸性复红：{正常者：绿色；梗死：砖红色}

（三）特殊细胞

1．肥大细胞与气管硬化、肝硬化、肾小球硬化有联系。

甲苯胺蓝：肥大细胞胞浆中见蓝紫色颗粒。

2．浆细胞　甲基绿派洛宁：红色。

3．嗜银细胞（argyrophilia）　加还原基显色；Griruolin：胞浆黑色颗粒。

4．亲银细胞（argentaffin cell）　Masson。

（四）证明化学物质

1．脂肪染色　染料是脂溶性的。油红 O、猩红和苏丹Ⅲ染成红色，必须是冷冻切片；苏丹黑和锇酸（可在石蜡上进行，因此可长期保存）染成黑色。用于脂肪变、脂肪肉瘤（liposarcoma）、肺脂肪栓塞脂肪成分的鉴定，还可用于鉴别：

（1）皮脂腺癌（+）与鳞癌（-）。

（2）纤维瘤（-）与卵泡膜瘤（+）。

（3）卵巢颗粒细胞瘤（+）和 Brenner 瘤（-）。

（4）黏液脂肪肉瘤（+）与黏液瘤（-）。

(5) 脑软化 (+) 中格子细胞的有无。

(6) 印戒细胞 (–) 与黄瘤细胞 (+)。

2. 黏液染色

奥辛蓝：蓝色（酸性黏蛋白，如间皮瘤含有的透明质酸是一种酸性黏蛋白）。

PAS：紫红色（中性黏多糖），唾液消化后 (–) 说明是糖原，仍 (+) 说明是黏液。

用途：

(1) 结缔组织发生黏液变性，为酸性黏液。

(2) 肝细胞癌（PAS 糖原阳性），胆管细胞癌（糖原阴性）。

(3) 鳞癌阴性（AB 阴性），黏液表皮样癌阳性（AB 阳性，酸性黏液）。

(4) 间皮瘤 (+)，转移癌 (–)。

(5) Paget 细胞癌 (+)，鳞癌 (–)，黑色素瘤 (–)。

(6) 肺泡蛋白沉积症 (+)。

(7) 免疫母细胞型淋巴结病：PAS+物质沉积，分支状毛细血管后静脉增生，增生的免疫母细胞。

(8) 原虫与大单核细胞。

(9) AIDS 患者患卡氏肺孢子菌肺炎（PAS 阳性）。

3. 糖原染色　酒精固定（10% 酒精）：PAS：红色；Best 胭脂紫色：鲜红色。

鉴别诊断：糖原储积症、肝癌与胆管癌、Ewing 肉瘤和神经母细胞瘤；汗腺癌、胸腺瘤、化感瘤、脊索瘤、横纹肌肉瘤均可阳性。

4. 纤维素染色　纤维蛋白（fibrin）在炎症时明显。

天青蓝：蓝色。

Weigert（甲基紫）：紫色。

用途：显示血管内的微血栓（DIC）。

5. 淀粉样物质沉着

刚果红：砖红。

甲基紫：红色。

用途：全身和局部的淀粉样物质沉着；甲状腺髓样癌（癌组织中有淀粉样物）；声带息肉（黏膜下有淀粉样物沉积）。

6. 钙盐（一般呈蓝色）　Von Kosa（必须在阳光下进行）—黑色。

7. 含铁血黄素　颗粒大小不等，有折光性，区别于黑色素、脂褐素、胆色素（HE：黑色素颗粒大小均匀、无折光性）。普鲁士蓝：含铁：蓝色，细胞核：红色；血色素沉着症。

8. 黑色素染色　Masson-fantane：胞浆内呈黑色，结肠黑变病。

9. 胆色素　加 I_2 氧化成胆绿素：绿色。

10. 尿素　6% 的黄醇冰醋酸。

11. 酸性磷酸酶　偶氮法。

前列腺癌 (+)，骨巨细胞 (+)，但骨肉瘤的骨巨细胞是 (–)。

12．过氧化物酶 H_2O_2 证明粒细胞（+）：棕色颗粒。

13．ANAE（α 奈酚醋酸脂酶） B 淋巴细胞（-），T 淋巴细胞（-），组织细胞（+++）。

14．氯乙酸脂酶 偶氮法：鲜红色。

（五）病原体染色

1．细菌 Gram、Macalaca，放射菌也可显示。

2．抗酸染色（背景绿色，细菌红色） 结核病，麻风病。

3．真菌 PAS（+），六胺银（+）。

4．原虫 PAS（++）。

5．HBsAg 地依红，维多利亚蓝。

6．卡氏肺孢子菌 PAS、六胺银染色阳性。

以下方法常用，最有价值：

PAS、网织纤维染色、黑色素染色、抗酸染色、糖原染色、普鲁士染色（含铁血黄素）、脂肪染色、胶原纤维染色（Masson）、甲基绿、PTH（显示神经胶质纤维、横纹肌横纹）髓鞘染色。皮肤病性淋巴结炎可含有嗜黑色素细胞。

三、病理科常用特殊染色

（一）Van Gieson

结果：胶原纤维红色，肌纤维、角化上皮、红细胞均呈黄色，细胞核呈绿色。

Van Gieson 混合液化不能久存，一次性为佳，酸性复红量可视胶原纤维着色深浅而减或增加。

用途：
①证明组织中的胶原纤维，如心肌瘢痕、肝硬化的胶原纤维
②鉴别纤维瘤及平滑肌瘤、神经纤维瘤，如皮肤纤维瘤之胶原纤维呈红色，皮肤平滑肌瘤、神经纤维瘤呈黄色

Picro-sirus 胶原纤维染色法：

结果：胶原纤维鲜红色，肌纤维呈黄色，细胞核呈蓝色。此法显示结缔组织及肌肉纤维有良好的效果。

（二）Mallary 磷钨酸-苏（PTAH）染色

结果：胶原纤维、骨基质、弹性纤维呈红棕色，细胞核、神经胶质纤维、纤维素、肌纤维横纹呈蓝色。

用途：
①显示坏死和修复病灶内的胶原纤维及各种关节疾病
②观察小血管内有无纤维素，证明有无凝血（DIC）的诊断
③观察横纹肌的横纹更为清楚，有助于对横纹肌肉瘤的诊断
④显示神经胶质纤维，有助于胶质瘤的鉴别诊断

（三）甲基橙-阿尼林蓝（甲苯胺蓝）——心肌梗死染色

结果：正常心肌呈绿色或淡蓝色，早期心肌梗死呈黄色或淡黄色斑块，明确的早期心肌梗死呈金黄-橙黄色。红细胞呈黄色，细菌呈紫红色。

用途：显示普通染色切片上不易辨认的早期心肌梗死，有助于早期心肌梗死的诊断。

（四）Weil 髓鞘染色法

结果：髓鞘呈蓝黑色，其他组织近似无色，或淡黄色。如有脱鞘病变，则不着色。

用途：①主要用于观察神经髓鞘的病变，如脑软化、脱髓鞘疾病等；②外周神经损伤，观察有髓神经的脱鞘情况

Luxol 固蓝-过碘酸 Schiff 染色法：

结果：髓鞘呈淡蓝色-松绿色，周围神经变性的髓鞘 PAS 阳性呈紫红色，细胞核呈深蓝色。用途同 Weil 染色法。

（五）Gomori 网织纤维染色法

染色结果：网状纤维呈黑色，细胞核呈蓝色，胶原纤维棕黄色。

用途：显示网织纤维的染色法，在病理诊断中应用十分广泛，如组织中网织纤维的多少、分布排列形式等都会对病理诊断提供一定的参考，特别是在许多肿瘤的鉴别诊断上具有重要意义，如：

1. 癌与肉瘤的鉴别　癌组织中网织纤维围绕在癌细胞巢周围，而肉瘤则散布于瘤细胞之间。

2. 恶性淋巴瘤细胞型的鉴别　淋巴细胞性恶性淋巴瘤内网织纤维稀疏分布，而组织细胞性则网织纤维很多，而且几乎分布于每个细胞之间。

3. 血管性肿瘤的鉴别　血管内皮细胞瘤的瘤细胞在血管网织纤维之内，而血管外皮细胞瘤则在血管网织纤维之外，瘤细胞间网织纤维呈放射状排列。

4. 颅内肿瘤的鉴别　脑的血管母细胞瘤内有大量血管及丰富的网织纤维，小胶质细胞瘤内亦有丰富的网织纤维散在分布；脑膜瘤则包绕上皮型细胞巢；胶质瘤（星形细胞瘤）内除血管壁外无网织纤维分布。

5. 鉴别早期癌是否突破基底膜浸润生长，如胃癌、皮肤癌、乳腺小叶癌等。

6. 此外可用来观察肝脏病变的小叶结构是否紊乱，有无假小叶形成。

Foot 网织纤维染色法：

结果：网织纤维呈蓝黑色，细胞核呈蓝色，胶原纤维呈棕黄色，用途同 Gomori 网织纤维染色法。

（六）Holzer 染色法

结果：胶质纤维及细胞核呈深蓝色。

用途：对于鉴别胶质瘤有意义，胶质瘤内胶质纤维阳性，脑膜瘤阴性。

（七）过碘酸-Schiff 反应法（PAS）

结果：糖原、中性黏多糖、黏蛋白呈粉红到猩红色。如果用淀粉酶消化法染色，阴性者显色示糖原，AB 为阳性者则示中性黏多糖。

用途：

1. 显示糖原的存在　①肝、心肌的糖原储积症；②对肿瘤的鉴别诊断：肝细胞癌（+）、胆管细胞癌（-）、Ewing 肉瘤（+）、骨肉瘤（-）、神经母细胞瘤（-）、化感瘤（+）、胸腺瘤（+）、脂肪肉瘤（-）。

2. 显示中性黏多糖与黏蛋白的存在

（1）印戒细胞癌（+），泡沫细胞（-）。

（2）脊索样肉瘤（+）。

（3）卵巢 Brenner 瘤（+）。

（4）阿米巴滋养体、隐球菌、卡氏肺孢子菌（+）。

（5）肺泡蛋白沉积症物质（+）。

（6）各种瘤细胞内（如脑膜瘤，内胚窦瘤等）透明小体（+）。

（7）血管免疫母细胞淋巴结病透明物质（+）。

（8）免疫球蛋白 Russell 小体（+）。

（八）刚果红染色法

结果：细胞核呈蓝色，淀粉样物质呈红色。

用途：证明淀粉样物质的存在，如淀粉样物质沉着症、淀粉样瘤、甲状腺髓样癌均可见阳性物质。

（九）Alcian Blue（AB）染色法

结果：细胞核呈红色，酸性黏液物质呈蓝绿色。

用途：在鉴别诊断上有重要意义。

1. 结缔组织黏液变性、黏液瘤（+）。
2. 黏液表皮样癌（+），鳞状细胞癌（-）。
3. 胆管细胞癌（+），肝细胞癌（-）。
4. 间皮瘤（透明质酸）(+)，用透明质酸消化后呈阴性。
5. 宫颈、前列腺癌（+）。
6. 卵巢的 Brenner 瘤（+）。

（十）脂肪染法——油红“O”脂肪染色法

结果：脂肪呈鲜红色，细胞核呈蓝色。

用途：

1. 脂肪变性　如肝脂肪变（+）。
2. 噬脂细胞　如脂肪坏死形成的泡沫细胞、脑软化形成的格子细胞（+）。
3. 脂肪栓塞　血管内有阳性脂滴。
4. 黄色瘤细胞（+）。
5. 肿瘤鉴别诊断：
   - 皮脂腺癌（+），鳞状细胞癌（-）
   - 卵巢卵泡膜瘤（+），卵巢纤维瘤（-）
   - 颗粒细胞瘤（+），Brenner 瘤（-）
   - 脂肪肉瘤（+），黏液肉瘤（-）

四氯化锇染色结果：脂质呈黑色，其他组织呈粉红色。

用途：同上。

（十一）抗酸杆菌染色法

染色结果：结核杆菌、麻风杆菌均呈红色，细胞核呈蓝色。

用途：
- ①结核杆菌（+）为结核病。
- ②麻风杆菌（+）为麻风病。

（十二）PAS 真菌染色法

结果：菌呈红色，背景呈黄色。

用途：主要用于显示组织中的放射线菌、曲菌、毛霉菌、念珠菌。

（十三）Gomorsi 醛复红胰岛素细胞染色

结果：
- ①细胞黄色（占 20%）
- ②细胞呈紫红色（占 75%）
- ③细胞呈绿色（占 5%）

细胞核呈蓝黑色，腺泡细胞之酶颗粒为橘黄色。

用途：可鉴别胰岛细胞瘤的不同细胞起源。

第 2 节　免 疫 组 化

一、有关免疫组化的概念

抗原：免疫原性
　　　反应原性

抗体：单克隆抗体
　　　多克隆抗体

标记抗体：免疫组化用得最多的是酶、染色剂。

直接法：敏感性差。

间接法：比直接法敏感性高，更简便。

PAP 法：三抗是复合物。

亲和细胞化学法［生物素（biotin）、卵白素（avidin）常用］：常用亲和化学物质。

AB、SLAB（背景好）：因 avidin 的等电点不同。

免疫组化：用 10% 中性福尔马林液固定组织最好。

蛋白酶消化问题：有的需要，有的不需要。

微波炉：抗原修复，PR、ER 进微波炉效果好，背景好。

正常血清用来封闭非特异的抗原。

显色剂：DAB 液有致癌性。

四氯奈酚、AEC。

判断结果：LCA、CD20 等表达在细胞膜，ER、PR 表达在细胞核，CD79a、PSA 等表达在细胞浆。

边缘效应：边缘着色深，但不能作为判断指征。

刀痕处也可出现假阳性，皱褶处、组织坏死处均可出现假阳性。

二、应用免疫组化必须注意的问题

1. 避免把抗体的特异性绝对化，要了解异常表达的情况，如部分癌细胞可表达 Vimentin；部分肉瘤细胞可表达 CK。

阳性判断：①背景清晰；②阳性率<25%（+），25%~50%（++），>50%（+++）；③

染色的深浅（强度）。

2. 抗体要选用一组抗体，切忌只用一种抗体来证实诊断（表18-1）。

表18-1 梭形细胞肿瘤的鉴别

	低分子CK	Vimentin	Actin	Ⅳ型胶原	S-100
纤维肉瘤	-	+	-	+	-
平滑肌肉瘤	-	+	+	+	-
神经鞘瘤	-	+	-	+	+
滑膜肉瘤	+	+	-	+	-
横纹肌肉瘤	+	+	-	+	-

3. 了解一种细胞及其肿瘤可表达多种抗体的情况

CK及Vimentin均阳性：上皮样肉瘤、上皮样血管肉瘤、上皮样恶性神经鞘瘤、肾母细胞瘤、肝母细胞瘤、滑膜肉瘤、间皮瘤、脊索瘤、肾癌等。

肉瘤可表达CK：平滑肌、横纹肌、软骨肉瘤。

多向分化：Ewing肉瘤、上皮样肉瘤。

Verocay body：神经鞘瘤（腺样）。

有的间皮瘤：S-100可阳性，CEA阳性。

一般来说：CEA腺癌（+），间皮瘤（-）。

CK7/CK20联合确定癌的类型：

CK7：54kD，碱性CK，又名Ⅱ型CK，主要分布于移行上皮和腺上皮中，如肺、卵巢、子宫内膜、乳腺等，但胃肠道缺如，相应的癌也如此。

CK20：46kD，酸性CK，Ⅰ型CK，主要分布于胃肠道、泌尿道、膀胱的盖细胞和皮肤的Merkel细胞。

上述分布并非绝对，有些可交叉表达。

利用CK7和CK20这些不重叠的表达特性，联合表达应用时可进行鉴别（表18-2）。

表 18-2　免疫类型与肿瘤鉴别

免疫类型	肿瘤	百分比
$CK7^{+}/CK20^{+}$	移行细胞癌	89
	胰腺癌	65
	卵巢黏液腺癌	93
$CK7^{+}/CK20^{-}$	肺腺癌	72
	细支气管肺泡癌	100
	乳腺癌：黏液癌	93
	乳腺癌：导管癌	82
	乳腺癌：小叶癌	91
	非黏液性卵巢癌	100
	子宫内膜样癌	80
$CK7^{-}/CK20^{+}$	直、结肠癌	75
	结肠黏液腺癌	91
$CK7^{-}/CK20^{-}$	肝细胞癌	77
	肾细胞癌	71
	肺鳞癌	92
	肺小细胞癌	82

小结：

1. 在鉴别诊断转移癌时，$CK7^{-}/CK20^{+}$的癌首先考虑胃肠道来源，主要见于肠道。
2. $CK7^{+}/CK20^{+}$的癌主要见于移行细胞癌，尽管胰腺癌也有此表达，但形态好鉴别。
3. $CK7^{-}/CK20^{-}$　要考虑肝、肾、前列腺、肺鳞癌和小细胞癌，可做 AFP、PSA、NSE、CgA 等。
4. $CK7^{+}/CK20^{-}$　乳腺癌、肺腺癌、非黏液性卵巢癌、子宫内膜样癌、恶性间皮瘤。
5. 胃腺癌表达最混乱。
6. CK 用于几种黏液腺癌的区分比较实用（表 18-3）。

表 18-3　CK 应用于黏液腺癌的区分

部位	免疫类型	百分比
结肠	$CK7^{-}/CK20^{+}$	91
	$CK7^{+}/CK20^{-}$	0
卵巢	$CK7^{+}/CK20^{+}$	93
	$CK7^{-}/CK20^{+}$	0
乳腺	$CK7^{+}/CK20^{-}$	93
	$CK7^{+}/CK20^{+}$	0

三、主要常用免疫组化抗体简介及抗体的配套选择

（一）主要常用免疫组化抗体简介

目前用于免疫组化的抗体极多，包括科研用抗体和日常病理诊断用诊断抗体，仅诊断用抗体就有上千种之多。在此我们根据近年来北京协和医院病理科使用抗体的频率，挑出40余种常用抗体（一抗），对其着色细胞成分及其应用价值进行简单介绍。

抗体分类	介绍的抗体名称
上皮类	AE1/AE3；CAM 5.2；CK34βE12；EMA；CK7；CK20
间皮类	Calretinin；MC（Mesothelial cell）
淋巴造血类	LCA；CD20；CD79a；CD3；CD43；UCHL-1；CD5；CD30；CD68；MPO；ALK-1；bcl-2；Cyclin-D1；TdT
肌源性	Desmin；MSA
血管源性	CD31；CD34；FⅧ
神经及胶质类	Syn；CgA；GFAP；S-100；HMB45；Melan-A
其他	Ki-67；C-erbB-2；Thy；Calcitonin；PTH；HCG；TTF-1；AFP；CD99；CD117；α-Inhibin；CEA；Vimentin；P53；ER；PR

上皮类标记抗体：

1. AE1/AE3　作为低分子量AE1标记单层上皮，而高分子量的AE3标记复层上皮；AE1/AE3是二者的混合，为广谱的上皮标记抗体，是最常用的抗体。胞浆阳性着色，细丝状；与低、高分子量角蛋白反应，用于确定肿瘤为上皮源性。

注意：并非所有上皮均阳性，并非所有非上皮成分均阴性，如反应性增生的星形细胞也阳性。

日常诊断用于：

（1）各种癌的诊断，如印戒细胞癌。

（2）确定淋巴结转移癌：①小心腺体的异位；②小心淋巴结内包含物。

（3）确定骨髓内的转移癌。

（4）诊断滑膜肉瘤、肉瘤样癌等。

（5）非上皮性肿瘤的鉴别诊断。

2. CAM 5.2　包含CK8和CK18，主要染神经内分泌细胞和腺上皮，而正常鳞状上皮阴性；用于标记小细胞癌、胸腺瘤和梭形细胞癌、肝细胞癌（AE1/AE3阴性，CAM 5.2阳性）、乳腺外的Paget病。

3. CK34βE12　胞浆阳性着色；用于标记鳞状上皮、移行细胞及其相关肿瘤；前列腺的基底层细胞；涎腺肿瘤的肌上皮细胞；Mallory小体。

4. EMA　细胞膜/细胞浆阳性着色；为上皮标记的替代品，因浆细胞阳性，它可作为很好的内对照。用于标记滑膜肉瘤、脊索瘤、脑膜瘤、大细胞分化不良性淋巴瘤、浆细胞瘤、富于淋巴细胞的结节状霍奇金淋巴瘤的 L&H 细胞（lymphocytic and histiocytic or“pop-corn” cell）等。

5. CK7 和 CK20　均为胞浆着色的上皮性抗体，两者联合应用可鉴别很多种癌，特别是腺癌的原发部位；CK7 在胃肠道的癌常为阴性。

CK20 在胃肠道癌和 Merkel 细胞癌常为阳性，胸腺瘤、肾上腺皮质肿瘤和上皮样肉瘤则均为阴性，卵巢黏液性肿瘤则常均为阳性。

间皮细胞标记：

6. Calretinin　细胞核和细胞浆阳性着色，核阳性着色为必须；主要标记间皮细胞，也标记 Sertoli 细胞、肥大细胞、向神经元分化的细胞、心脏黏液瘤细胞等。用于鉴别间皮瘤和腺癌、梭形细胞间皮肉瘤和其他的浆膜腔肉瘤、胸腔积液与腹腔积液中的癌细胞和间皮细胞，帮助诊断中枢神经细胞瘤、确诊心脏黏液瘤等。

7. MC（Mesothelial cell）　着色方式是一种特殊的“厚膜（thick membrane）”方式，主要用于鉴别间皮瘤与其他肿瘤。

淋巴造血细胞标记：

8. LCA（CD45）　细胞表面阳性着色，标记几乎所有的白细胞，但淋巴母细胞淋巴瘤、大细胞分化不良性淋巴瘤、外周 T 细胞淋巴瘤、经典 Hodgkin 的 R-S 细胞为阴性。主要用于初步将淋巴源性肿瘤从其他小细胞肿瘤中分离出来，因此 HE 下明确的淋巴瘤不必要染 LCA。

9. CD20（L26）　胞膜阳性着色，浆阳者不可判为阳性；标记各阶段 B 细胞，但原始的前驱 B 细胞和非常成熟的浆母、浆细胞为阴性。用于标记除了小淋巴细胞、淋巴母细胞（不恒定）和浆细胞瘤（常阴性）外的 B 细胞淋巴瘤、梭形细胞胸腺瘤。

10. CD79a　胞浆阳性着色，可有核周聚集现象；为全 B 细胞标记，包括浆母细胞和浆细胞，但标记滤泡中心细胞比标记 Mantle 和滤泡间 B 细胞要弱；约有 10% 的 T 细胞淋巴母细胞淋巴瘤/白血病存在 CD79a 和 CD3 的联合表达。

11. CD3（polyclonal）　细胞膜阳性着色，有核周凝聚，有时高尔基体也阳性；为极好的 T 细胞标记，与 CD43 不同，髓系细胞和组织细胞不着色。能很好地标记 T 细胞和 NK 淋巴瘤，不过有些大细胞性 T 细胞淋巴瘤阴性。

12. CD43（MT1）　细胞膜阳性着色；标记 T 细胞、T 细胞性淋巴瘤、真性组织细胞肿瘤和粒细胞肉瘤细胞；也可标记部分浆细胞瘤和部分大细胞间变性淋巴瘤；小 B 细胞淋巴瘤也阳性，而这一特点可辅助鉴别增生的小淋巴细胞。

13. UCHL-1（CD45RO）　细胞膜阳性着色，有时 Golgi 器染色阳性，弥漫性胞浆阳性者非真阳性；标记正常/反应性的 T 细胞、组织细胞、粒细胞肉瘤和 T 细胞淋巴瘤；罕见情况下 B 细胞淋巴瘤阳性。

14. CD5　细胞膜阳性着色；主要标记 T 细胞，但极少 B 细胞也阳性。用于慢性淋巴细胞性白血病和 Mantle 淋巴瘤的诊断，而 MALToma 和 Marginal Zone 淋巴瘤阴性，还可用于鉴别胸腺癌（$CD5^+$）和其他癌症（$CD5^-$）。

15. CD30（Ki-1） 只有膜着色和Golgi体染色才是真阳性；标记正常淋巴滤泡周单个的大细胞（活化的淋巴细胞）及浆细胞，用于诊断大细胞间变性淋巴瘤、经典型霍奇金淋巴瘤、淋巴瘤样丘疹病等皮下$CD30^{+}$的淋巴增生疾病、一些浆细胞瘤、胚胎性癌。

16. CD68（PGM1） 胞浆内颗粒状阳性着色；较好地标记组织细胞和单核细胞（包括浆样单核细胞）及其肿瘤，但一些非组织细胞也可阳性，包括肾小管、粒细胞肉瘤、恶性黑色素瘤、血管瘤样恶纤组等。

17. MPO（myeloperoxidase） 胞浆阳性着色，常呈颗粒状；标记髓系细胞及其肿瘤，高度特异且敏感。奇怪的是在Kikuchi淋巴结炎和狼疮性坏死性淋巴结炎中，其中的组织细胞myeloperoxidase也为阳性（机制有待探讨）。

18. ALK-1（anaplastic lymphoma kinase-1） 表现为胞核和胞浆阳性着色；用于诊断大细胞间变性淋巴瘤，有资料显示ALK阳性与良好预后有关，用于一种罕见的大B细胞淋巴瘤，ALK1阳性而CD20阴性，但IgA阳性，部分肌纤维母细胞瘤ALK1阳性。

19. bcl-2 在核周围区阳性着色；标记正常淋巴结套细胞和滤泡间细胞（生发中心阴性）、滤泡性淋巴瘤（>80%生发中心强阳性），可用于鉴别单核样B细胞增生（-）和单核样B细胞淋巴瘤（+），有人将其用于诊断孤立性纤维性肿瘤。

20. Cyclin-D1 核阳性着色；主要用于Mantle（套）区淋巴瘤，几乎所有病例均为阳性，有些可能为弱阳性（内对照：血管内皮核阳性）。

21. TdT 细胞核阳性着色。标记不成熟的T或B淋巴细胞标记、前T/前B细胞。用于诊断淋巴母细胞淋巴瘤/白血病、胸腺瘤（富于不成熟的T淋巴细胞）。肌源性标记。

22. Desmin 胞浆阳性着色；标记平滑肌/骨骼肌及其肿瘤，肌纤维母细胞有时也阳性，但肌上皮阴性，部分间皮瘤阳性，促纤维型小圆细胞肿瘤可阳性（desmoplastic small round cell tumor）。

23. MSA（muscle-specific actin） 胞浆阳性着色；为极好的肌源性标记抗体。用于标记平滑肌、骨骼肌及其肿瘤、肌纤维母细胞及相关肿瘤（恶纤组、结节性筋膜炎等）、肌上皮及其肿瘤、血管周细胞肿瘤和一些间皮瘤。

血管源性标记：

24. CD31 细胞膜阳性着色；用于标记血管内皮细胞、巨核系细胞/血小板，有时浆细胞/浆细胞瘤阳性；主要用于诊断血管性肿瘤（特异且敏感）、巨核细胞系白血病、识别骨髓中不正常的巨核细胞。

25. CD34 细胞浆阳性着色；标记血管内皮/巨核细胞/血小板，为很好的血管内皮细胞标记物（但特异性差），多种肿瘤CD34阳性，包括一些髓性白血病、血管源性肿瘤、孤立性纤维性肿瘤、血管肌纤维母细胞肿瘤、血管外皮细胞瘤、隆突性皮肤纤维肉瘤、胃肠道间质肿瘤、乳腺的肌纤维母细胞瘤、上皮样肉瘤、梭形细胞脂肪瘤、外周神经鞘膜瘤中的散在细胞、巨核细胞性白血病等。

26. Factor Ⅷ related antigen（F-Ⅷ） 胞浆阳性着色，常为颗粒状；标记血管内皮细胞、巨核系细胞/血小板；主要用于诊断血管源性肿瘤（特异性好，敏感性差）。

神经、神经内分泌及神经外胚层：

27. Syn　细胞浆阳性着色；是神经和神经内分泌细胞很好的标记（敏感性好，特异性稍差）；在以下肿瘤中表达：副节瘤、嗜铬细胞瘤、神经母细胞瘤、嗅母细胞瘤、节细胞神经瘤、节细胞神经母细胞瘤、原始神经外胚瘤（PNET）、甲状旁腺肿瘤、甲状腺髓样癌、胰岛细胞肿瘤、垂体肿瘤、类癌、小细胞癌、Merkel 细胞癌、甲状腺滤泡细胞肿瘤、肾上腺皮质肿瘤。

28. CgA　细胞浆内颗粒状着色；标记神经内分泌细胞的分泌小泡，因此神经元和神经节细胞阴性；为神经内分泌非常特异性的指标，但敏感性较差，阳性信号取决于瘤细胞内神经内分泌颗粒的多少（如小细胞癌信号少），类癌、Merkel 细胞癌、甲状旁腺腺瘤等强阳性，神经性肿瘤可阳可阴。

29. GFAP（glial fibrillary acidic protein）　细胞浆阳性着色；标记星形细胞、室管膜细胞，一些肌上皮细胞也阳性；用于诊断星形细胞瘤、多形性胶质母细胞瘤、室管膜瘤、脉络丛乳头状瘤和一些外周神经鞘瘤，少突胶质细胞瘤常阴性；涎腺多形性腺瘤常可阳性，乳腺的肌上皮有时也可阳性。

30. S-100　细胞核和细胞浆阳性着色，核阳性着色为必须；可标记胶质细胞、施万细胞，用于诊断星形细胞瘤、神经鞘瘤、神经纤维瘤、良性及恶性外周神经鞘瘤，值得注意的是该抗体常用来显示副节瘤和嗅神经母细胞瘤的瘤细胞岛周的支持细胞。另外还可标记黑色素细胞及其肿瘤/痣细胞、肌上皮细胞、脂肪细胞及其肿瘤、软骨细胞及其肿瘤、窦组织细胞、指突状细胞和 Langerhans 细胞及其肿瘤。

31. HMB45　胞浆内颗粒状着色；用于标记恶性黑色素瘤和交界痣（正常的痣细胞常为阴性）、肾和肝的血管平滑肌脂肪瘤、肾被膜瘤、肺的淋巴管肌瘤病、糖瘤等。

32. Melan-A　胞浆内颗粒状着色；标记黑色素细胞、肾上腺皮质、性索（leydig，granulosa）；用于诊断黑色素瘤、支持-间质细胞瘤和颗粒细胞瘤、血管周细胞瘤、肾上腺皮质肿瘤（图 18-1）。

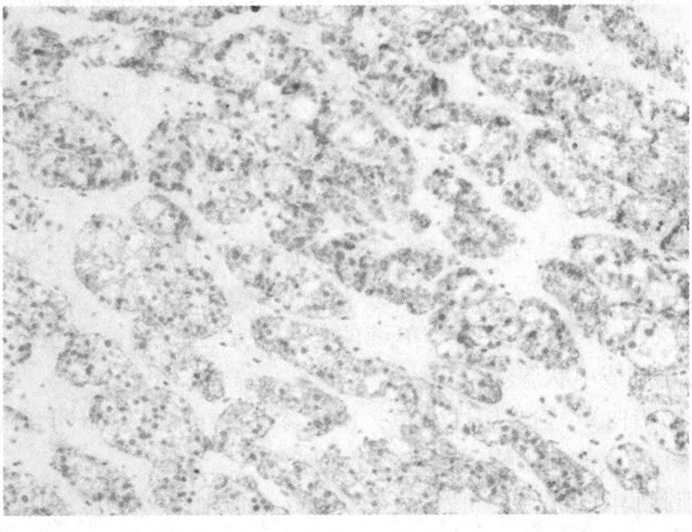

图 18-1　Melan-A 阳性

33. Ki-67 细胞核阳性着色；标记处于 G_1、S、G_2和 M 的细胞；Ki-67 index 指阳性细胞占实质细胞的比例，提示瘤细胞的生长活跃程度。

34. C-erbB-2 细胞膜阳性着色；检测乳腺癌的基因扩增情况，指导 Herceptin 治疗；标记乳腺/乳腺外的 Paget 病和表皮的一些透明细胞（toker cell）（图 18-2）。

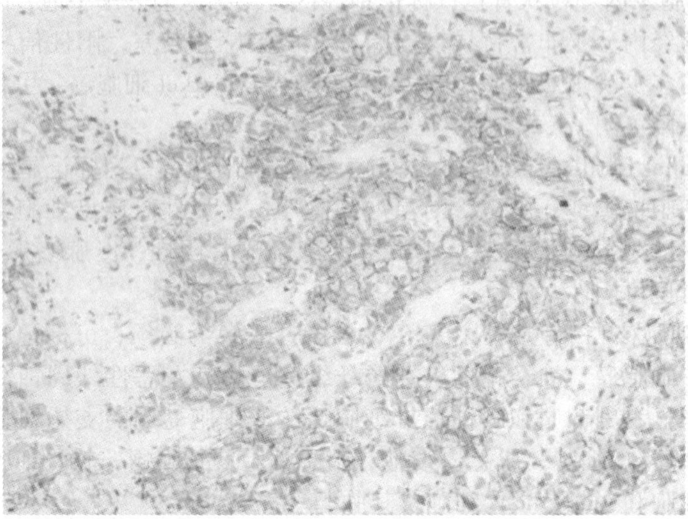

图 18-2 C-erbB-2 阳性表达

35. Thy（thyroglobulin，甲状腺球蛋白） 胞浆阳性着色；标记甲状腺滤泡上皮及肿瘤，分化极差的甲状腺癌可阴性。

36. calcitonin（降钙素） 胞浆阳性着色；标记甲状腺 C 细胞及髓样癌，如 CgA^+则更支持髓样癌，个别喉的类癌也可阳性。

37. PTH（parathyroid hormone，甲状旁腺素） 胞浆阳性着色；标记甲状旁腺细胞及其肿瘤。

38. HCG（绒毛膜促性腺激素） 胞浆阳性着色；标记滋养叶细胞及肿瘤、胚胎性癌，一些胃和膀胱的癌也可阳性。

39. PSA（前列腺特异性抗原） 胞浆阳性；标记前列腺分泌上皮及其肿瘤，有时膀胱和尿道周的癌也可阳性。

40. TTF-1（甲状腺转录因子-1） 单纯的核阳性着色；标记甲状腺和肺泡上皮细胞，用于确定肿瘤来源于肺或甲状腺。

41. AFP（甲胎蛋白） 胞浆阳性着色；用于诊断肝细胞癌和肝母细胞瘤、胚胎性癌和卵黄囊瘤，用于显示不成熟畸胎瘤中的神经上皮成分。

42. CD99 细胞膜阳性着色；正常存在于不成熟 T 细胞（胸腺细胞）和胰岛细胞；用于诊断 T 淋巴母细胞淋巴瘤/白血病、胸腺瘤（淋巴组织成分阳性）、尤因肉瘤和 PNET、间叶性软骨肉瘤、颗粒细胞瘤和支持细胞（sertoli）瘤、孤立性纤维性肿瘤，其他一些肿瘤如滑膜肉瘤、血管周细胞瘤、脑膜瘤等偶尔也阳性。

43．CD117（c-Kit）　胞膜阳性着色，胞浆可阳性；标记正常的胃肠道的Cajal细胞、黑色素细胞、肥大细胞，用于诊断胃肠道间质肿瘤、肥大细胞增多症、精原细胞瘤/无性细胞瘤。

44．α-Inhibin（抑制素）　胞浆内颗粒状着色；用于诊断性索间质肿瘤（颗粒细胞瘤、Sertoli-Leydig细胞瘤）、肾上腺皮质肿瘤。

45．CEA（癌胚抗原）　细胞浆阳性着色，细胞膜可阳性。标记几乎所有的腺癌，用于诊断乳腺/乳腺外的Paget病、甲状腺髓样癌（尤其是小细胞型），鉴别腺癌和间皮瘤，显示涎腺或汗腺肿瘤中的腺体。

46．Vimentin（波形蛋白）　细胞浆阳性着色；用于标记间叶组织及其肿瘤，同时也标记双相表达的肿瘤，将上皮来源肿瘤区别开来；由于其敏感性好、特异性差，常常被用来作为了解组织是否前期处理恰当、是否具有抗原性的标记。

47．P53　细胞核阳性着色；正常细胞中野生型P53蛋白很快降解，故为阴性，而恶性肿瘤中因突变或存在使P53稳定的因素，故呈阳性表达。5%以上的细胞为阳性，阳性提示存在p53基因突变。

48．ER、PR　均细胞核阳性着色；阳性表明被检测组织中含有较高水平的雌、孕激素受体。肿瘤受体阳性的患者可接受临床的雌、孕激素拮抗剂（如三苯氧胺）治疗。

（二）抗体的配套选择

成千上万种的疾病组织学结构和细胞形态多种多样，即使是同一种疾病、同一种肿瘤，发生在不同人身上其形态也有较大差异，疾病发展不同时期组织象也不同。免疫组化为我们提供重要的识别辅助手段，就目前来说，免疫组化在我们日常病理诊断中是必不可少的。

熟悉各种抗体的标记细胞，在光镜下对HE切片有一初步诊断，选用一组抗体（既要有阳性的可能标记，也要有阴性的可能标记，同时还要考虑到形态相似其他肿瘤的标记），最好是一组抗体一次即能诊断；对于形态上缺乏分化特征的肿瘤，最好分步进行，用多组抗体来帮助诊断，以避免撒大网，浪费金钱。选择抗体组合是非常重要的，也是非常需要有经验的。下面就我们北京协和医院病理科在日常工作中的一些抗体配套选择介绍如下。

1．肝脏肿瘤　AE1/AE3，CAM 5.2，HepPar-1，CEA（polyclonal），CD34，AFP。

2．前列腺病变　AE1/AE3，PSA，P504S，CK34βE12，P63。

3．胃肠道梭形细胞肿瘤　AE1/AE3，SMA，Desmin，CD117，CD34，Ki-67，S-100。

4．脑膜相关性肿瘤

怀疑脑膜瘤：EMA，Vimentin，S-100，ER，PR，Ki-67。

不能除外胶质来源的梭形细胞肿瘤时：

CD34，CD68，GFAP，Syn，NF，SMA。

5．脑实质性肿瘤

怀疑胶质源性肿瘤时：Vimentin，GFAP，P53，EGFR，S-100，EMA，AE1/AE3，Ki-67。

怀疑神经源性肿瘤时：CgA，Syn，S-100，GFAP，Ki-67，NF。

怀疑造血系统肿瘤或脱鞘性病变时：LCA，CD20，CD79a，CD3，UCHL-1（CD45RO），CD68。

6. 乳腺癌 ER，PR，P53，CerbB-2，Ki-67。

7. 子宫内膜肿瘤

怀疑上皮性时：ER，PR，CEA，P53，CK34βE12，Ki-67。

怀疑子宫内膜间质或肌源性肿瘤时：ER，PR，CD10，Desmin，SMA，Ki-67。

8. 卵巢肿瘤

怀疑上皮源性：ER，PR，P53，AE1/AE3，AFP，CK7，K20，CA125。

怀疑生殖细胞源性肿瘤：AFP，HCG，PLAP，Nestin，CD30，Syn，NF。

怀疑性索间质肿瘤：CD99，α-Inhibin，Melan-A，ER，PR，CD10。

9. 小细胞性恶性肿瘤 CD99，Desmin，CgA，Syn，NSE，LCA，NF，EMA，HMB45，TdT。

10. 软组织肿瘤 CD34，SMA，Desmin，S-100，Vimentin，Ki-67，CD68。

11. 肌源性肿瘤 SMA，Desmin，SA，Myoglobin，Ki-67。

12. 血管源性肿瘤 FⅧ，CD31，CD34，Vimentin，Ki-67。

13. 具有双向分化的肿瘤 Vimentin，AE1/AE3，EMA。

14. 不明来源的转移性低分化上皮性肿瘤 CK34βE12，CEA，CK7，CK20，TTF-1，PSA，Thy。

15. 诊断淋巴造血系统肿瘤常用的免疫组化组合

（1）是血液系统肿瘤还是非血液系统肿瘤

Keratin，S-100，LCA（一线）

CD30，CD20，CD43，CD3（二线）

（2）是非霍奇金淋巴瘤还是霍奇金淋巴瘤：CD15，CD20，CD30，CD43，LCA，EBV。

（3）是经典的霍奇金还是结节型淋巴细胞为主型霍奇金淋巴瘤：CD15，CD20，CD30，CD43，LCA，CD57，EBV，EMA，Fascin。

（4）是反应性滤泡增生还是滤泡性淋巴瘤：bcl-2，CD10，CD20，CD43，免疫球蛋白轻链。

（5）是滤泡性淋巴瘤还是其他淋巴瘤：bcl-2，CD5，CD10，CD20，CD23，CD43，CD21。

（6）是结外的弥漫 B 细胞淋巴瘤还是淋巴组织增生：bcl-2，CD20，CD43，免疫球蛋白轻链。

（7）是小淋巴细胞淋巴瘤还是其他淋巴瘤：bcl-2，CD5，CD20，CD23，CD43。

（8）是边缘带 B 细胞淋巴瘤还是边缘带增生：bcl-2，CD20，CD43。

（9）是套细胞淋巴瘤还是其他淋巴瘤：bcl-1（cyclin D1），bcl-2，CD5，CD10，CD20，CD23，CD43。

（10）是良性的还是恶性的浆细胞样增生：免疫球蛋白轻链，CD20，CD43，CD138，CD79a。

（11）是浆细胞瘤还是浆细胞样淋巴瘤：CD20，CD43，LCA，免疫球蛋白轻链，免疫球蛋白重链。

（12）是B细胞淋巴瘤还是外周T细胞淋巴瘤

CD3，CD20，CD43，CD30（一线）

CD2，LCA，UCHL-1，CD79a（二线）

CD4，CD5，CD7，CD8（需要时加做）

（13）是外周T细胞淋巴瘤还是T细胞增生：CD2，CD3，CD4，CD5，CD7，CD8。

（14）是淋巴母细胞淋巴瘤还是其他淋巴瘤：CD1，CD3，CD43，CD79a，CD99，TdT。

（15）是淋巴母细胞淋巴瘤还是胸腺瘤：CD1，CD43，CD79a，CD99，Keratin，TdT。

（16）是淋巴母细胞淋巴瘤还是套细胞淋巴瘤母细胞亚型：bcl-1，CD1，CD3，CD5，CD20，CD43，CD79a，CD99，TdT。

（17）是淋巴母细胞性白血病还是髓系白血病：CD3，CD10，CD20，CD43，MPO，CD79a，TdT。

（18）是急性前髓系白血病还是其他急性非淋巴细胞性白血病：CD7，CD43，CD79a，HLA-DR，MPO。

（三）结果的判定及对诊断的帮助

对于观察染出的免疫组化切片，我们一定要对相应抗体的着色部位进行观察，同时应以切片内自身的阳性和阴性对照来判定染色的成功与否，然后根据着色的强度和阳性细胞比例进行染色的阳性分级。对肿瘤的诊断，我们要考虑到各类肿瘤的典型免疫组化表达方式，同时也要注意到非典型的表达方式，各类抗体的特异性和敏感性，综合HE光镜下的形态学特点进行最后的诊断。当免疫组化和光镜形态有巨大冲突时，我们仍需以形态学作为主要的诊断指标。

第3节　电镜的应用

电镜样品的制备——常规EM技术。

1. 取材　新鲜标本用3%戊二醛固定，线粒体、核膜等膜性结构保持完整。要求固定液pH=7.40，最好灌注固定，在4℃冰盒上取材。

要求：

（1）快（离体30秒内）。

（2）组织块小（1mm）：不能超过2mm×2mm×3mm。

（3）准确。

（4）轻（轻摄、轻切）。

用具：小镊子，双面刀片（用丙酮清洗）。

2. 前固定　3%（2%~5%）戊二醛—用1/15M的磷酸缓冲液（PBS）。

组织：固定液=1∶10，要求2小时以上，但可以保存3~4个月，半年以上则有明显变化。

3. 清洗 用1/15mol的PBS（放的时间不能太长，否则要生长真菌），清洗2~3次（每次15分钟）。

4. 后固定 用1%的O_sO_4锇酸（0.24M PBS：2% O_sO_4=1：1）常规2小时，单细胞小于30分钟。

5. 清洗 用1/15mol的PBS。

6. 脱水 30%（乙醇）→40%→50%→60%→70%→80%→90%（乙醇）→95%（丙醇）→100%丙酮，每步5分钟，手脱不低于10分钟。

7. 浸透 （丙酮：包埋剂环氧树脂812=1：2）⟶浸透16~24小时。

8. 包埋 模板。

9. 聚合。

10. 修块。

11. 切块 1~2μm厚。

12. 超薄切片 10~100nm。

电镜对部分肿瘤分化表型诊断具有决定意义。

1. 梭形细胞类

纤维肉瘤：RER（粗面内质网）多，细胞旁胶原纤维多。

平滑肌肉瘤：肌微丝，密斑，BM（基膜）。

横纹肌肉瘤：Myosin Actin、Z线。

恶性神经鞘瘤：细胞突起多，细胞外周围有基膜。

脂肪肉瘤：脂滴。

密斑：见于平滑肌、肌上皮、肌纤维母、血管周细胞。

长距离胶原纤维：见于神经源性的细胞外。

滑膜肉瘤：有微丝、桥粒。

2. 圆形细胞类

恶性淋巴瘤：结外，恶性低，细胞少，无连接，有突起。

神经母细胞：神经内分泌颗粒、微丝、微管。

Ewing肉瘤：细胞内糖原。

Askin瘤（软组织的神经内分泌肿瘤）：神经内分泌颗粒（颗粒致密，有界膜，界膜下亮晕）。

上皮样肉瘤：杂乱的微丝，突起。

外周PNET：有上皮的特征，大量糖原、神经内分泌颗粒。

3. 双向分化肿瘤

滑膜肉瘤：中丝、大量桥粒。

恶性间皮瘤：中丝、上皮性连接，长发样微绒毛。

4. 具有诊断性超微结构特征的肿瘤

血管肉瘤：Weibel-Palade小体。

透明细胞肉瘤：黑色素小体。

腺泡状肉瘤：中丝、Rhomboid 结晶（长方形、六角形）。

副节瘤：神经内分泌颗粒。

Langerhans 细胞增生症［S-100（+），CD68（+），CD1a（+）］：网球拍样小体（Langerhans 小体）。

Keratin（+）的上皮样血管肉瘤染血管内皮标记：FⅧ、UEA、CD31；电镜下可见 W-P 小体。

色素型恶性神经鞘瘤实际上是软组织恶黑，电镜可见前黑色素小体。

第 4 节　分子病理学简介

一、分子病理的一些常识

1985 年，PCR 以前是传统的分子病理学，80 年代有“棕色革命”，90 年代应该是“荧光时代”。

DNA 水平-Southern 杂交——PCR-FISH。

RNA 水平-Northern blot——原位杂交。

蛋白水平-Western blot——免疫组化。

分子病理和常规病理的比较如表 18-4：

表 18-4　细胞形态学和分子结构学的描述比较

细胞形态学	分子结构学
多形性	多态性
异型性	点突变（如 A 替代 T，C 替代 G）
核大，深染	癌基因表达上调
核分裂象多	抑癌基因表达下调

Rb，p53：是比较经典的抑癌基因；主要表现为：纯合子丢失和杂合子丢失。

RMS：位于 11 号染色体，丢失见于腺泡状横纹肌肉瘤、Wilm 瘤。

Renal VHL 基因：与全身囊性病变有关。

NF 基因、Melonoma 基因、DCC 基因、APC 基因、p16 基因等。

发展中的肿瘤基因诊断：

（一）癌基因和抑癌基因

1．ras、c-erbB-2 基因较突出　胰腺癌 ras 突变率达 90% 以上；c-erbB-2 基因扩增。

2．p53 基因突变（其蛋白具有一种分子警察的功能）　是经典的抑癌基因，目前发现有 51 种肿瘤有该基因的突变。

3．eb 基因。

4．nm23 基因　为转移抑制基因。

5. p16 基因　多瘤抑制基因，能抑制 cdK4 的活性。

（二）微卫星

基本构成单位：1～8bp，呈串联重复状，散在于基因组中；微卫星序列的改变即 DNA 复制的错误，又称之为克隆标志物。

prins（primed in situ labelling）：用引物介导的原位标记=PCR+FISH。

二、应用型分子病理

（一）用于分子生物学研究的组织取材

由于分子生物学研究及电镜均要求组织特别新鲜，故手术标本离体（切下来）后应立即取材，最迟不要超过半小时（如果能放于冰箱冷藏，可适当延长）。

取材之前要准备好经充分消毒的（如用于提 RNA，必须达到破坏 RNA 酶的效果）用于盛标本的小容器（如 EP 管或特制小塑料袋等），并作好标记、清洗标本用的生理盐水或三蒸水、取材放标本的锡箔纸、取材用刀剪及陈放标本的液氮罐。标本取下后在清洁环境中（最好是无菌操作台上）放于备好的锡箔纸上，找到病变和正常组织并分别取材，取好的组织在生理盐水或三蒸水中清洗掉血迹，将标本按用途和需要分成小块分别放于有标记的 EP 管或特制小塑料袋中，并迅速置于含液氮的液氮罐中保存。

注意：

1. 最好是分多管保存，用时一次一管。

2. 经常检查液氮罐，以免液氮挥发完使所取标本腐败变质而无法使用。

3. 从液氮罐中取出标本时，要注意质量不好的 EP 管和小塑料袋温度骤升有破裂炸开的可能。

（二）淋巴造血组织基因重排检测

1. 概念　基因重排检测即是通过特殊手段来检测基因是否发生了重排，或者确定发生了基因重排的细胞是否来源于同一始祖细胞。我们可以通过检测来确定特殊的肿瘤类型或疾病，判定细胞的单克隆性，从而帮助我们理解疾病的发生和诊断疾病。

2. 淋巴组织基因重排检测原理　在日常工作中淋巴造血系统的肿瘤诊断是一大难题，检测淋巴细胞生理性重排的单克隆性，可以为我们诊断淋巴瘤提供重要的参考指标。在此，我们以淋巴瘤的基因重排检测为例进行基因重排检测介绍。淋巴组织由 T 淋巴细胞、B 淋巴细胞、组织细胞等免疫活性细胞组成。正常或反应增生的淋巴组织往往是混杂的、多克隆的，而淋巴瘤则是单克隆的，因此检测到淋巴组织单克隆增生则有助于淋巴瘤的诊断。由于淋巴组织结构和功能特殊，当它受到抗原刺激时能产生不同程度的反应性增生，淋巴结正常结构紊乱，免疫母细胞增生，核分裂象增多等假恶性图像，因此仅凭形态学观察有时很难确定其良、恶性。目前，一般病理科大约有 80% 的淋巴组织增生性疾病，凭常规切片可以明确诊断，约 20% 的病例诊断比较困难，需借助免疫组化、基因重排检测等特殊手段。免疫组化对于无表面标记的早期未成熟细胞，或失去表面标记的异常细胞却无能为力；对反应性增生细胞成分较多的病例，瘤细胞即使有免疫表型也可能被掩盖；由于操作等原因造成抗原扩散也可能造成假阳性。另外免疫组化也不能准确判断淋巴组织的单克隆性。近年发展起来的克隆性基因重排检测技术为疑难、早期或微量标本提供了确定诊断，是对形态学检查和免疫组化方法的重要补充。淋巴细胞表面具有与抗体或抗原特异性结合能力的一类有多个亚单位组成的糖蛋白，包括B淋巴细胞产生的IgH与IgL和T细胞产生的TCR（T细胞受体），两者的基因编码相似，一般由可变区（V区）、多变区（D区）、连接区（J区）及恒定区（C区）构成。胚系状态下，这些区域在染色体上的分布是不连续的。V、D、J、C基因从5′端到3′端呈线状排列在DNA单链上，尚有长度不等的插入序列将其分开。当淋巴细胞发育到一定阶段，在特别的重组酶作用下，有选择地将它们连接起来（即基因重排），才能构成一个有表达功能的基因。淋巴细胞从母细胞分化到成熟需要经过多次基因重排。由于V、D、J区均有多个可供选择的基因片段，使基因重排的自由度可达10^6～10^7之多。从个体上看，每个淋巴细胞的抗原或受体基因编码均有特定的基因重排形式，即独有的基因编码结构。

如果T或B淋巴细胞在重排的某一阶段产生单克隆性增生即可能成为淋巴瘤。也就是说淋巴瘤细胞克隆性增生的结果，会使其特殊的基因重排形式占一定的数量优势，从而成为细胞克隆性的检测指标。这就是淋巴瘤基因诊断的理论基础（图18-3）。目前，用于淋巴瘤基因重排检测的方法主要有两种：聚合酶链反应扩增技术（PCR）和Southern印迹杂交法。

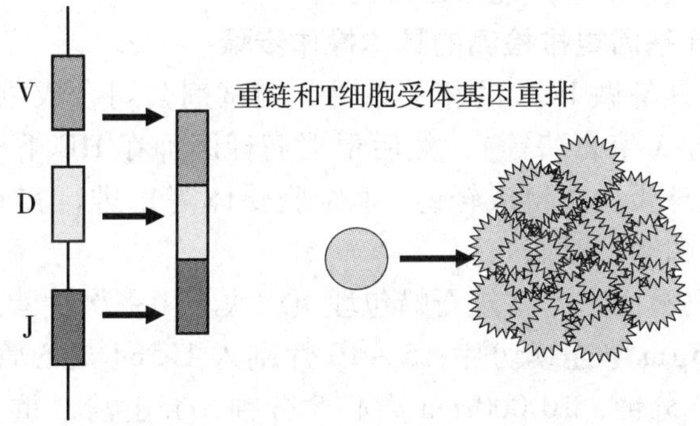

图18-3　淋巴细胞基因重排模式图

3. 淋巴组织基因重排检测的操作步骤

（1）PCR及PCR基因重排检测方法简介

此方法首先由美国Mullis等设计成功（1985年）。在1989年即有用于淋巴瘤基因诊断的报告。其原理是：以重链重排为例，选取IgH的V、D、J、C区基因编码中20个左右的保守核苷酸序列，人工合成一对或多对（家族基因）引物，与待测的变性而解链的模板DNA单链碱基互补结合，在DNA聚合酶的作用下，利用外源核苷酸，通过退火、延伸等步骤，反复30～35个循环，扩增目的DNA序列片段（图18-4，能将1个细胞的DNA扩增至10^8）。如果是淋巴瘤，因大量淋巴细胞来源于同一祖细胞，则扩增出来的DNA片段大小一致，电泳后出现单克隆性条带。而良性增生性淋巴组织，则因每次退火时引物与不同祖细胞来源的淋巴细胞DNA模板结合，因此扩增出来的DNA片段大小不一样，电泳出现弥漫涂片状（smear），不形成单一条带。文献报告 PCR 基因诊断淋巴瘤具有特异、敏感、快速等优点，且可用于新鲜组织和石蜡包埋组织。PCR 检测结果判定单克隆条带的标准：①电泳条带不超过 1mm 宽，边缘整齐；②条带在期望的分子量范围以内；③如果背景上无 smear，也无引物二聚体则为 PCR 扩增失败，而非阴性；④如果出现期望大小之外的其他条带，均应视为人工假象，不能作为判断结果的依据。

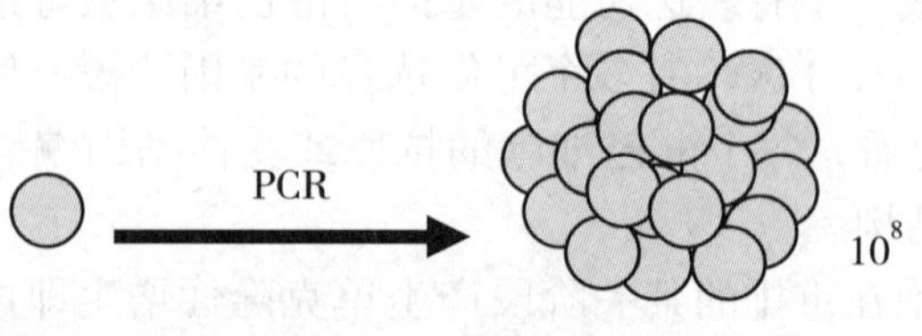

图 18-4　显示扩增模式

基因重排的 PCR 检测方法也同样存在着一些的问题：①影响因素多，稳定性欠佳；②仍有 20%～30% 的假阴性，灵敏度有待提高；③检测结果必须结合 HE 图像，没有 HE 镜下图像的支持，单一的克隆性增生不能诊断淋巴瘤。

淋巴造血组织 PCR 基因重排检测的具体操作步骤：

首先是实验室必须具备做 PCR 的相关条件，到试剂公司合成重排检测所需要的引物、购买 PCR 相关试剂（DNA 聚合酶等），然后根据病理医师在 HE 下对切片进行观察后开出的重排检测清单（免疫球蛋白重链或轻链、T 细胞受体等）进行实验操作（注意试验中必须同时设立阴性、阳性和空白对照）：

1）10% 中性福尔马林固定，常规石蜡包埋组织块，用一次性紫外线消毒刀片根据组织块面积大小，酌情 5～6μm 厚连续切片，5～10 片刮入 1.5ml 离心管中。加入 1ml 二甲苯，缓慢混匀，37℃孵育 10 分钟，10 000rpm 离心 5 分钟，弃上清，重复三次；加入 1ml 无水乙醇，充分混匀，10 000rpm 离心 5 分钟，弃上清，重复三次脱去二甲苯，空气中干燥 2 小时以上（对于新鲜组织可直接研磨后加酶消化）；待其完全干燥，加蛋白酶 K 缓冲液 200～300μl，蛋白酶 K 至终浓度 200μg/ml，56℃消化 10 小时或 37℃消化 72 小时，至溶液澄清；95℃以上水浴 10 分钟灭活蛋白酶 K，不用蛋白抽提液纯化。

2）PCR 扩增：赛百盛公司购买的傻瓜 PCR 反应体系，0.5 薄壁管，20μl 反应体系，添加第 1 步得到的 DNA 模板 1μl 和合成的上、下游引物各 2μl。

94℃	预变性 3 分钟	34 个循环
94℃	变性 1 分钟	
55～65℃	退火 1 分钟	
72℃	延伸 1 分钟	
72℃	末次延伸 10 分钟	

3）电泳观察结果：8% 非变性聚丙烯酰胺凝胶电泳，取 PCR 产物 8μl，加 2μl 上样缓冲液（含荧光染料），上样，以 DL2000 为核酸分子量 Marker，70V，1 小时，电泳液为 1×

TBE，将电泳后凝胶放在紫外灯下观察并照相（图 18-5）。

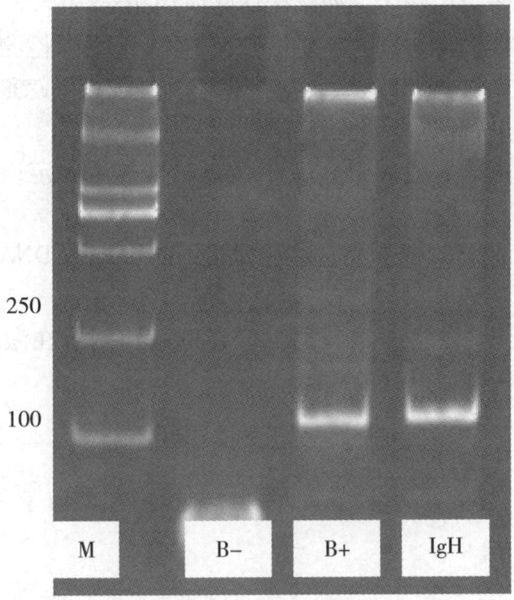

图 18-5　通过 PCR 检测 IgH 重排的模式及电泳结果
［M：分子量；B（-）：为 IgH 重排阴性对照；B（+）：为 IgH 重排阳性对照；IgH 为待测样本的单克隆阳性结果］

（2）Southern 印迹杂交：Southern 印迹杂交的原理是两条单链 DNA 碱基可与人工合成的互补单链 DNA 探针相结合（一般用放射性核素标记，如 ^{32}P）。Southern Blot 方法应用于基因重排检测是 1981 年 Korsmeyer 等首先进行的。将细胞 DNA 抽提出来，用限制性内切酶进行酶切，胚系 DNA 就会产生特征性片段。但发生过基因重排的细胞 DNA 的酶切位点有所改变，会产生有别于胚系的 DNA 酶切片段，转膜后的 DNA 与标记的 DNA 探针杂交，如有一定数量的克隆性增殖的淋巴细胞存在（1%~5%），克隆性的基因重排条带就可显示出来。对于正常或多克隆性的淋巴细胞增生，由于重排片段大小各异而显弥散带。

具体操作步骤：

1）从组织中将 DNA 抽提出来并进行必要纯化。

2）根据需要在 DNA 中添加不同的限制性内切酶（分管进行）。

3）将用限制性内切酶切割后的 DNA 放于凝胶中跑电泳。

4）电泳后将 DNA 从凝胶中转移到尼龙膜上，以便下一步杂交。

5）用放射性核素标记的互补单链 DNA 探针与尼龙膜上的 DNA 进行杂交。

6）杂交后经洗脱杂交液，用胶片进行放射自显影。

7）处理胶片，进行观察。

优缺点：Southern 印迹杂交分析已被应用于淋巴组织的重链、轻链及 T 细胞受体的克隆性重排检测，因其很高的灵敏度和特异性被视为基因重排检测的“金标准”。但由于需要较大量（≥10mg）新鲜或冷冻组织、操作复杂、时间过长（约两周）、且需使用放射性核素标记、易污染等缺点，科研应用较多，而临床诊断应用相对较少。

（3）原位荧光杂交技术（FISH）：主要用于在 DNA 水平上检测基因有无放大、缺失和易位。具体步骤同原位杂交（在此略过），只是标记物是荧光示踪剂，需要在荧光显微镜下观察，通过数字图像系统进行记录和分析结果。

强调标本处理：一定离体后即时用 10% 中性福尔马林液固定；石蜡切片要用蛋白水解酶处理。

（4）基因突变检测：从新鲜标本或石蜡包埋组织块中提取 DNA，用测序法或实时定量 PCR 的方法来测定是否存在碱基对的突变。

强调准确取到病变组织，一般采取普通显微镜下微切割或在激光捕获显微镜下切割组织，只有这样结论才准确可靠。

第19章　阅片实战篇

第1节　诊断注意事项

中国是发展中的社会主义国家，有限的资金必须也应该投入到更需要的地方，长期实施以药养医的国策使得医疗技术收费非常低廉，虽然这样使得国家在低投入的同时保证了老百姓看得起病，但同时也出现了这样一种社会现象——“大医院好比农贸市场，普通老百姓就医就像去农贸市场购物，总想花最少的钱去获得最好的诊疗服务；医院里的医师绝大部分都低工资并超负荷工作”。病理诊断更是如此，收费不及美国收费的1/40（举例：胃镜活检做病理检查，美国收250美元，而中国收40元人民币），除人力外其他成本却是完全相同（显微镜、试剂，甚至病理医师看的书都是清一色的国外产品，价格也是一致的），因此中国病理医师生存之道就是超负荷工作——大量的阅片诊断。中国病理医师还面临着更大的压力：大多数临床医师、医院领导和几乎全部的患者及患者家属均把病理科当成检验科看待，造成了两个极端现象——一是不提供对病理诊断极其重要的临床资料，二是送检一份标本就马上想得到准确的结果（像化验血一样）；相反，不提供临床资料的临床医师却要把病理诊断当作最终诊断——“诊断金标准”来看待，来为临床保驾护航，而患者及患者家属大多根本不知道幕后的病理医师才是疾病的最后判官，仅把病理医师当成化验员，丝毫无感激和尊敬之意，有的仅是差错后的纠纷与官司。有资料分析显示：各种临床病理的形态特征达10000多个（这还不包括不典型形态和同种疾病在不同阶段的表现形态），各种疾病的病理名称达5000多个，而不论大医院还是小医院，都会面临相同的问题。病理医师如何才能记住这么多形态特征和疾病名称，同时还要熟悉相应疾病的临床特征和处理方式呢？经过我多年在大医院（301医院九年，北京协和医院九年）病理工作中摸爬滚打，我总结出了以下一些值得年轻病理医师借鉴的小窍门，仅供参考：

1. 千万不要在临床医师面前提病理诊断是“最准确的”、是“金标准”——示弱。事实上，临床医师接触整个病人，掌握全部的临床资料，拥有指挥病人的权利，病人又积极配合临床医师；而病理医师得到的仅是一小块、且并不一定具有代表性的“肉”而已，“结论仅供参考”（最好把这句话放在病理诊断的注意事项中）！在患者或患者家属面前，多沟通、交流，尽量获得第一手资料，并让他们明白诊断结果是综合各方面信息后得出的个人结论，与生化等临床检验科依靠仪器得出的客观数据不一样，实际上病理诊断更需要收集各方面信息来综合得出疾病结论——像临床医师一样。

2. 病理医师不能着急，对于有疑问的，更不能急于出报告。越急，出错率越高；报告越快，患者对你越不理解，对你也越不尊重——患者的心理“化验嘛，快是应该的”。

3. 病理诊断是主观判断客观，因此不同病理医师对同一切片的诊断会有出入，但总体的良、恶性应该相对一致，因此病理诊断并非金标准，一个人对病理诊断的信任度取决于对病理医师以往诊断病例准确与否的信任度。

4. 熟悉组织学和胚胎发育学对病理医师非常重要，因为只有心中有了正常的形态，才能通过比对发现异常的疾病，进一步深入观察形态和展开免疫组化等工作，最终获得正确诊断。

5. 每个疾病的病理诊断指标非常多，鉴别诊断也很多，但每一位知名教授的独特诊断指标可能就一两条（经验汇总），因此在跟随专家学习过程中，他（她）的一两句点拨之词非常值得慢慢体会。

6. 没有跟随上级医师诊断一定数量的病例（10000 例以上），独立发诊断报告是危险的；自己没有诊断的病例，首次诊断一定要请人共同阅片会诊，否则出错概率极大，毕竟病理诊断的天才是不多的。

7. 专科病理医师是今后的发展趋势，所以一定要在目前当好全科病理医师的基础上，选择一两个系统的病理作为自己特别关注的对象，为今后自己亚专业的选择作准备。

8. 病理学诊断的形态学观察是非常重要的，首先是大体观察，找到病变所在，良好的大体检查往往还能提示良恶性和可能的组织学类型；其次是组织结构，组织结构特点是重中之重；最终细胞形态是基本单元；而特殊染色、免疫组化和分子生物学检查对准确诊断的作用已是缺一不可。

9. 病理诊断中要相信专家，但又不能迷信专家。随访是检验诊断正确与否的关键手段，在组织形态学、特殊染色、免疫组化和分子生物学中找证据，从医学文献和科内查找类似病例，找专家会诊等措施，是解决疑难病例诊断的途径。

10. 当好一个病理医师，对相应的临床知识必须熟悉，特别是要对你作出诊断后临床医师的下一步处理手段要充分了解，这样能避免不必要的纠纷。对于与临床诊断完全不符的诊断也要仔细琢磨，查找原因；与影像学不符的诊断更要复诊切片。

病理诊断时首先要会认细胞，其次会判断组织结构，最后要充分了解临床资料信息，并充分考虑作出诊断后临床下一步处理措施。

• 除了组织学中常见的各类细胞，在日常病理诊断中还常见如下特殊细胞。

1. 印戒样细胞　细胞核偏位，染色质深染，胞浆内含有黏液，整个细胞像戴在手上的戒指。常见于消化道的印戒细胞癌、乳腺的印戒细胞型小叶癌、甲状腺的印戒细胞型腺瘤、卵巢的印戒细胞型性索间质肿瘤等。

2. 泡沫细胞　吞噬了脂质的组织细胞，表现为胞浆丰富，呈泡沫状，而核呈肾形。常见于脂肪坏死、大脑软化等区域。

3. 多核巨细胞　含有 2 个核以上的单个组织细胞。

4. 朗汉斯细胞　是一种特殊类型的多核巨细胞，表现为多个核呈马蹄形排列。常见于结核病。

5. 异物巨细胞　是一种特殊类型的多核巨细胞，多个核成堆排列在细胞中央，胞浆内往往含有异物（如线头、角化物等）。常见于存在异物反应的组织中。

6. 杜盾巨细胞　是一种特殊类型的多核巨细胞，多个细胞核围成一圈处于细胞的周边，中央区为红染的细胞浆。常见于幼年型黄色肉芽肿。

7. 花环状巨细胞 细胞核排列呈花环状，胞浆中见脂肪空泡，该类细胞 CD34 阳性。常见于多形性脂肪瘤。

8. 肌巨细胞 在横纹肌背景下见多个细胞核成串或成堆排列，细胞浆红染，部分有横纹。常见于萎缩、变性的横纹肌细胞。

9. 心衰细胞 为吞噬有含铁血黄素的组织细胞。常存在于伴有心衰的肺泡腔中。

10. 瘤巨细胞 细胞核体积为普通对应细胞十倍以上。见于各类高度恶性的肿瘤。

11. 脂母细胞 为一种特殊的脂肪细胞，细胞核增大，细胞浆中含有脂肪空泡。常见于冬眠瘤、脂肪肉瘤等。

12. 横纹肌母细胞 细胞核增大、偏位，胞浆红染、含有横纹。常见于横纹肌母细胞瘤、横纹肌肉瘤。

13. 横纹肌样细胞 核呈空泡状，有明显核仁，核偏位，胞浆丰富、红染，内含丝团状结构。常见于肾的恶性横纹肌样瘤、横纹肌样脑膜瘤、畸胎样/横纹肌样瘤。

14. 神经节样细胞 核呈空泡状，有明显核仁，核偏位，胞浆丰富、略嗜碱性。常见于嗜铬细胞瘤、神经节细胞瘤、增生性肌炎和增生性筋膜炎等。

15. 透明细胞 胞浆空亮的细胞。常见于肾的透明细胞癌、脑膜的透明细胞脑膜瘤、卵巢的透明细胞癌等。

16. 鞋钉样细胞 像鞋钉的细胞，细胞核位于外侧，是鞋钉的头部，而细胞浆嵌入腺腔的内缘，是鞋钉的尖锐部分。见于卵巢的透明细胞癌。

17. 植物样细胞 细胞相对较大，细胞浆丰富，细胞间界限特别清楚（像植物细胞的细胞壁一样）。肾脏的嫌色细胞癌、中枢神经的少突胶质细胞瘤、骨髓的毛细胞白血病等。

18. 毛玻璃样核细胞 细胞核增大，染色质稀疏，无染色质聚集现象和核仁出现。常见于甲状腺乳头状癌细胞、宫颈的毛玻璃样癌。

19. R-S 细胞 一个细胞里含有两个呈镜影状分布的细胞核，每个细胞核里均含有一个大红核仁（约一个红细胞大小），核仁光滑、周边有空晕。常见于经典的混合型霍奇金淋巴瘤。

20. 霍奇金细胞 为单个核的 R-S 细胞。常见于霍奇金淋巴瘤、皮病性淋巴结炎等。

21. 爆米花样细胞 多个有红核仁的细胞核堆积在一个细胞内，细胞与周边的其他细胞之间有一定空隙。常见非经典的结节性淋巴细胞为主型霍奇金淋巴瘤。

22. 陷凹细胞 分叶状细胞核，核仁较霍奇金细胞小，细胞浆因固定而收缩，似乎是凹陷下去了。常见于结节硬化型霍奇金淋巴瘤。

23. 干尸细胞 细胞核大伴退变、深染，像不规则的黑煤块。常见于霍奇金淋巴瘤，特别是淋巴细胞消减型。

24. 凹空细胞 是一种感染了病毒的、特殊形态的鳞状细胞，表现为核变大，核不规则，呈“毛毛虫”样、周边“牵丝”样。常见于宫颈和外阴的人乳头状病毒感染（扁平湿疣或尖锐湿疣）。

25. 格子细胞 实际上是颅内的小胶质细胞在病变部位聚集，因吞噬了脂质后胞浆增宽，部分呈泡沫状。常见于脱髓鞘性病变、脑软化等。

26. 盒子样细胞 规则、胞浆透亮、核圆的细胞，像盒子一样排列在一起。常见于大脑的少突胶质细胞及少突胶质细胞瘤、肾脏的嫌色细胞癌、毛细胞白血病、肥大细胞性白血病等。

27. 开窗细胞 是指细胞核内见空泡样结构，空泡非常规则，其内无结构。常见于脑膜瘤的合体细胞和肝脏的糖原核细胞。

28. 肥胖型星形细胞 是一种特殊的星形细胞，表现为胞浆丰富，红染，核偏位，免疫组化 GFAP 阳性。常见于大脑的星形胶质细胞增生、肥胖型星形细胞瘤。

29. 浆样细胞 即胞浆像浆细胞，但核不像（无车辐状染色质）。常见于浆细胞瘤、浆细胞骨髓瘤、淋巴浆细胞性淋巴瘤、良性及恶性肌上皮瘤。

30. 咖啡豆样细胞 细胞呈镶嵌状排列，细胞一端大一端小，常见核沟。常见于卵巢的颗粒细胞瘤。

31. 泡状核细胞 细胞核大，染色质空，其中见较大核仁。常见于鼻咽部泡状核细胞癌、血管肉瘤。

32. 大红核仁细胞 细胞核大，并见一大的红核仁。常见于恶性黑色素瘤、软组织透明细胞肉瘤、精原细胞瘤、无性细胞瘤等。

- 在诊断中除了在组织学中常见的组织结构外，还可见到如下一些特殊的组织结构。

1. 腺泡状 常见于腺泡状软组织肉瘤、腺泡状横纹肌肉瘤、副节瘤等。
2. 上皮样肉芽肿 常见于结核病、结节病、克罗恩病等。
3. 化脓性肉芽肿 常见于猫抓病、特殊的化脓性血管瘤等。
4. 异物肉芽肿 见于各类异物反应。
5. 坏死性肉芽肿 常见于结核病等。
6. 结核性肉芽肿 见于结核病。
7. 伤寒性肉芽肿 见于伤寒。
8. Vorocay 小体 神经鞘瘤、平滑肌瘤。
9. 风湿小结 见于风湿及类风湿疾病。
10. 球形体（增殖球） 胸、腹腔积液中的腺癌细胞团。
11. 车辐状结构 常见于纤维组织细胞瘤、恶性纤维组织瘤等。
12. 乳头状结构 各类乳头状癌和乳头状腺瘤。
13. 空芯菊形团 视网膜母细胞瘤、室管膜瘤。
14. 纤维芯菊形团（Home-Wright 菊形团） 常见于髓母细胞瘤、神经母细胞瘤、松果体母细胞瘤、中枢神经细胞瘤等。
15. 血管芯菊形团 星形细胞瘤、室管膜瘤。
16. 非典型菊形团（流产型菊形团、不全型菊形团） 任何中枢神经系统肿瘤。
17. 坏死性菊形团 常见于髓母细胞瘤、视网膜母细胞瘤、交感性神经母细胞瘤、胶质母细胞瘤、原发性中枢神经系统淋巴瘤等。
18. 漩涡状结构 脑膜瘤等。

19. 鳞状涡结构　常见于鳞状细胞癌、翻转性毛囊角化病、角化棘皮瘤等。

20. 靶环状结构　乳腺小叶癌和巨大淋巴结增生。

21. 环层小管状结构　环层小管性索瘤。

22. 卫星现象　中枢神经细胞感染性疾病。

23. 斑驳状结构　淋巴结中 T 区反应性增生。

24. 星空现象　伯基特淋巴瘤和高度反应性增生的淋巴结。

25. 栅栏状结构　常见于基底细胞癌、不典型类癌等。

26. 流线型排列　常见于平滑肌瘤、纤维瘤、神经鞘瘤等。

27. 鲱鱼骨样排列　纤维肉瘤。

28. 洋葱皮样结构　常见于神经内神经束衣瘤、Castleman 病等。

29. 桑葚状鳞化　常见于子宫内膜样腺癌。

30. 淋巴滤泡状结构　常见于淋巴结滤泡性反应性增生、滤泡性淋巴瘤等。

31. 淋巴结的结节性改变　套细胞淋巴瘤、边缘区淋巴瘤、滤泡性淋巴瘤等。

32. 淋巴结的弥漫性结构　弥漫性 T 细胞增生、小淋巴细胞性淋巴瘤、弥漫大 B 细胞性淋巴瘤、各类其他淋巴瘤的晚期阶段等。

33. 疏松网状结构　常见于卵黄囊瘤等。

34. SD 小体　常见于卵黄囊瘤等。

- 临床信息对于病理诊断非常重要

1. 患者的性别和年龄　如卵巢癌、宫颈癌、子宫内膜样癌只发生在女性，而精原细胞瘤只发生在男性病人；骨肉瘤好发于 10 ~ 20 岁年龄段，而软骨肉瘤、骨巨细胞瘤好发于成人，胸腺瘤基本不发生在儿童。

2. 疾病的部位和大小　如骨肉瘤好发于长骨干骺端，脑膜瘤发生在大脑表面，胶质瘤发生在脑实质。葡萄状横纹肌肉瘤好发于阴道、外耳道、鼻腔、胆道等腔道器官。组织形态与肺的细支气管肺泡差不多的病变，大小非常关键，直径>0.5cm 但≤3cm 时诊断肺原位腺癌，直径≤0.5cm 时诊断肺的不典型腺瘤；肾的乳头状病变，直径≤0.5cm 时诊断肾乳头状腺瘤，直径>0.5cm 时诊断肾的乳头状肾癌。

3. 影像学表现对诊断的帮助非常大，特别是骨肿瘤及瘤样病变的鉴别、大脑脑膜肿瘤和胶质肿瘤的鉴别及其良、恶性的诊断、肺间质性疾病的诊断（主要看病变的分布与累及的范围）。

4. 病程的长短对疾病的诊断也是非常关键　病程极长的病变，一定意味着是良性或潜在恶性的病变，千万不能考虑高度恶性的病变。

5. 既往病史和附带的一些临床表现往往对诊断有重要提示作用　如患者皮肤存在奶油咖啡斑，提示出现的软组织肿瘤可能是神经纤维瘤，面部出现多发皮肤结节提示大脑脑室下的肿块可能是室管膜下巨细胞星形细胞瘤。患者出现长期的骨软化，奥曲肽显像发现占位，提示该病变很大可能是磷酸盐尿性间叶肿瘤。以前有恶性肿瘤的病史，新发占位首先需要除外肿瘤的复发或转移。

- 当病理诊断与临床诊断完全不同时，应做如下处理：

1. 重新仔细阅片，看该病例的组织形态和相关的免疫组化等辅助指标与做出的病理诊断是否完全一致和非常典型，典型时要对自己有信心，帮助临床医师查找原因。

2. 多找一位或两位年资相当或高于自己的医师进行会诊，看是否有大的差异，若存在差异，则要进一步分析和查找原因。

3. 与临床、影像科室的医师多沟通、交流，互相学习、互为补充。因各自都存在自己的优点和缺点。病理科医师的优点是准确性非常高；缺点是观察对象只能是一个时间点的病变，且非常局限，仅仅是临床医师取下组织中的数个切面而已，是否能代表疾病本身，还需要综合临床和影像信息来分析。临床医师的优势是患者就在自己身边，准确掌握着患者的症状和体征，并有动态观察；缺点是始终是表象方面的观察，无法深入到细胞水平和分子水平。影像学的优点是观察的范围比病理广，能提供许多单凭临床无法获得的一些间接指标，但缺点是疾病间接的反映，与疾病本质不能完全对应。

第 2 节 疑难罕见病例举例

中国目前绝大部分医院是综合性医院，这就意味着各医院的病理科医师必须面对来自于内、外、妇、儿等各科室的标本，病理检查范围广、种类多，病理诊断的压力大、风险高是可想而知的。对于常规、常见的各类疾病的病理诊断相对容易，但对于少见、疑难的各系统的疾病则非常困难。本节介绍我近年来遇到的 20 例疑难、少见病例，以飨读者。

1. 女性，22 岁。复发性意识丧失 10 余年，右颞叶近皮层见囊实性占位。

病理诊断：多形性黄色瘤型星形细胞瘤

诊断要点：病史长，位于颞叶，影像学呈囊实性，组织学上异型性大，但分裂象少见，且见嗜酸性颗粒小球（图 19-1、图 19-2）。本例术后行 1 个月放疗，随访 10 年仍健康存活。

注：本例曾被误诊为间变性星形细胞瘤（WHO Ⅲ级）。

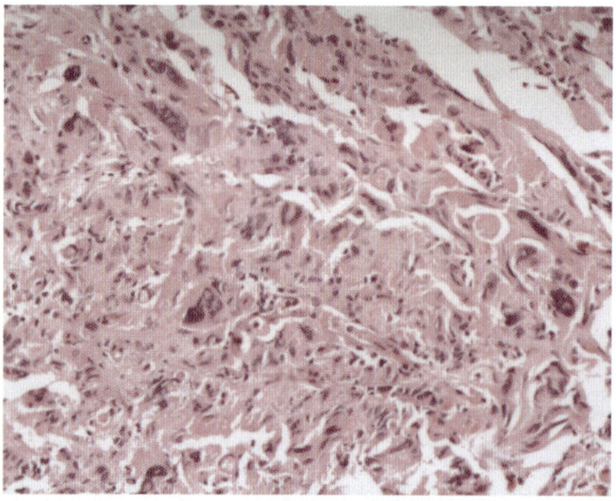

图 19-1 见大量异型性明显的肿瘤细胞

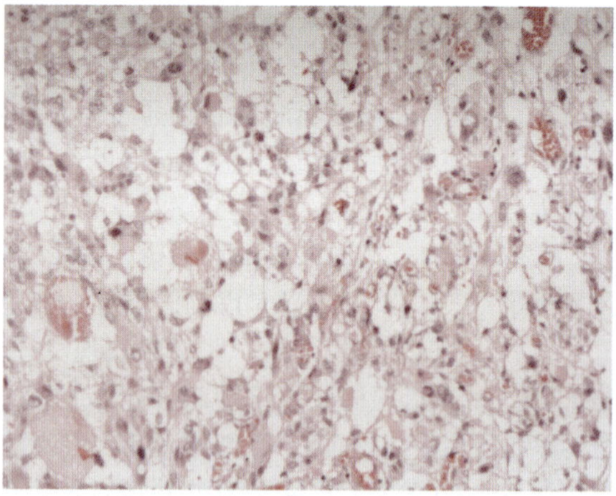

图 19-2 异型细胞中见嗜酸颗粒小球

免疫组化：GFAP（+），Vimentin（+）。

2. 女性，35 岁。多饮、多尿、闭经 1 年余，MRI 显示鞍区垂体后方占位（图 19-3）。

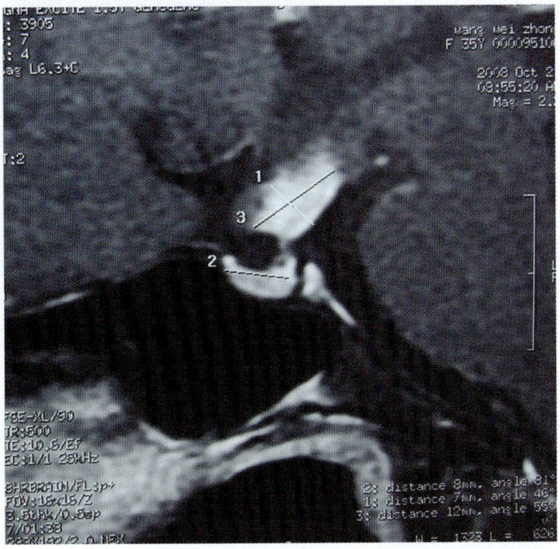

图 19-3　影像学 MRI 显示下丘脑占位

病理诊断：下丘脑孤立性 Langerhans 细胞组织细胞增生症

诊断要点：下丘脑部位，淋巴细胞背景下见 CD1a 和 S-100 阳性的组织细胞，组织细胞异型性不大，增生不活跃（图 19-4、图 19-5）。术后症状、体征缓解。随访 1 年，无复发。

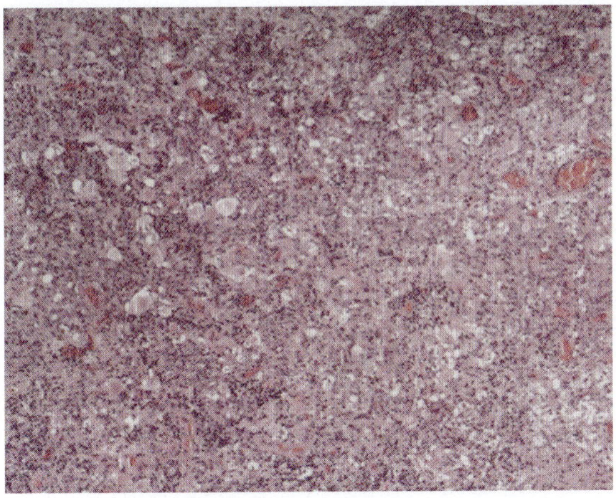

图 19-4　组织学显示在淋巴细胞的背景下见组织样细胞

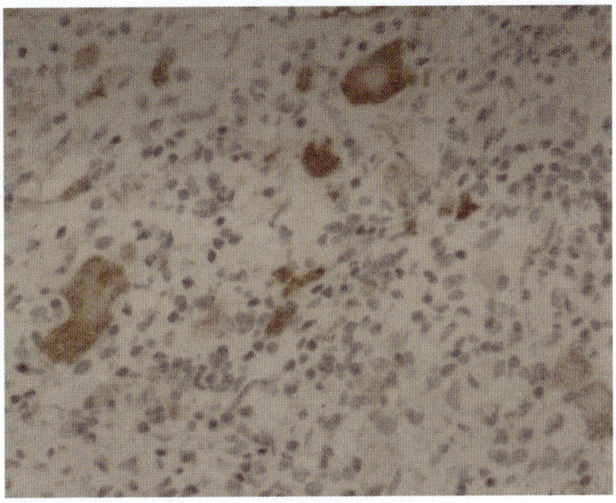

图 19-5　肿瘤细胞 CD1a 阳性

免疫组化：CD1a（+），S-100（+），CD68（+），Ki-67 index 5%。

3. 男性，34 岁。1 年前可疑外伤史（睡觉时可能碰到床头柜），1 个月后 CT 检查发现右顶颅骨破坏（直径 0.8cm），颅板下硬膜小结节（MRI 测得直径 0.8cm，诊断不明确，观察）。近 1 个月来头痛加剧，发作频繁，阴天时明显，无其他临床症状。MRI 见硬膜多发实性占位，最大者 1.5cm×1.0cm，强化明显（图 19-6）；CT 见原骨质破坏处骨硬化，部分愈合。行开颅手术全部切除病灶送病理。

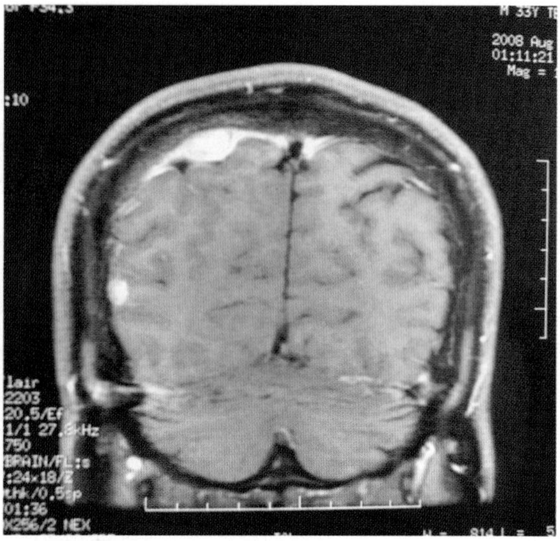

图 19-6 显示硬脑膜多发实性占位并明显强化

病理诊断：多发性脑膜 Rosai-Dorfman 病

诊断要点：存在于脑膜表面，镜下见由浆细胞构成的细胞密集区，与由组织细胞构成的细胞稀疏区交替分布（图 19-7，图 19-8），免疫组化显示组织细胞联合表达 CD68 和 S-100，同时浆细胞表达 PC 和 EMA。

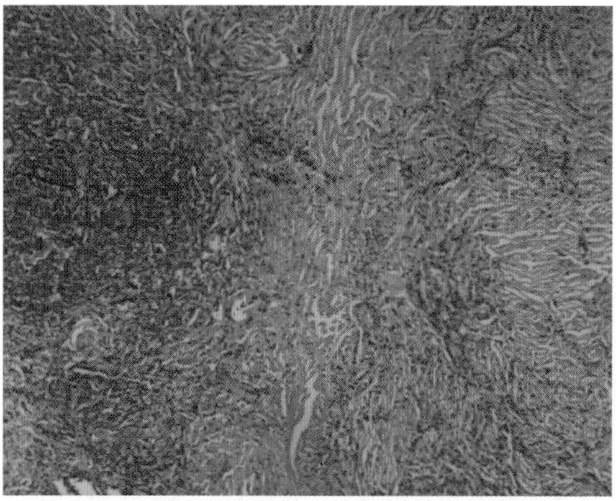

图 19-7 见由浆细胞构成的密集区和增生的纤维组织

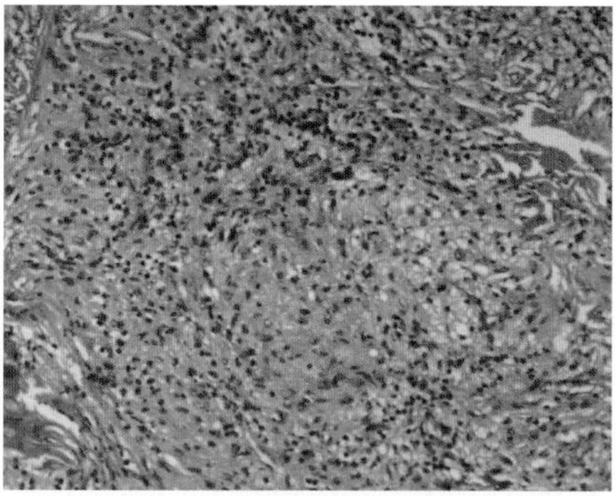

图 19-8 见由组织细胞构成的稀疏区

免疫组化：CD68（+），S-100（+），PC（+），EMA（+）。

4. 男性，33岁。主诉言语不利9个月伴右侧肢体麻木1个月。CT提示左侧颞枕部大片状水肿带，MRI提示左颞部胶质瘤（图19-9）。

病理诊断：大脑弓浆虫感染

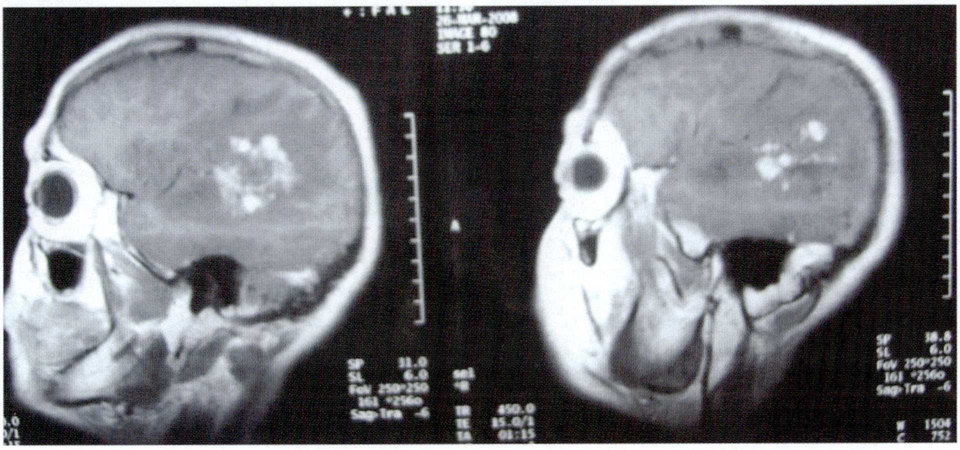

图19-9 影像学MRI显示颅内可强化病变，伴有周边水肿

诊断要点：脑组织中部分细胞内含有微小球形物（图19-10），六胺银染色阳性；本例补查患者血内弓浆虫抗体呈阳性，进一步支持该诊断。

特殊染色：六胺银（+）（图19-11），PAS（+）。

5. 女性，32岁。左腮腺区无痛性肿块6个月。术中见腮腺腺叶弥漫性肿大。

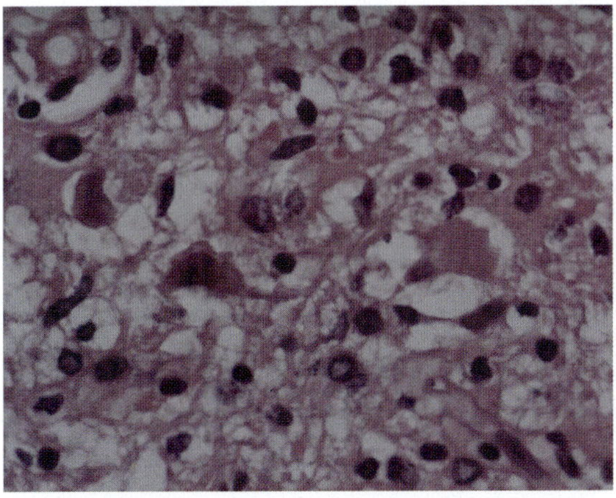

图19-10 脑组织的部分细胞胞浆中可见周边有亮晕微小球形物

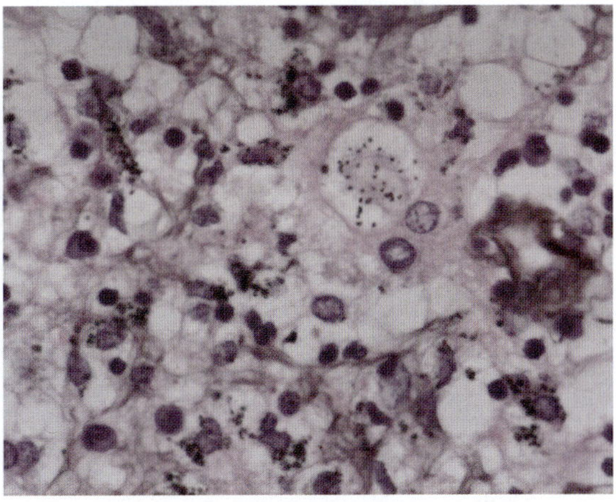

图19-11 特殊染色六胺银显示球形物

病理诊断：腮腺黏膜相关淋巴组织淋巴瘤

诊断要点：见弥漫成片的单核样 B 细胞（图 19-12），并有腮腺导管上皮的“淋巴上皮病变”形成（图 19-13）。免疫组化支持诊断，基因重排检测呈重链单克隆性。

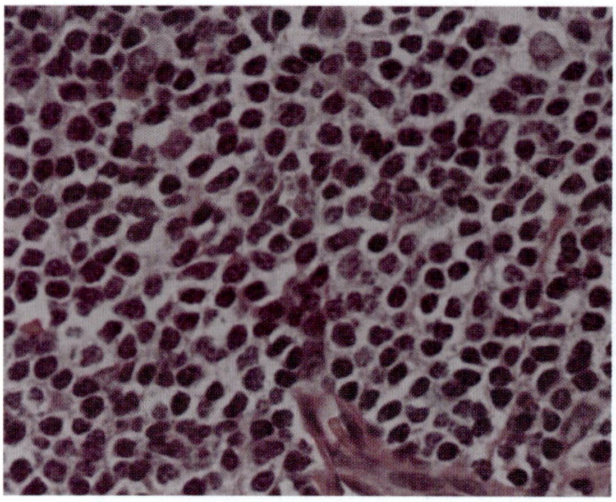

图 19-12　显示组织中成片的单核样 B 细胞

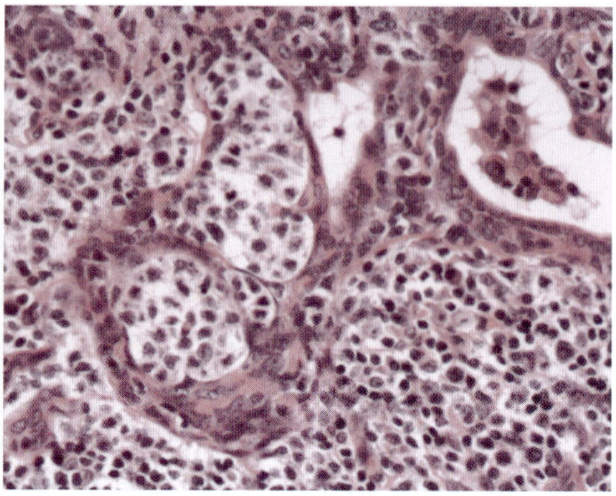

图 19-13　显示典型的淋巴上皮病变，在延腺上皮中呈球样排列

免疫组化：CD20（弥漫阳性，图 19-14），CD3（散在阳性），Lambda（弥漫阳性），Kappa（散在阳性）。

6. 女性，36 岁。发热 3 个月入院，查体发现左鼻腔占位。

病理诊断：鼻腔 NK/T 细胞淋巴瘤

诊断要点：坏死显著，可见成片的透明样肿瘤细胞（图 19-15），肿瘤细胞有浸润血管

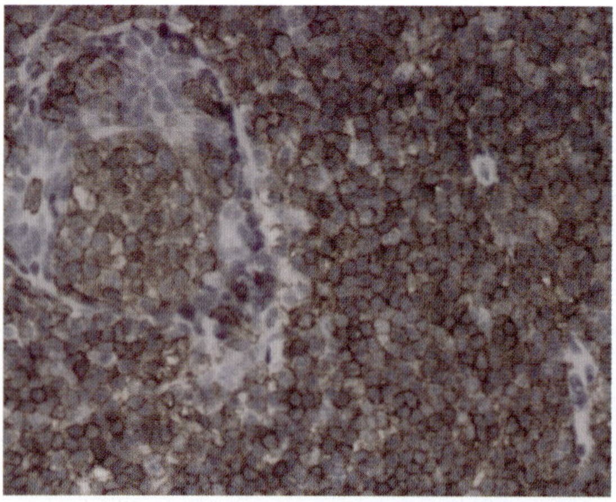

图 19-14　显示肿瘤细胞 CD20 弥漫阳性

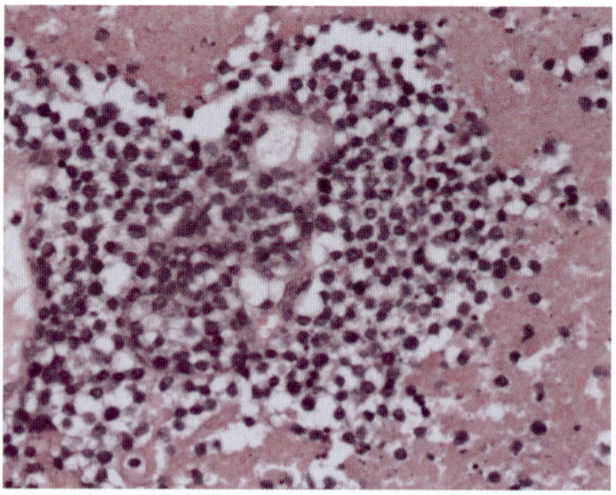

图 19-15　大片状坏死物中见小片状透明细胞性肿瘤组织

的现象（图19-16），免疫组化和原位杂交检测支持诊断。免疫组化：CD3（弥漫阳性），CD20（-），CD56（阳性，图19-17），GranzymeB（+）。原位杂交：EBer（+）。

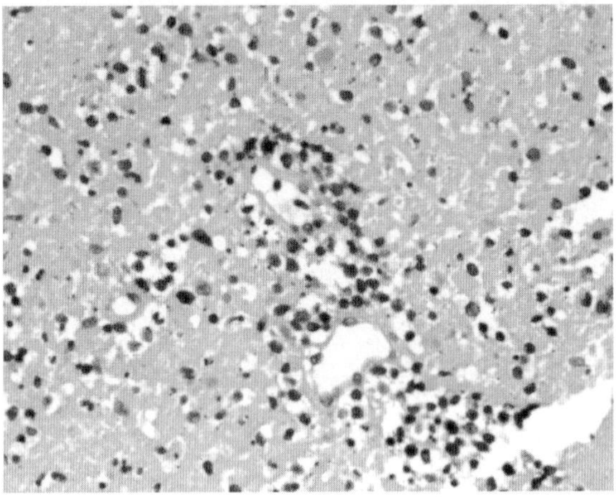

图19-16 肿瘤细胞浸润血管壁

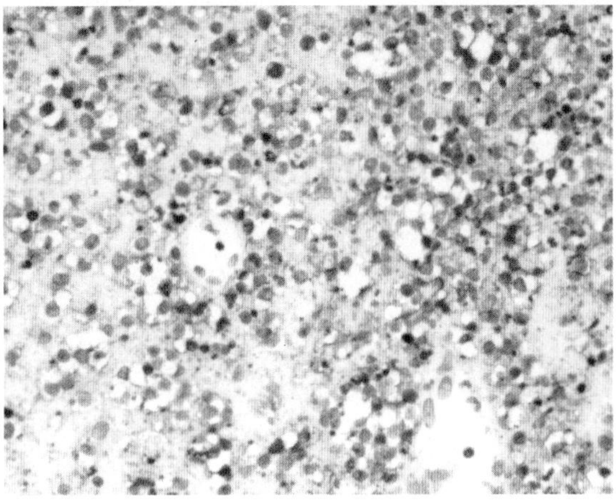

图19-17 显示肿瘤细胞CD56阳性

7. 女性，57岁。患者1年多前发现双侧颌下淋巴结增大，约蚕豆大，无压痛。2007年10月中旬出现咳嗽、咳黄白痰、量多；每日畏寒、出汗，未测体温；双大腿、双小腿皮肤散在红色结节，无瘙痒，无疼痛，伴双下肢凹陷性水肿；双手小关节肿胀疼痛，双肩关节痛，无其他大关节疼痛。3个多月前发现双侧腋窝淋巴结增大，蚕豆大，无压痛，之后逐渐出现双侧颈部、腋下、腹股沟、左上肢皮下多发肿大结节。近2个月咳嗽、咳痰好转消失，无明显发热。

病理诊断：细菌性淋巴结炎，考虑为猫抓病

诊断要点：在淋巴结和皮肤真皮层均可见不典型的化脓性肉芽肿（图19-18），肉芽肿周边尚可见成片增生的透明T细胞（图19-19），Warthin-Stary染色显示组织细胞可见巴尔通体（图19-20）。免疫组化：CD3（++），CD20（+），CD15（散在阳性），CD68（灶状阳性）。

特殊染色：Warthin-Stary染色（+）。

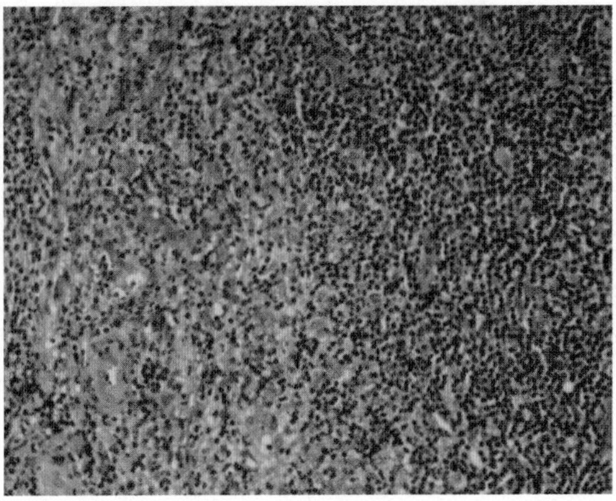

图19-18 在淋巴结和皮肤中均可见不典型的化脓性肉芽肿

8. 男性，42岁。右耳闷10个月伴面瘫2周。查体发现右侧外耳道肿物。

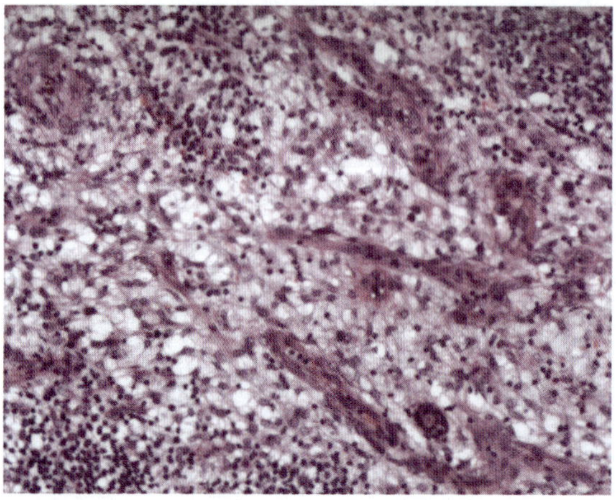

图 19-19 可见大片状增生的透明 T 细胞

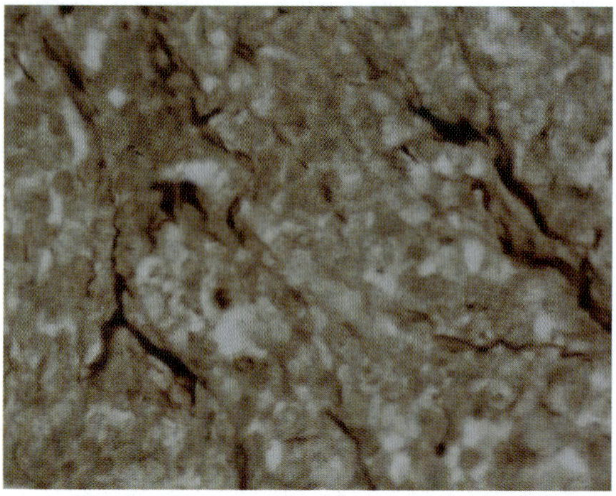

图 19-20 特殊染色 Warthin-Stary 染色显示细胞中有巴尔通体（杆菌）

病理诊断：绿色瘤（急性粒细胞性白血病累及）

诊断要点：肿瘤细胞弥漫成片，细胞幼稚（图 19-21），肿瘤细胞间见散在不成熟嗜酸性细胞（图 19-22）。免疫组化支持诊断。更重要的是追问临床病史，患者 2 年前曾患急幼粒白血病（M_3）。

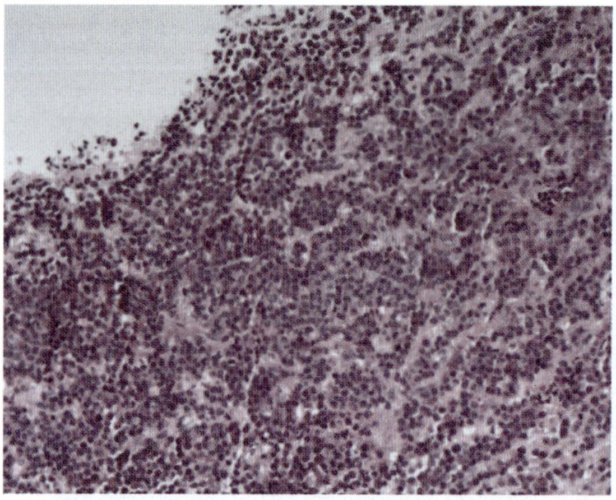

图 19-21 组织中见成片的幼稚肿瘤细胞

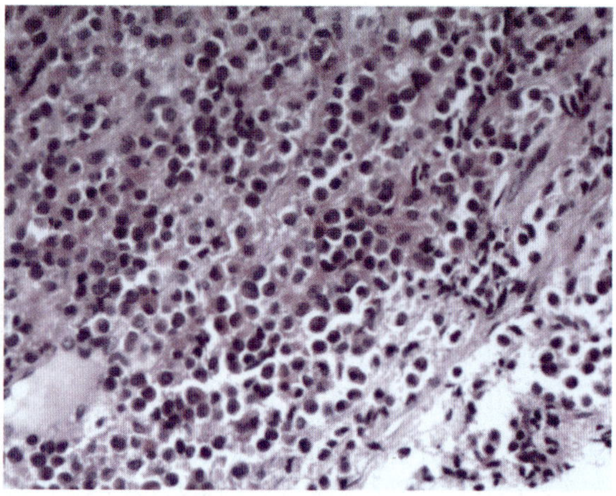

图 19-22 肿瘤细胞中见散在不成熟的嗜酸性细胞

免疫组化：CD15（+），GranzymeB（+），CD43（阳性，图 19-23），MPO（+），CD3（散在阳性），CD20（-）。

9．女性，45 岁。发现子宫肌壁多发性占位（图 19-24）及附件肿物 2 年。

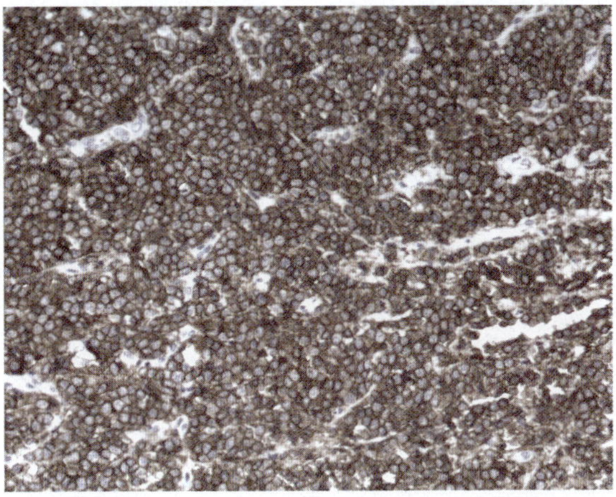

图 19-23　显示肿瘤细胞 CD43 弥漫阳性

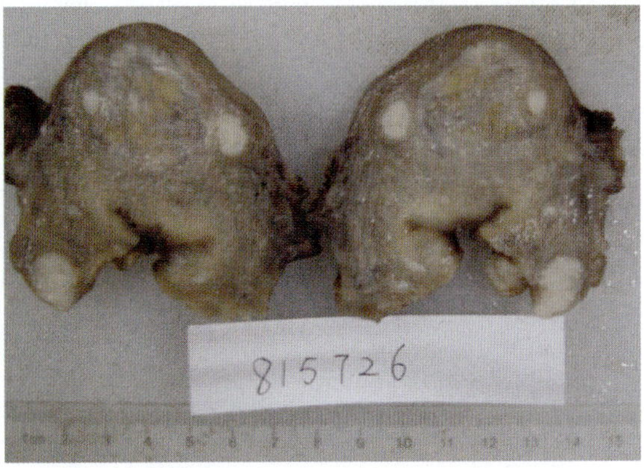

图 19-24　显示子宫壁多发性占位

病理诊断：子宫肌壁类似 PEComa 的多发性上皮样平滑肌瘤伴脂肪化生

诊断要点：肿瘤细胞围绕血管呈上皮样生长（图 19-25），在实片状肿瘤细胞间见大量的脂肪成分，部分肿瘤细胞胞浆透亮，细胞间见大量基膜样物质（图 19-26）。免疫组化支持肿瘤细胞为平滑肌来源。

免疫组化：SMA（+），Desmin（+），HMB45（-），Ki-67 index 2%。

10. 女性，26 岁。因宫颈锥切术后 9 个月，发现盆腔占位 6 个月。术中发现左、右髂血管旁多发性肿物。

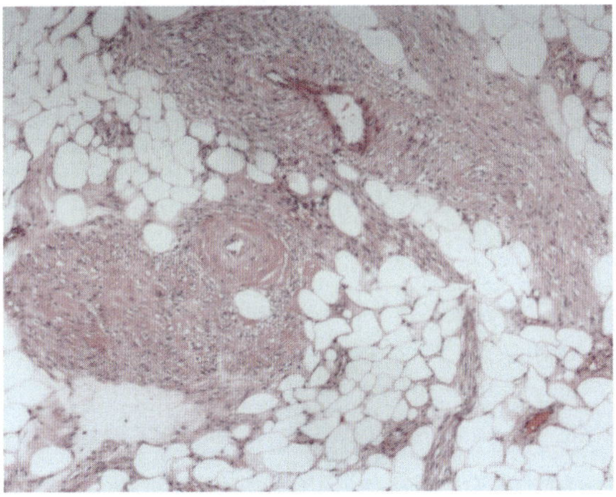

图 19-25　肿瘤组织围血管生长呈上皮样，并见脂肪成分

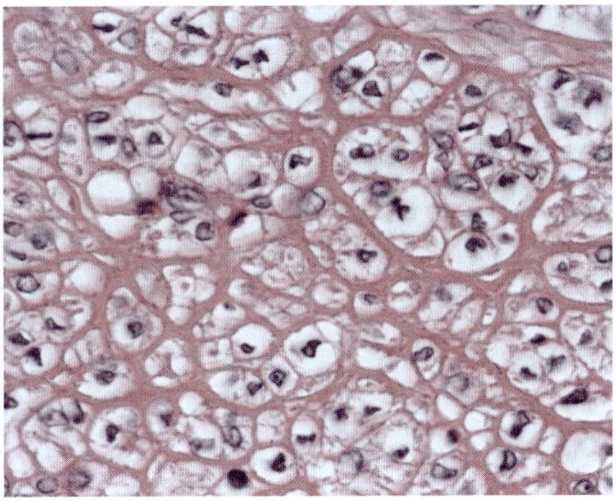

图 19-26　肿瘤细胞呈透明状，细胞间见大量基膜样物质

病理诊断：左、右髂血管旁淋巴结转移性腺泡状软组织肉瘤

诊断要点：有淋巴结残留结构（图 19-27），内有转移性组织，大部分呈腺泡状结构（图 19-28），腺泡样结构间血管丰富；瘤细胞胞浆丰富，红染颗粒状，细胞核呈空泡状，核仁明显。主要与转移性恶性副节瘤进行鉴别。

免疫组化：CgA（-），Syn（-），S-100（-），NSE（+），Ki-67 index 2%，SMA（-）。

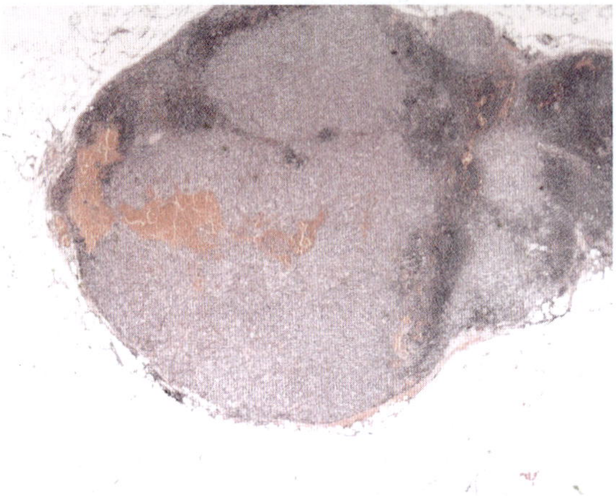

图 19-27　淋巴结中见转移性肿瘤组织

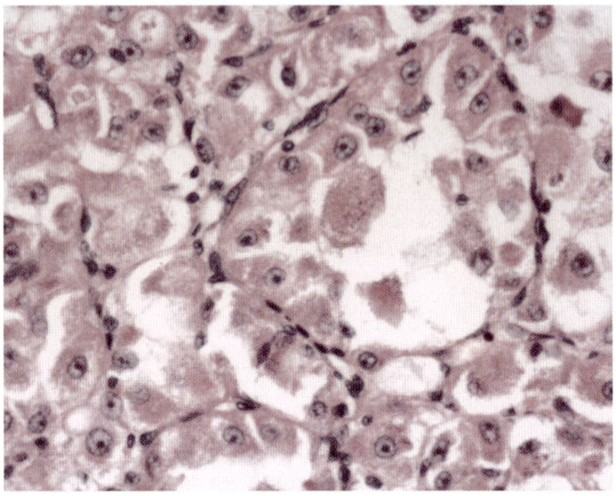

图 19-28　肿瘤组织呈腺泡状改变

追问病史并复习两次宫颈手术切片，发现在宫颈切片中有不典型腺泡状软组织肉瘤的形态学改变（图 19-29），并且有沿淋巴管转移的迹象。考虑为原发于宫颈的腺泡状软组织肉瘤并发随后的髂血管旁淋巴结转移。

11．女性，52 岁。绝经后阴道出血 1 年余。B 超提示子宫内膜增厚 0.8～1.5cm 不等，内回声不均匀，血流丰富。外院诊断性刮宫病理提示绝经期子宫内膜，腺体有分泌，间质蜕膜样变；可见坏死组织及脓性分泌物。

病理诊断：类似于卵巢性索肿瘤的子宫肿瘤（浸润浅肌层，低度恶性）

诊断要点：肿瘤细胞呈实片状、筛网状结构，实片状细胞胞浆丰富、核呈空泡状，部分区域围血管、腺

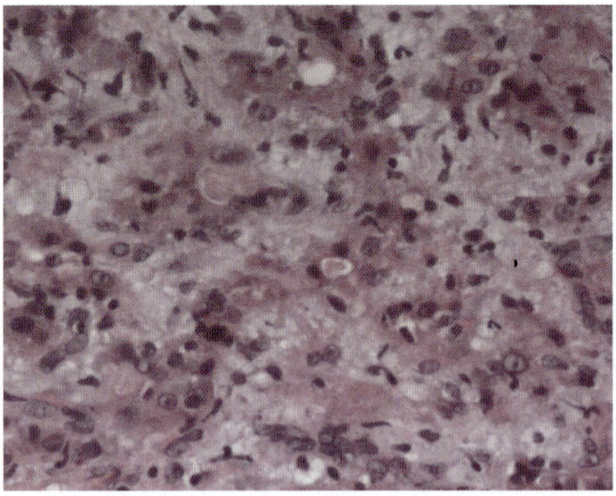

图 19-29　原宫颈切除组织中见不典型腺泡状软组织肉瘤图像

管排列（图 19-30），局部浸润浅肌层伴脉管内瘤栓形成，筛网状结构中含有黏液，部分呈腺样改变（图 19-31）。形态上具有胎盘部位滋养叶细胞肿瘤和卵巢性索肿瘤（特别是间质细胞瘤）的特点。

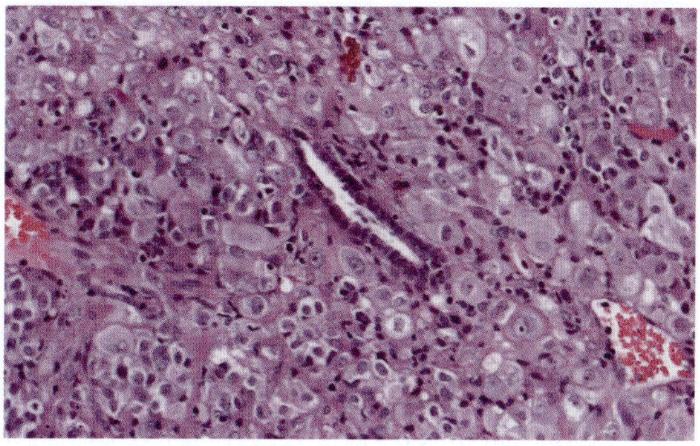

图 19-30 实片状肿瘤细胞呈上皮样排列

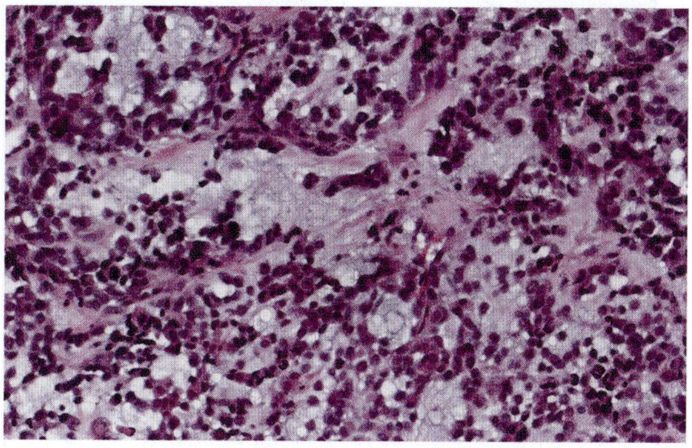

图 19-31 肿瘤细胞呈筛网状排列

免疫组化：

阴性表达的抗体：EMA、CK34βE12、CEA、HpL、HCG、PLAP、CK7、ER、PR、P63、E-calderin。

灶性阳性表达的抗体：CD10、CD99、CK19、MelanA、α-Inhibin（图 19-32）、P53。

强阳性表达的抗体：AE1/AE3、Vimentin、Calretinin、Ki-67 index 3%。

需要鉴别排除的病理诊断有子宫内膜样腺癌，胎盘部位滋养叶细胞肿瘤（PSTT），恶性中胚叶混合瘤，血管周上皮样肿瘤（PEcoma），子宫内膜间质肉瘤伴性索分化，子宫内膜间质肉瘤伴内膜样腺体分化等（图 19-32）。

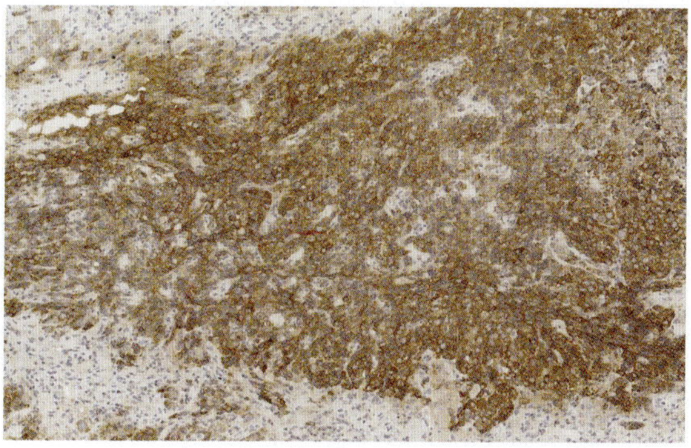

图 19-32 显示肿瘤细胞 α-Inhibin 强阳性

12. 女性，60 岁。体检发现脾脏多发性占位 6 个月。

病理诊断：脾脏窦岸（littoral）细胞血管瘤。

诊断要点：脾脏多发性暗褐色筛网状结节（图 19-33），组织象为筛网状，瘤细胞呈柱状被覆在腔缘内侧（图 19-34），免疫组化支持诊断。

免疫组化：瘤细胞 Vimentin（++），CD31（+），CD34（-），FⅧ（+），S-100（部分阳性），CD68（部分阳性，图 19-35）。

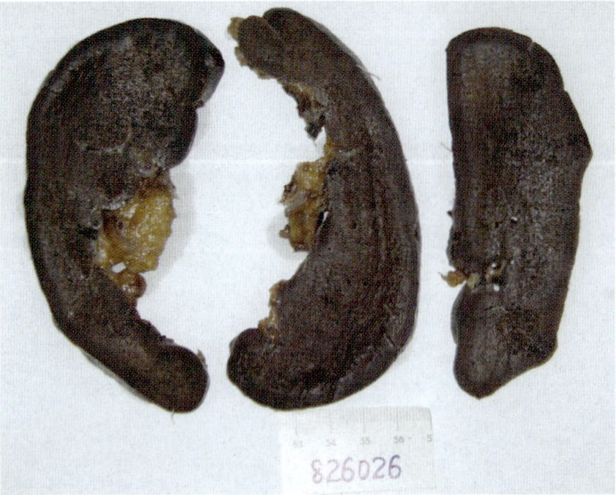

图 19-33 脾脏多发性暗褐色结节

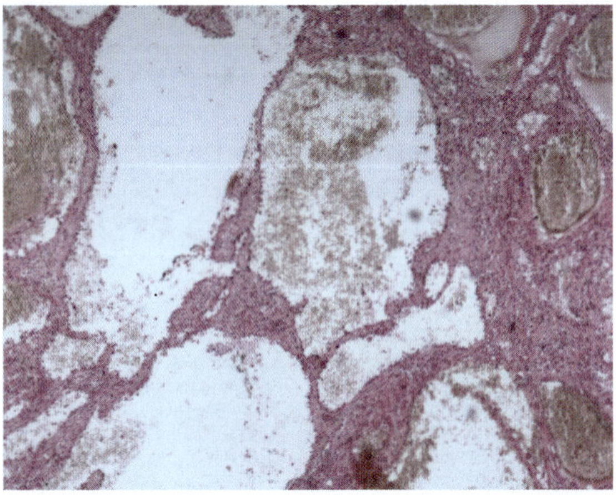

图 19-34 组织显示含有红细胞的腔隙内衬高内皮细胞

13. 男性，23 岁。左上腹胀痛 2 月余，发现左肾上腺占位 10 天入院。B 超提示左肾上腺占位，直径 15cm，内部回声不均一。大体见肾上腺区灰白、灰红不均一肿块，累及肾实质（图 19-36）。

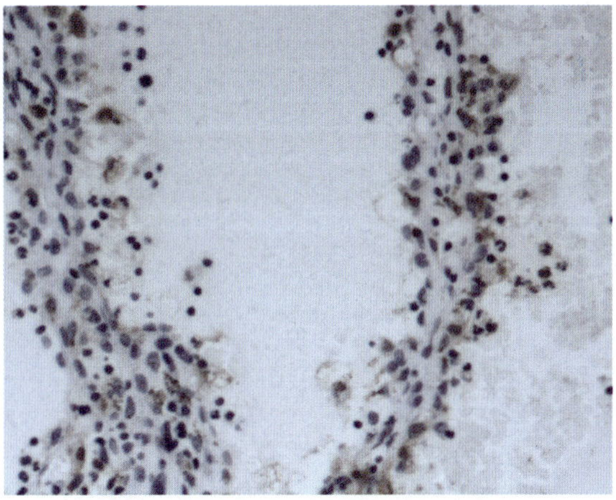

图 19-35 部分高内皮细胞除表达血管内皮标记外还表达 CD68 和 S-100

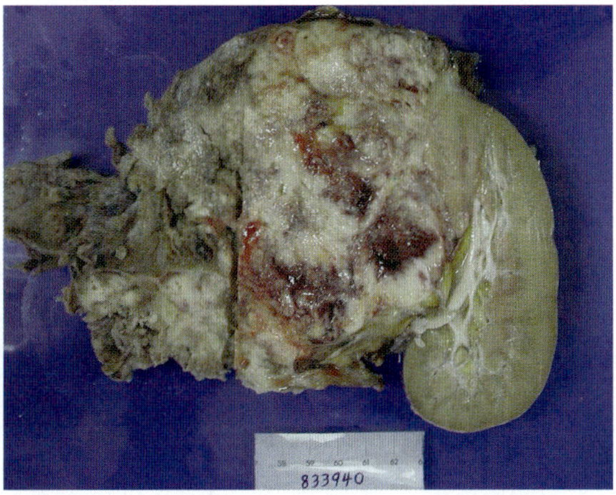

图 19-36 显示肾上腺区巨大占位并累及肾皮质

病理诊断：（左肾上腺区）Ewing 肉瘤/原始神经外胚瘤（PNET）

诊断要点：小圆性肿瘤细胞，弥漫浸润性生长，局部见菊形团样结构（图 19-37、图 19-38）。免疫组化支持 PNET 的诊断。

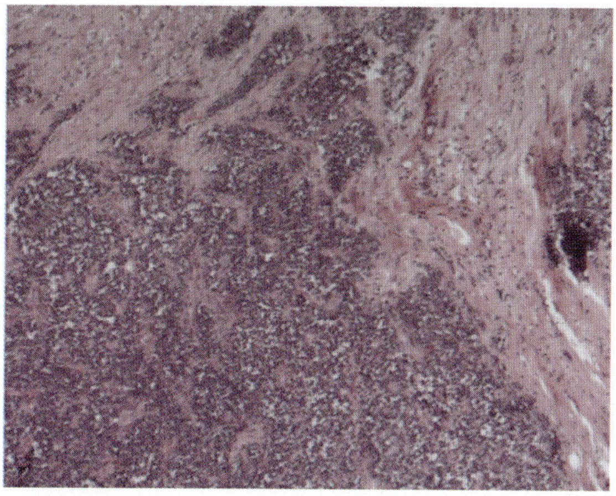

图19-37 弥漫浸润的肿瘤性小细胞，周边纤维增生

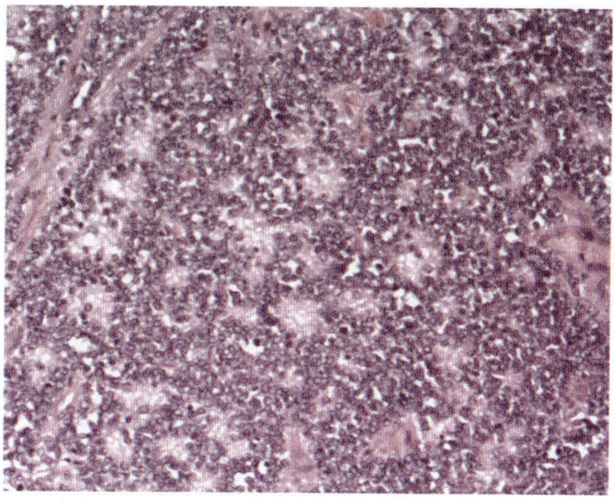

图19-38 肿瘤组织中局部见菊形团形成

免疫组化：CD99（++）（图19-39），Vimentin（++），CgA（-），Syn（-），MelanA（-），S-100（+），Ki-67 index 85%。

14. 女性，44岁。发现左腰部肿物1周，有触痛。手术见肿物位于皮下，直径1.5cm，质硬。

病理诊断：右腰部增生性肌炎

诊断要点：黏液变性的背景中见肌纤维母细胞增生（图19-40），局部见神经节样细胞（图19-41），周围散在出血，见脂肪及正常横纹肌成分（图19-42）。

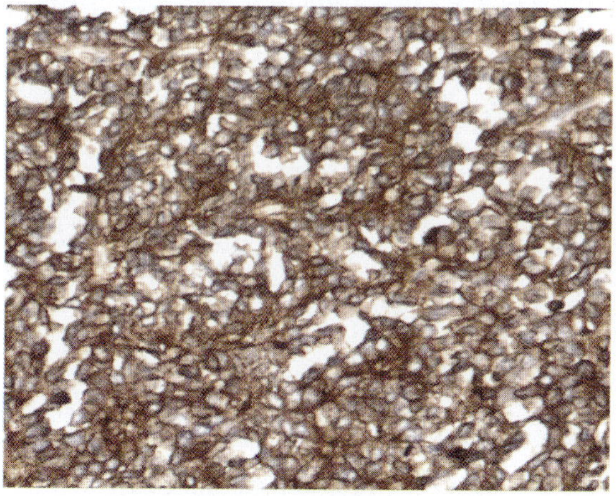

图19-39 免疫组化显示肿瘤组织CD99强阳性

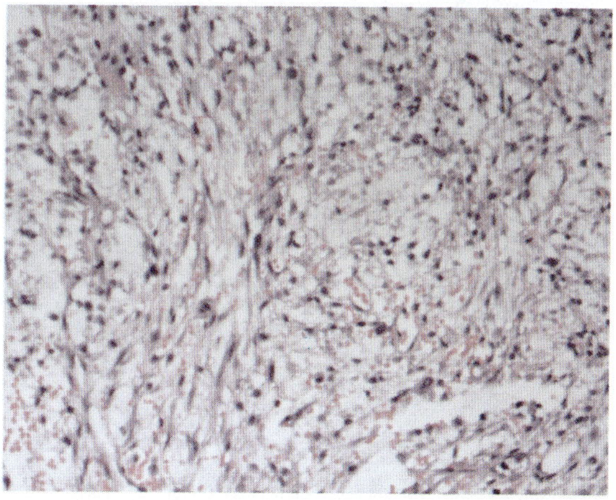

图19-40 黏液变的背景中见增生的肌纤维母细胞，散在出血

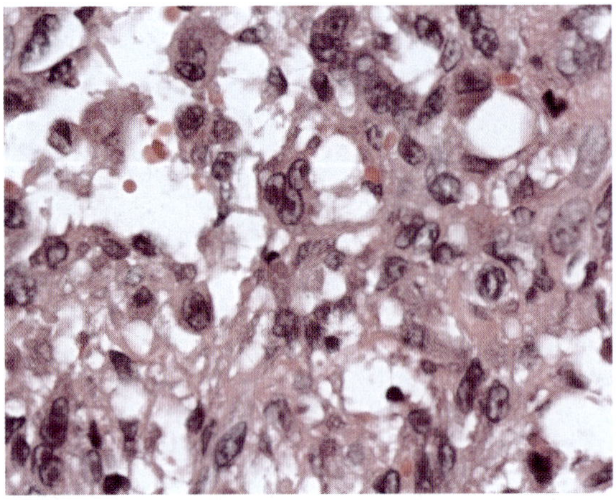

图 19-41 肿瘤组织中局部见神经节样大细胞

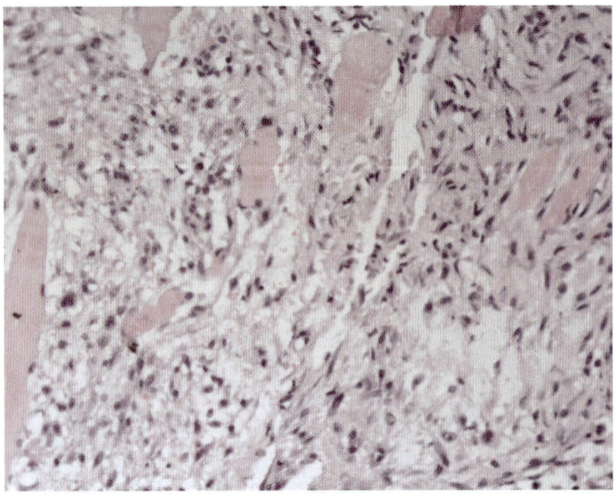

图 19-42 在肌纤维母细胞间见正常残留的横纹肌组织

免疫组化：SMA（+），S-100（-），Desmin（-）（残留横纹肌阳性），Ki-67 index 40%。

15. 女性，38 岁。心包巨大肿物。影像学提示 17cm×16cm×6cm 大小肿物。

病理诊断：单向分化（梭形细胞）的滑膜肉瘤

诊断要点：弥漫浸润的梭形细胞（图 19-43），可见核分裂象，浸润周边脂肪，瘤细胞周局部黏液变性（图 19-44），见局部坏死，未见上皮样成分；免疫组化支持诊断。

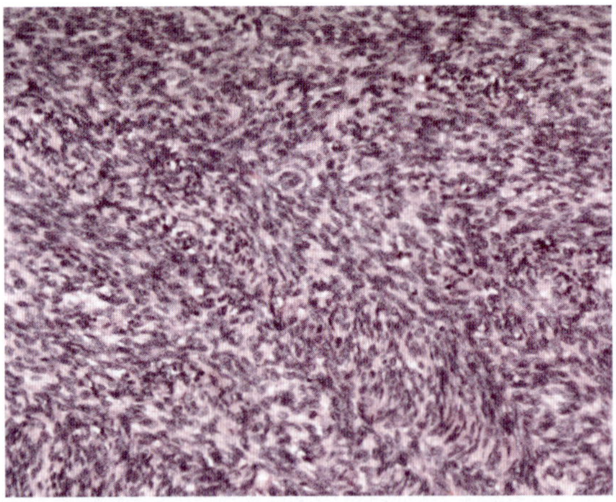

图 19-43 显示弥漫浸润的梭形肿瘤细胞

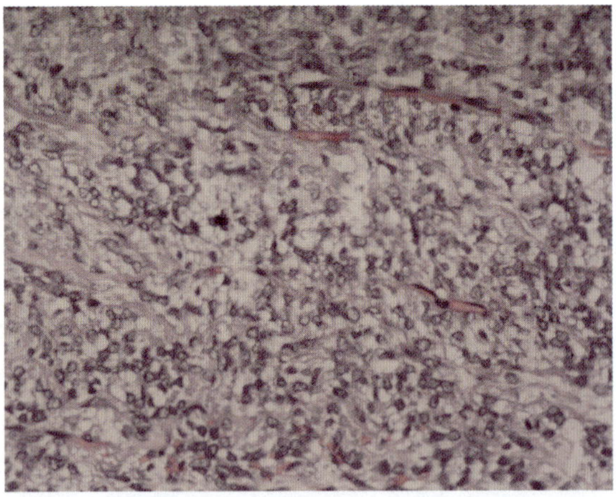

图 19-44 局部瘤细胞间黏液变性

免疫组化：AE1/AE3（局部梭形细胞阳性），Vimentin（++），bcl-2、CD99（阳性，图19-45），Calretinin（-），MC（-），Ki-67 index 30%。

16. 男性，43岁。左手小鱼际部位外院切除“神经鞘瘤”术后4个月，肿瘤复发。大小约2cm，边界欠清，切面质细腻（图19-46）。

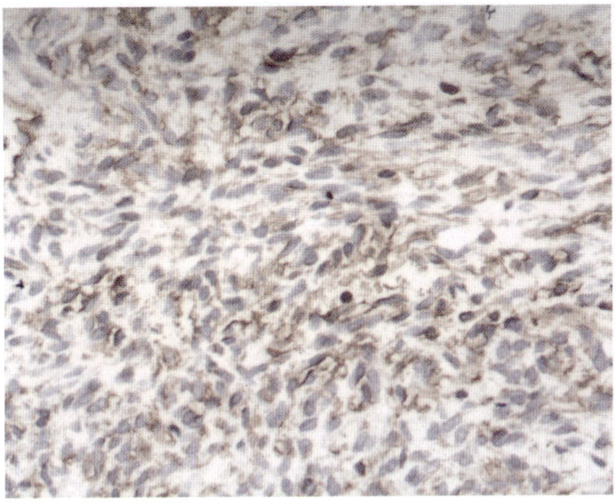

图19-45 瘤细胞bcl-2和CD99阳性

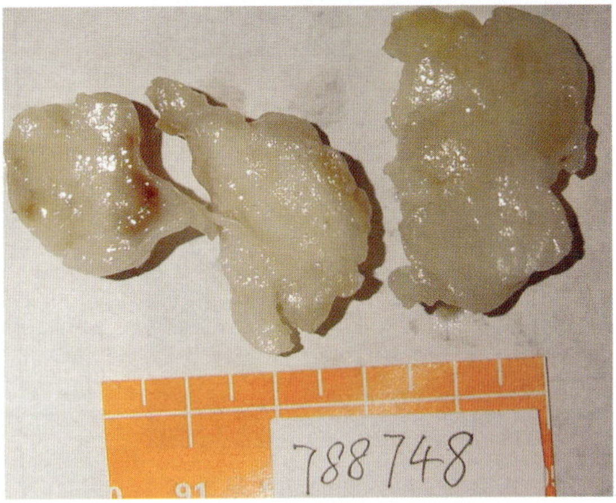

图19-46 显示灰粉色肿物，切面质细腻

病理诊断：左手小鱼际部位腺泡状横纹肌肉瘤

诊断要点：肿瘤细胞部分呈梭形，部分呈腺泡样排列（图19-47、图19-48），腺泡周围为基底膜。形态和免疫组化均支持诊断。

免疫组化：Desmin（+），SMA（+），Vimentin（+），AE1/AE3（-）。

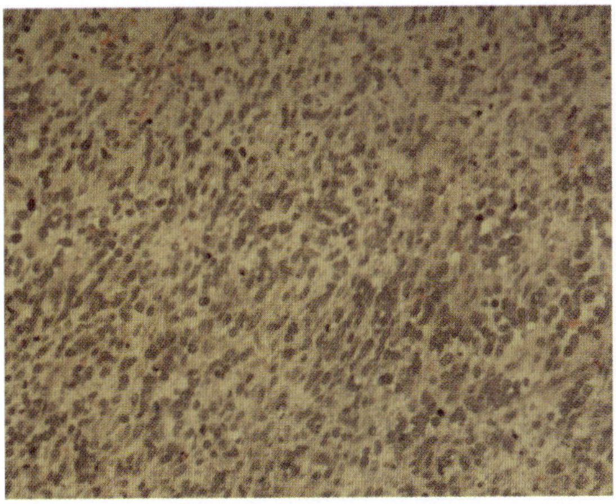

图19-47 显示短梭形的幼稚细胞

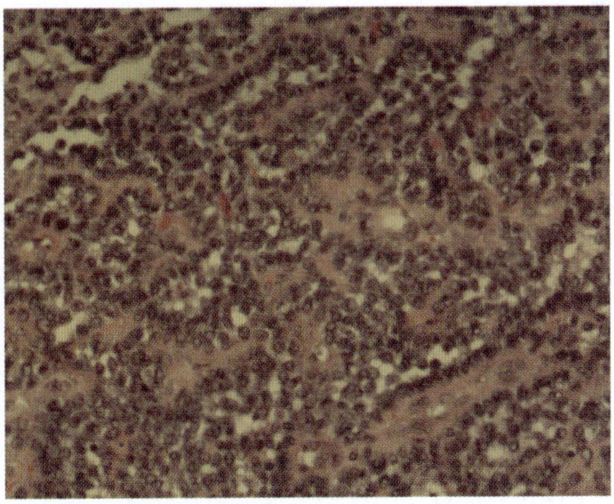

图19-48 显示幼稚肿瘤细胞呈腺泡状排列

17. 女性，53 岁。右手拇指、示指及手掌桡侧巨大包块 40 余年，伴拇指、示指皮肤麻木而入院手术。送检大体：灰粉、灰黄不整形组织一块，大小为 7cm×5cm×2. 5cm，似有包膜，切面灰黄、灰白，纵切面略显条索状、类似蠕虫样（图 19-49），质地中等。

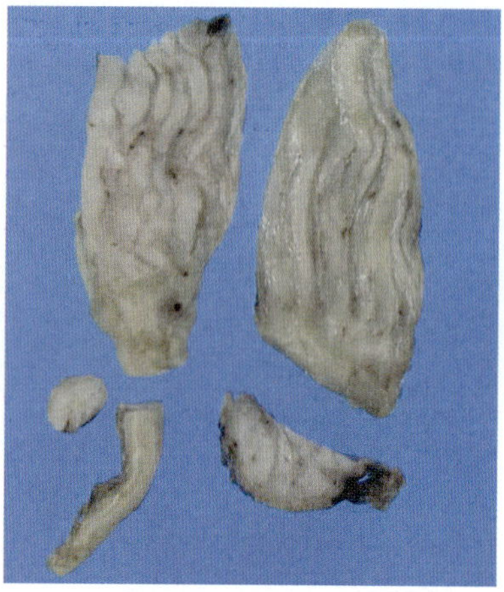

图 19-49　肿瘤切面呈条索状、蠕虫样改变

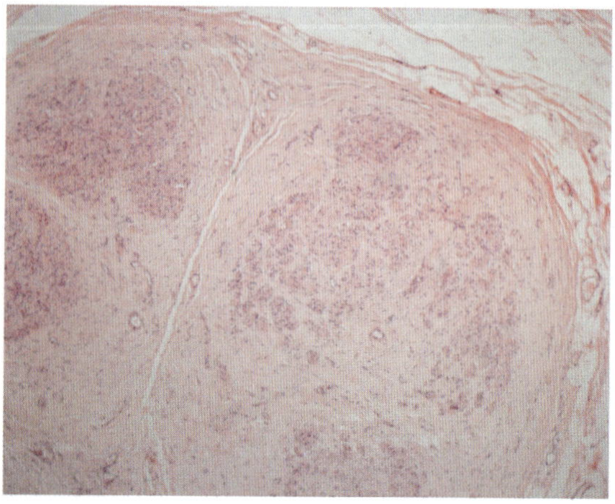

图 19-50　肿瘤组织呈结节状分布

病理诊断：神经内神经束衣瘤

诊断要点：肿瘤组织呈结节状分布（图 19-50），结节内瘤组织呈洋葱皮样改变（图 19-51），洋葱皮周边的瘤细胞表达 EMA（图 19-52），而洋葱皮“芯”则为神经，表达 S-100，不表达 EMA。

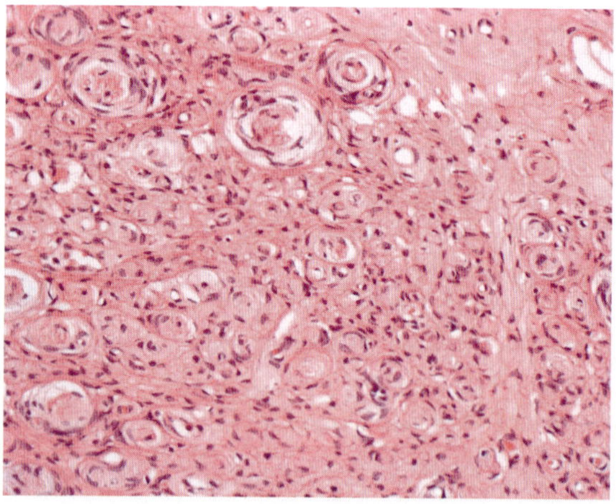

图 19-51　肿瘤组织呈漩涡状、洋葱皮样形态

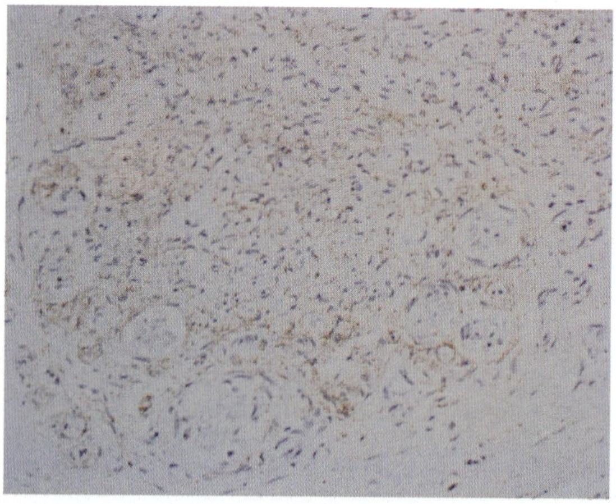

图 19-52　肿瘤细胞表达 EMA

18. 女性，34 岁。主因腹部不适住院，影像学检查发现腹部巨大占位。患者 17 年前曾患“胰岛细胞瘤”。术中见右肾直径 3. 5cm 界限清楚的占位病变，同时发现胰头部 17cm×15cm×8. 5cm 肿物，肿物与十二指肠壁界限不清楚。

病理诊断：肾脏 TFE3 融合基因相关性肾癌合并胰腺实性假乳头肿瘤

诊断要点：肾脏肿瘤组织具有乳头状肾细胞癌、嫌色细胞癌、颗粒细胞癌（其核突入腺腔呈鞋钉样改变）的形态特点（图 19-53、图 19-54、图 19-55），且不表达上皮性标记。而胰腺肿瘤细胞呈乳头状（图 19-56）（乳头上皮下无基膜）和实片状、微囊状（图 19-57）。

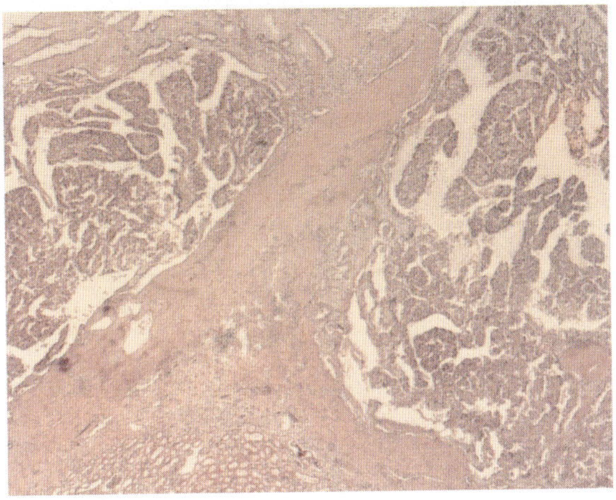

图 19-53　肾肿瘤：纤维组织中见上皮呈乳头状结构

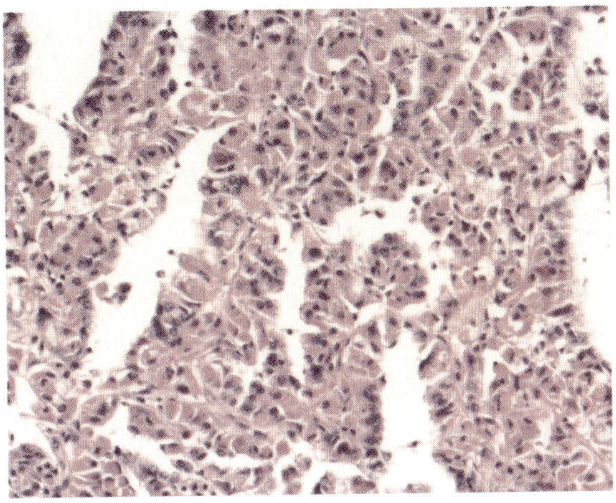

图 19-54　肾肿瘤：嗜酸性颗粒细胞，核呈鞋钉样改变

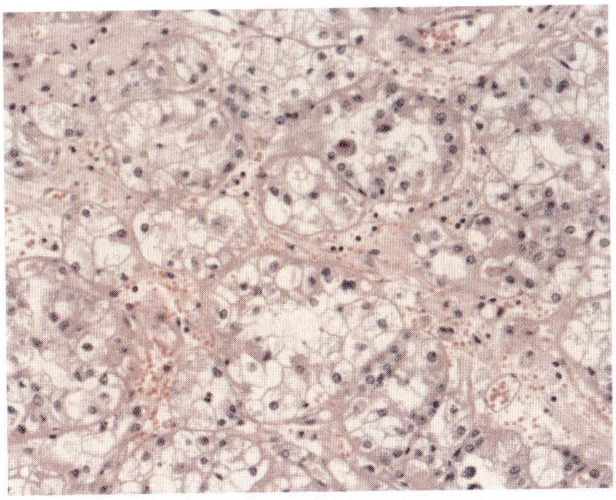

图 19-55　肾肿瘤：局部瘤细胞包膜异常清楚、胞浆透亮的嫌色细胞癌形态

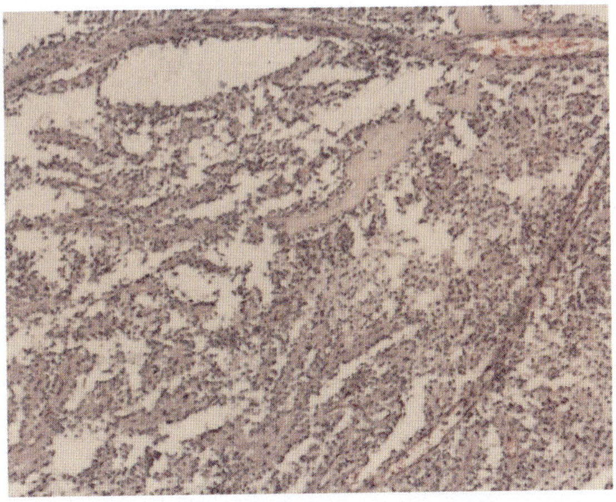

图 19-56　胰腺肿瘤：见乳头状结构

免疫组化：肾脏肿瘤细胞 CD10（+），Vimentin（+），AE1/AE3（-），CK7（-），HMB45（-），CD68（乳头结构间质中的泡沫细胞阳性），Ki-67 index 1%。胰腺肿瘤 Vimentin（++），α-ACT（++），AE1/AE3（少部分阳性），CD34（-），CgA（-），Ki-67 index 1%（图 19-58）。

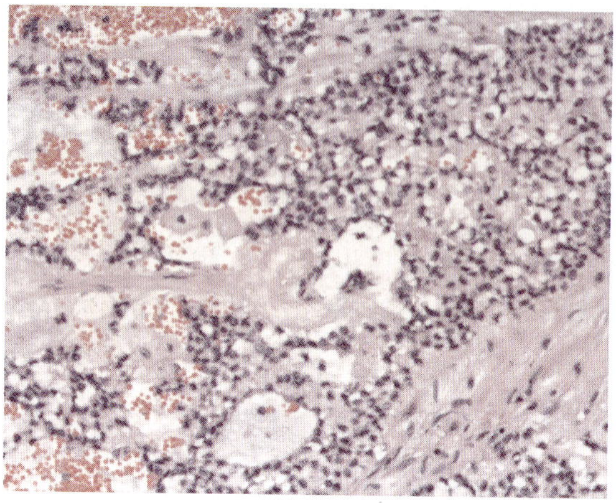

图 19-57　胰腺肿瘤：见实片状及微囊性区域

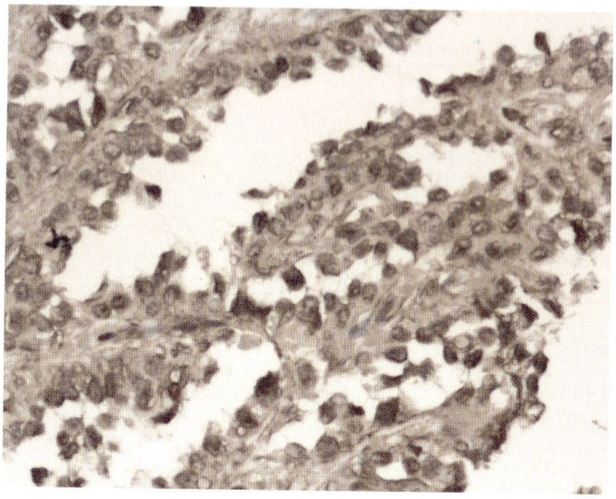

图 19-58　胰腺肿瘤：瘤细胞表达 Vimentin

19. 女性，52 岁。眼睑皮肤见一直径约 0.6cm 的实性结节。

病理诊断：眼睑皮肤毛母细胞瘤

诊断要点：肿瘤细胞小，呈实片状，周边见黏液性间质（图 19-59），在瘤细胞巢间常可见到毛乳头，并可见散在毛根（图 19-60）。

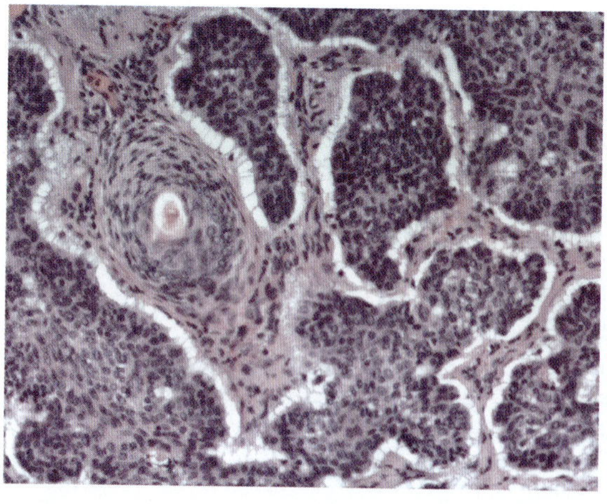

图 19-59　实片状肿瘤细胞周常见黏液性间质

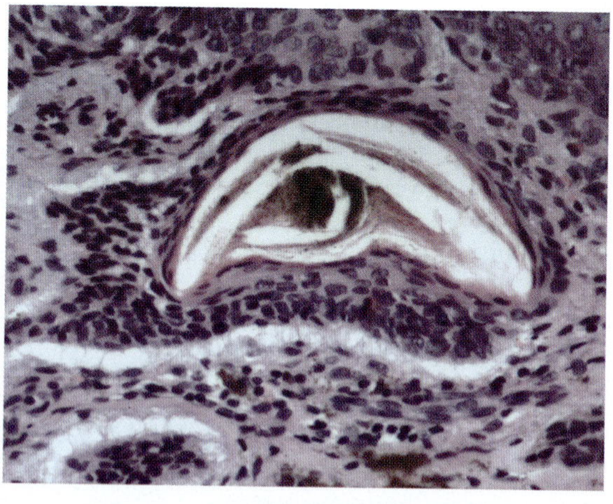

图 19-60　在肿瘤细胞巢可见毛根存在

20. 女性，50 岁。全身骨痛并逐渐加重 3 年。影像学检查发现左下颌占位，边界清楚（图 19-61），有压痛。奥曲肽显像肿瘤呈受体高表达。术前血磷远低于正常。

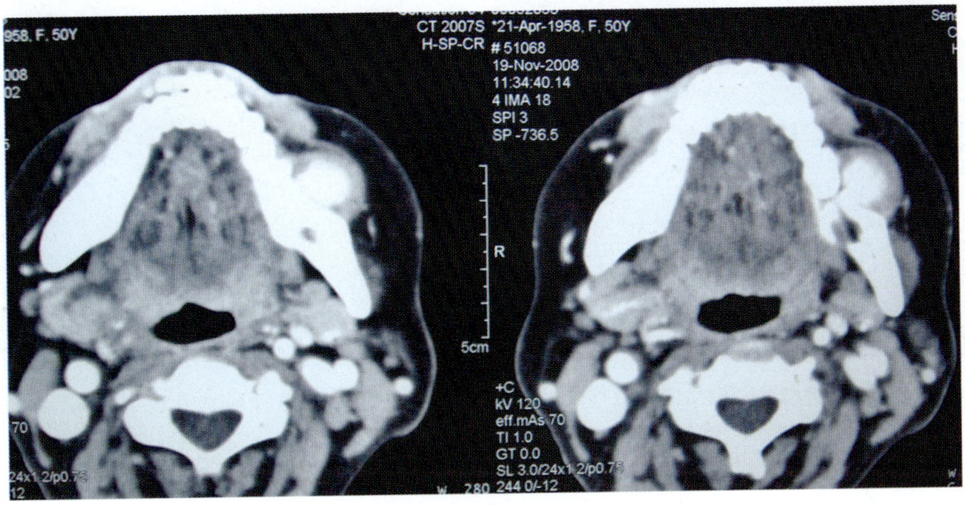

图 19-61　影像学 CT 显示左下颌骨外见高密度占位

病理诊断：磷酸盐尿性间叶肿瘤（一种常见的肿瘤性骨软化组织学类型）

诊断要点：肿瘤细胞弥漫浸润，瘤周可见骨壳形成（图 19-62），瘤细胞核/浆比例高（图 19-63），核往往有轻到中度异型性，在瘤组织中常可见到厚壁畸形血管，增厚管壁常见黏液样变性（图 19-64）。电镜肿瘤细胞细胞器少，周围常见胶原纤维，有时可见核沟（图 19-65）。

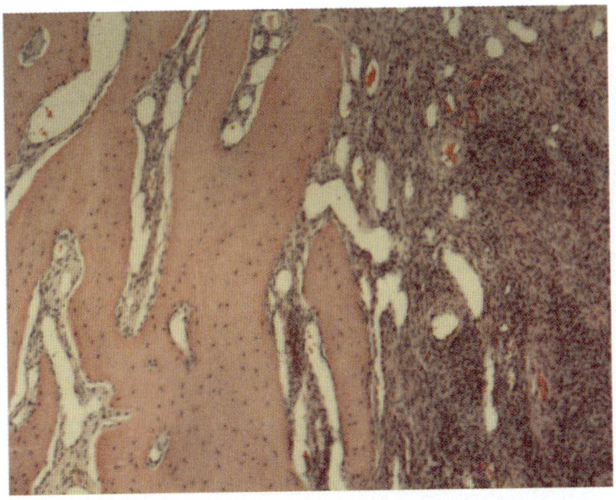

图 19-62　肿瘤组织弥漫浸润性生长，外周有骨样组织

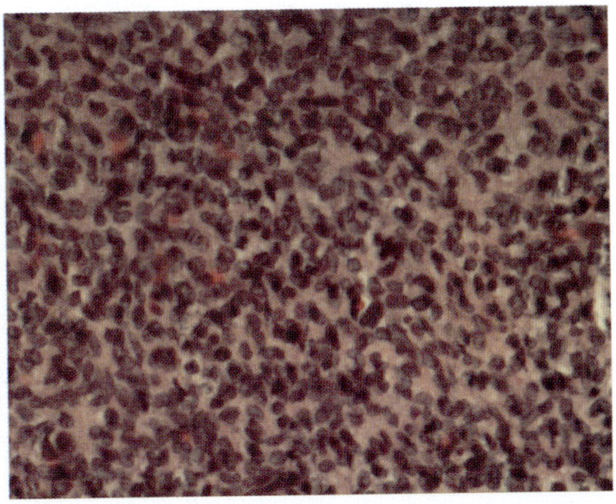

图 19-63　肿瘤细胞核浆比例高，且有轻到中度异型

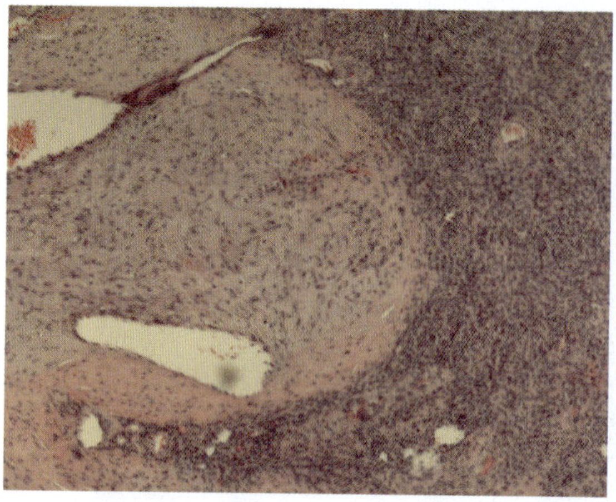

图 19-64 肿瘤内的血管壁增生伴黏液样变性

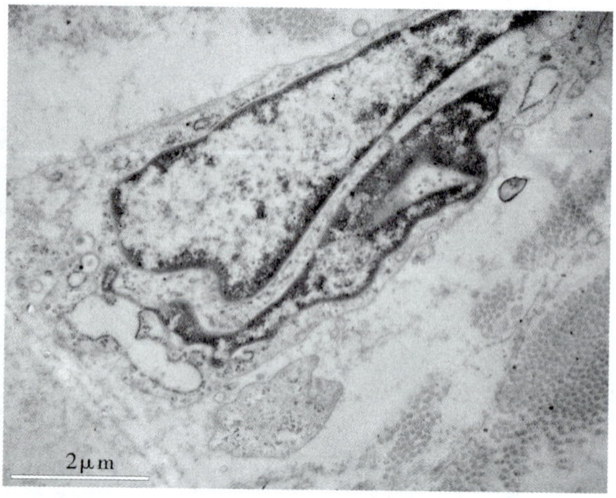

图 19-65 电镜显示有核沟形成，周边有大量胶原纤维

免疫组化：Vimentin（++），SMA（-），Desmin（-），CD34（血管阳性），AE1/AE3（-）。

注：术后 7 天，患者血磷恢复正常。

后 记

一、中国临床病理现状及应对策略

临床诊断病理在中国人们心目中究竟是一什么位置？其存在的价值应该是什么？在目前的市场经济条件下及今后的相当时间内如何摆正其位置和促进其发展，是我们每一个病理工作者应该思考的问题。

临床诊断病理已有150多年的历史（1858年威尔啸开创细胞病理学至今），但真正在中国发挥作用不足100年的光景，新中国成立后有了长足地发展，在20世纪80年代后期达到一个相当高的水平——为中国医学诊疗水平的提高做出了巨大贡献，然而在经济转轨时期，在人们思想普遍浮躁的状态下，在一味创新求变、追求疾病分子水平研究的驱动下，人们把临床病理放在了一个不应有的位置——视为检验科，但效价比却远差于检验科；视为医技科室，但诊断和作用却与临床不相上下，甚至是“医生的医生”。临床医师普遍认为病理是最后的诊断，给你一块组织，得出一个准确、即时的诊断是应该和必然的，往往不给病理提供病人详细的相关资料，也不与病理医师进行交流，他们不理解病理的局限性（只能对送来的组织进行选择性的形态学观察）、诊断陷阱和得出一个准确病理诊断的曲折复杂过程——需要全面的临床、影像和检验结果的资料，足够大的送检组织，另外送检组织在病变中的位置、疾病所处的不同时期、疾病本身在形态学方面体现出来是否具有特异性、诊断医师所具有的经验……，都对诊断带来变数；在许多医院行政领导及普通老百姓看来，病理科是一检验科，形同生化、临检、微生物，诊断结果应该一次性出来，应当快速、客观，他们不理解病理过程的复杂性——深切、补取、做特殊染色、做免疫组化、做电镜、做必要的分子检查，有的甚至做了以上工作仍不能明确诊断，还需要传阅、讨论、会诊，以至于最后仍拿不准诊断——由于病理诊断是一个主观判断客观的过程，形态学的相似性和疾病的阶段性导致病理诊断的困难性，再有目前病理医师是“全科医师”（需要对临床各科送来的标本进行诊断，各种疾病的病理诊断名称近5000个，病理形态学特征1万余个），这种“全而不易精”容易导致一些疑难病例的误诊，因此在诊断方面，大的原则诊断（良、恶性）一致，小的方面（具体的诊断名称）应当允许有出入；同时不同级别的医院也应当允许有不同比例的误诊率——然而人们普遍认为病理诊断的准确性应100%，一旦误诊病理医师就有成为被告的可能。正是这些不恰当的认识加上一些病理医师自身的“盲目客观”——认为不用参考临床资料诊断更客观，导致目前病理的尴尬境地：不被理解，不被认同，自己凭形态学冒巨大风险承担着做出疾病最后诊断的责任。

在经过风靡一时、现在还仍方兴未艾的对疾病的分子水平研究——通过PCR、原位杂交、基因芯片、蛋白芯片、组织芯片等手段拿到了海量的数据信息，但获得这些数据耗资是惊人的，数据结果的重复性和准确性是有待提高的，其实际应用价值是需要进一步认识的，基因改变和疾病的对接尚需时日；从宏观的角度来看：其实基因的改变和疾病的发生如同量变和质变，量变范围内的改变是波动的和可逆的，不同人从量变到质变的界限是有差异的，而综合了各方面资料的临床病理诊断恰恰是判断是否“质变”的简便可行的金标准，因此无论是过去、现在，还是将来，临床病理诊断在医院的诊疗过程中都起着举足轻重的作用——为临床诊疗工作保驾护航，作为诊断的“终结者”直接印证临床和影像科室的诊断思路正确与否，通过尸检还可判断死因，让相关科室回顾和反思生前的诊疗经过。正因为如此，临床病理理应成为诊断的中心角色——即临床资料、影像和检验结果向病理汇集（通过完整、详细的申请单和相关科室人员到病理科交流，通过医院局域网查阅）——这是提高诊断准确性的必要途径；同时应当较多地组织临床病理讨论会、尸检结果讨论会，以丰富病理工作者的临床知识和提高临床医师的诊治水平，减少误诊误治，尽可能少地使医院成为法律意识日益增强的病人及病人家属的“被告对象”。

中国诊断病理需要进步，就必须有所改变，作者在病理一线工作近20年，根据自己的工作经验提以下几点体会：

1．首先要对病理进行科普性宣传，使广大医务人员和普通老百姓认识病理工作——它是等同临床并高出临床的一种会诊、是一种主观对客观的终审判决。

2．建议开展新项目，如①肿瘤药敏实验——为临床化疗提供支持；②肿瘤疫苗——为晚期肿瘤患者提供新的治疗途径；③分子病理靶向检测——FISH、基因突变检测等，为临床靶向生物治疗提供有力支持；④多作一些免疫组化——提高诊断的准确性、提供预后的预测、提供耐药基因和激素、激素受体的检测；⑤多作特染、电镜和分子病理，图文分析、图文报告；通过这些工作后再发报告，可以降低诊断的风险，为临床的治疗提供更多的依据，同时大幅度增加总体收费，而改善病理工作者的待遇。

3．医院间强强联合，成立病理中心：一方面可以节约成本，提高有限设备的利用率；另一方面可以搞病理亚专科发展，这对提高病理诊断的准确性和培养人才都大有好处。

4．病理医师培训：本科毕业的病理科医生，应在辅导老师带教的情况下阅片5000例以上，通过考核方可尝试开始独立作出病理诊断，最重要的是学会把握度：哪一级医生发哪一级报告，即哪些报告自己可以发，哪些不能发，而应该上交或请求会诊。

5．病理诊断应密切联系当前科技发展，充分利用相对成熟的科技成果和技术为诊断服务，如利用目前的宽带互联网广泛开展会诊，多参考专家的意见以降低诊断风险；检测与不同肿瘤相关的特异癌基因，染色体改变，利用芯片技术检测基因和蛋白表达情况等。

6．人体组织是非常宝贵的，用于诊断往往是其中一少部分，将剩余组织妥善储存，在得到患者许可的情况下建立组织库，可用于科研、教学、组织工程、异体组织替代材料等。

7．临床诊断病理应该从病理生理专业里分出来，这样有利于临床病理的发展。

8．病理诊断亚专科势在必行：目前各系统的病理诊断名称大幅度增加，形态学特征也千奇百怪，各种疾病的免疫组化、分子生物学特征也千差万别；临床医生对病理诊断的要求也越来越高，已不是一个诊断名称就能解决问题，他们需要诊断依据，需要了解具体的发病机制、预后判断，还需要靶向治疗的可靠证据；一个病理医生根本不可能掌握全身各系统如此多疾病的相关知识和为临床提供完美服务，因此必须分亚专业，一人负责一到两个系统，并多与临床医生、病人沟通交流，只有这样才能减少矛盾，共同构建和谐医院。

二、正确看待病理诊断与临床诊断

我们经常遇到这样的患者，说临床某专家诊断某病，而病理却诊断另外一个病，我们相信谁？这涉及如何看待病理诊断与临床诊断的问题，我建议作为病理医生应该争取医院出病理咨询门诊，多向患者解释：

首先，任何临床医生的诊断只是针对患者出现的临床症状、体征并按照该症状体征出现后统计学上最大可能性的诊断，对于确定的某个病人来说，准确性也只能是概率上的。对于现在发现疾病越来越早，症状、体征越来越不典型的情况下更是如此，有国外大宗回顾性资料显示临床医生通过询问病情和查体后做出的诊断准确性在50%~60%之间，结合影像学和化验检查后的准确性在70%~80%之间；而病理诊断的准确性在95%~99.8%之间。

其次，病理诊断也有局限性。病理诊断只能是针对临床医生送检的组织进行切片诊断（送检组织不一定有代表性，且为某一个时间点的组织，并不能完全反映疾病发展过程），依靠的是并不能完全反应疾病本质的形态学改变，且是主观判断客观的过程，有分歧、有出入是难免的，目前还没有真正的诊断金标准，只能是无限接近疾病本质而已！

最后，必须临床-病理紧密结合，临床动态观察，取到病变组织即时送病理检查，病理仔细观察，多做相关辅助检查，临床-病理医生经常一起探讨，只有这样才能将疾病有效控制！